本书由福建省药学会承担的福建省科学技术厅"创新战略研究项目2020R0170"资助出版

"药"让你知道

让你知道

刘茂柏 | 杨木英 | 张 金

主编

药师说生活中
合理用药

海峡出版发行集团 | 福建科学技术出版社
THE STRAITS PUBLISHING & DISTRIBUTING GROUP | FUJIAN SCIENCE & TECHNOLOGY PUBLISHING HOUSE

图书在版编目（CIP）数据

"药"让你知道：药师说生活中合理用药 / 刘茂柏，杨木英，张金主编 .—福州：福建科学技术出版社，2021.11

ISBN 978-7-5335-6417-9

Ⅰ . ①药… Ⅱ . ①刘… Ⅲ . ①用药法

Ⅳ . ① R436. 6

中国版本图书馆 CIP 数据核字（2021）第 048709 号

书　　名	"药"让你知道：药师说生活中合理用药
主　　编	刘茂柏　杨木英　张金
出版发行	福建科学技术出版社
社　　址	福州市东水路76号（邮编350001）
网　　址	www.fjstp.com
经　　销	福建新华发行（集团）有限责任公司
印　　刷	福建新华联合印务集团有限公司
开　　本	700毫米×1000毫米　1/16
印　　张	31.5
插　　页	8
字　　数	560千字
版　　次	2021年11月第1版
印　　次	2021年11月第1次印刷
书　　号	ISBN 978-7-5335-6417-9
定　　价	68.00元

书中如有印装质量问题，可直接向本社调换

「药」让你知道——药师说生活中合理用药

《"健康中国 2030"规划纲要》提出了"提高全民健康素养，普及健康科学知识"的战略目标，所有的健康科普工作者应承担向大众有效传递正确易懂的健康知识的义务。

疾病治疗成功的重要一环是对药品的正确使用。不合理用药可能会对用药者带来伤害，给社会和家庭带来损失，因此，广大医务人员，特别是药学工作者也有责任、有义务通过各种途径宣传合理用药知识。

相关的调查分析报告显示，我国约 14.1% 的居民存在"自我药疗"的情况，而不合理的"自我药疗"导致的不良事件更是频发，究其原因是大众对健康的需求与其健康医药素养之间不平衡、不匹配。

随着各种社交平台以及自媒体井喷式地出现，大众得以更加方便快捷地获取健康及用药知识，但由于医药知识的专业性、复杂性、抽象性导致其与普通大众接受度之间的壁垒依然难以打破。同时，另外一种现象也需要引起我们注意，大量不良信息打着健康科普的旗号鱼目混珠、哗众取宠，误导大众的用药行为，损害了大众的身体健康，并给家庭和社会带来危害。

"风生于地，起于青苹之末。"为帮助大众更好地自我保健、自我药疗、安全用药，药师们积累起日常用药知识的点点滴滴，如同涓涓细流汇成江河一般，汇集成这本实用、专业、细致的诚意满满之作。

本书不但可以作为大众了解掌握医药学知识的载体，也可作为基层药师、药店药师、医药院校学生以及广大医护人员指导患者用药的实用手册。

若读者能从本书获得些许安全用药知识，得以规避或者减少用药风险，保护自身及家人的健康，实乃本书创作者之夙愿。

刘茂柏

福建省药学会理事长

福建医科大学附属协和医院药学部主任

2021 年 2 月

为积极响应党和政府提出的实施"健康中国行动"战略的号召，提高全民医药科学素养，减少或避免不合理用药事件的发生，以福建医科大学附属协和医院药学部药师为主力的药学科普团队一起编写了本书。

我们这个创作团队中有具备扎实药学基础的药学博士，将晦涩难懂的医药学健康知识深入浅出地用心转化；有爱好绘画的药学硕士，将复杂的给药方式以生动的插图进行呈现；有热爱旅行的资深药师，总结出了旅行途中安全用药攻略；也有善于海淘的年轻药师，深度剖析海外网红药品……

本书所选取的每一个知识点均来源于临床实践，都是民众日常生活中普遍存在的用药问题和常见的用药误区，几乎涵盖了目前医疗机构以及市面上的常用药物、常见剂型、常见病药物的治疗方案。

本书在创作时遵循循证医学的思维，佐以权威、可靠的依据，在此基础上提出目前较为科学的观点与处理意见。本书凝炼了药师们在日常工作中长期积累的用药心得体会，也得到了临床相

关专家的悉心指导，但可能仍存在一些不足之处，
还有待各位读者甄别、交流与补充。

　　让我们乘着科普的劲风一起努力，携手推进
健康中国的建设！

全体编者

2021 年 2 月

『药』让你知道—药师说生活中合理用药

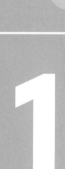

「药」让你知道——药师说生活中合理用药

"药"涨知识：药师教你安全用药

第 **1** 篇

CONTENTS
目　录

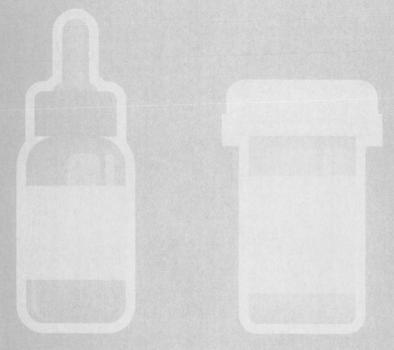

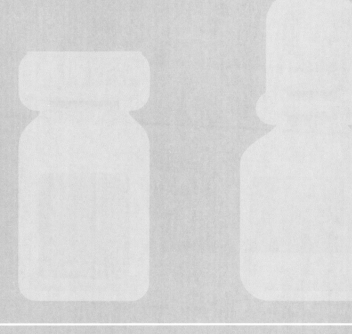

第 **2** 篇

见"剂"行事：不同剂型的药物各有用法

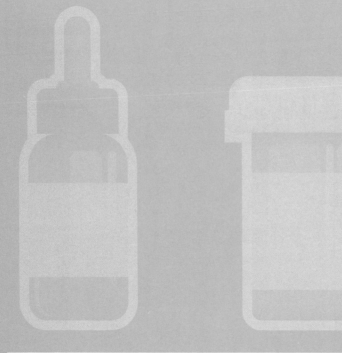

004

「药」让你知道——药师说生活中合理用药

"药"点汇编：生活中的用药常识

第 **3** 篇

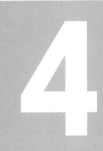

「药」让你知道——药师说生活中合理用药

跋

第 1 篇

「药」涨知识：

药师教你安全用药

第一章

常见病症用药

| 第一节 | 感 冒 |

分清"普通感冒"与"流行性感冒"

● 张金

大家对感冒都不陌生，首先我们要知道感冒分为两种，一种是普通感冒，另外一种是流行性感冒，二者在处理上有很大的不同。如何区分它们还真的存在一定的难度，本篇我们就花一点儿时间来认识它们之间的差别。但作为药师，我还是主张专业的事交给专业的人去做，诊断的事请交给医生吧。

■ 引起的病原体不一样

普通感冒很常见，大部分是由病毒引起，常见的是 EB 病毒（鼻病毒）、冠状病毒、副流感病毒以及呼吸道合胞病毒，流感病原学检测为阴性。从发病的季节性来看，普通感冒一年四季随机"播放"。

流行性感冒由流感病毒引起，传染性强，可在世界范围内引起爆发和流行，流感病原学检测为阳性。流感病毒十分狡猾，每年都可能会变异，所以不要以为今年打了流感疫苗明年也可以高枕无忧，高危人群流感疫苗更需要年年打！流行性感冒具有明显的季节性，特别是在季节变更的时候容易爆发，例如春夏之交或者冬春之交。

■ 病程长短不一样

普通感冒潜伏期约 16 小时，病毒排出 2~3 天达到高峰，如果没有并发症或继发感染，一般 5~7 天就会自愈，所以我们称之为"自限性疾病"。

流行性感冒潜伏期略长，大多数人为 2~4 天，从潜伏期末到急性期都有传染性。流感病毒在呼吸道分泌物中一般持续排毒 3~7 天，儿童、免疫功能受损及危重患者排毒时间可超过 1 周。无并发症者呈自限性，多于发病 3~4 天后发热逐渐消退，全身症状好转，但咳嗽缓解、体力恢复需要较长时间。

■ 临床表现严重程度不一样

普通感冒早期症状主要以鼻部卡他〔卡他（catarrh）一词源于希腊语，是向下滴流的意思，用来形容渗出液沿黏膜表面向外排出〕症状为主，表现为打喷嚏、鼻塞、流清水样鼻涕，2~3 天后清鼻涕转为稠鼻涕。有的还会出现咽痛或者声音嘶哑，如果并发咽鼓管炎甚至会出现听力减退，也可出现流眼泪、味觉迟钝、呼吸不畅、咳嗽、少量咳痰等症状。一般无发热或全身症状，或仅有低热，体温通常不超过 38℃。但如果是婴幼儿则可能出现较高的体温。

流行性感冒主要以发热、头痛、肌痛和全身不适起病，多为高热，体温可达到 39~40℃，可有畏寒、寒战。全身症状通常比较重，常常伴有全身肌肉酸痛、乏力、食欲减退，同时还常有咽喉痛、干咳，可有鼻塞、流鼻涕、胸骨后不适、颜面潮红、眼结膜充血等。一句话总结就是，得了流感哪哪都难受！流行性感冒并发症比较多，最常见的是肺炎，其他严重的并发症有脑炎、心肌炎、脓毒性休克等。近些年常常有青壮年猝死的报道，其中一部分就是流感后暴发心肌炎所致！所以，得了流感请一定及时就医，并注意休息！

症状	发热	头痛	全身疼痛	疲乏无力	鼻塞或流鼻涕	打喷嚏	咽痛	咳嗽
普通感冒	少见	少见	轻微	较轻	常见	常见	较常见	轻微或中度
流感	常见高热	常见	较常见，并且会变严重	严重，并且可持续数周	有时会	有时会	有时会	较常见，会变严重

图1-1　普通感冒与流行性感冒的比较

■ 药物治疗方案不一样

普通感冒，我们倡导的是对症治疗。

而流行性感冒在经医生综合评估后可以考虑抗病毒治疗。

但是二者都要注意多休息、多饮水来加速病毒排出，同时要保证房间通风。流感由于具有传染性，患者应尽早隔离，如居家治疗，要佩戴口罩，尽量避免接触家中儿童、老人、孕妇等特殊人群。

 贴心药师

普通感冒和流行性感冒该如何预防

普通感冒重在一般预防，可以采用以下几个预防措施：

（1）要勤洗手，养成良好的卫生习惯。

（2）要增加体育锻炼，增强体质，提高机体的免疫力。

（3）要避免受凉或者过度劳累，注意生活节律。

（4）要避免到人群密集的场所活动，例如超市、集会、演唱会等。

如果感冒流行时，不好判断是普通感冒还是流行性感冒，就需要做好个人防护，最简单的方法就是佩戴口罩。

（5）咳嗽或打喷嚏的时候，要尽量用纸巾或者手肘遮住口鼻。

流行性感冒，除了一般预防措施之外，更重要的是接种疫苗，这是最有效的预防方法。推荐60岁及以上的老年人、6月龄至5岁的儿童、孕妇、6月龄以下儿童的家庭成员和看护人员、慢性病患者和医务人员等重点人群，每年都应接种流感疫苗。

 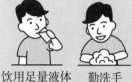   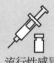

饮用足量液体　　勤洗手　　戴口罩　　保证充足　食用富含维　流行性感冒
　　　　　　　　　　　　　　　　　的睡眠　　生素的食物　需打疫苗

图1-2　如何预防普通感冒和流行性感冒

奥司他韦是抗病毒"神药"吗

● 李瑛瑛、张金

　　流感肆虐之际，曾经一药难求的"奥司他韦"您还记得吗？对，它就是之前大家眼中抗流感病毒的"神药"。它不仅可以治疗流感，也可用于流感的预防。但是，对于引起普通感冒的常见病毒无效。

　　但是您可别认为囤了"神药"就可以不打流感疫苗了。奥司他韦只能作为没有接种疫苗或接种疫苗后尚未获得免疫能力的重症高危人群的紧急临时预防用药。

　　您也千万不要"捕风捉影"，流个鼻涕打个喷嚏就把这"神药"用上了。在治疗流感方面它有"神"的一面，也有"祸"的劣根。

■ 常用抗流感病毒药物

　　我国目前上市的抗流感病毒药有以下三种：神经氨酸酶抑制剂、血凝素抑制剂、M_2 离子通道阻滞剂。

神经氨酸酶抑制剂

这类药物是我们目前最常用的，包括奥司他韦、扎那米韦、帕拉米韦，对于甲型、乙型流感均有效。

奥司他韦

有胶囊和颗粒两种剂型，服用方便。如用于预防流感，应在高度怀疑与流感患者密切接触后尽早服用，一般在 48 小时内开始服用，一天 1 次，成人一次 75mg，儿童用法用量参照说明书，连续用药 10 天。如用于治疗流感，一般在 48 小时内开始服用，72 小时内服用也有意义，一天 2 次，成人一次 75mg，儿童需要根据体重计算药量，疗程 5 天，重症患者疗程可适当延长。

扎那米韦

为吸入喷雾剂，适用于成人及 7 岁以上青少年。如用于预防流感，一天 1 次，一次 10mg，疗程 7 天；如用于治疗流感，一天 2 次，一次 10mg，疗程 5 天。

帕拉米韦

为静脉用药，一般在医疗机构内使用。

血凝素抑制剂

代表药物是阿比多尔，可用于成人甲、乙型流感的治疗。用量是一天 3 次，一次 200mg，疗程 5 天。这类药品在我国刚上市不久，临床使用的数据有限。

M_2 离子通道阻滞剂

包括金刚烷胺和金刚乙胺，都只对甲型流感有效，但对目前流行的流感病毒耐药，不建议使用。

■ 奥司他韦的合理用药

奥司他韦只作用于甲、乙型流感，不用于普通感冒以及其他病毒感染！接下来让我们一起深度剖析奥司他韦。

48 小时内使用效果好

奥司他韦是一种无活性的前药，进入体内水解为活性形式奥司他韦羧酸盐后，才会发挥药理活性。这种活化形式干扰了子代流感病毒从受感染宿主细胞中的释放，因此阻止了感染向新宿主细胞的传播，减少病毒在体内的复制。

奥司他韦不是杀死病毒，只是防止释放，因此在有流感症状的 48 小时之内（理想状态为 36 小时内）使用，效果更佳。

流感患者是否都需要用抗病毒药

流感患者无并发症者多呈自限性，大多于发病 3~4 天后发热逐渐消退，全身症状好转。在发病 48 小时内，充分评价风险和收益后，再考虑是否给予抗病毒治疗。

重症或有重症流感高危因素的患者（多指老年人、年幼儿童、肥胖、孕产妇和有慢性基础疾病者等高危人群，也可发生在一般人群），应尽早给予经验性抗流感病毒治疗，不必等待病毒检测结果。结果阴性或是超过 48 小时都要开始治疗用药。

警惕过度预防、超说明书用药

接种流感疫苗是预防流感最有效的手段。抗病毒药物预防不能代替疫苗接种，只能作为没有接种疫苗或接种疫苗后尚未获得免疫能力的重症流感高危人群的紧急临时预防措施。

奥司他韦呈高度特异性，仅对流感病毒神经氨酸酶有抑制作用，对其他病毒、细菌或人类的神经氨酸酶几乎没有抑制作用。但是，奥司他韦常被大范围地应用于肺炎、支气管肺炎、急性支气管炎等超说明书适应证的治疗。特别是在流感高发期，未严格按照指南、共识规范地用药。

有文献提及：神经氨酸酶抑制剂虽然能有效控制流感，但是流感病毒株变异快且易产生耐药性。不合理使用奥司他韦，还会加速流感病毒的变异，导致耐药病毒株不断出现。一旦奥司他韦耐药株出现，甲、乙型流感爆发期将无药可用。

治疗和预防用药的疗程

治疗疗程：一天 2 次，治疗 5 天，治疗 5 天后患者病情仍很严重或有病毒复制依据的患者，应考虑延长疗程。

预防疗程：一天 1 次，中国指南建议连用 7 天，美国指南为 10 天。

说明书中提到：有数据表明连用药物 6 周安全有效。服药期间一直具有预防作用。

婴幼儿、孕产妇是否可以使用

可以。我们为大家查阅了国内外相关治疗指南，答案是肯定的。妊娠或产后 2 周内女性确诊或疑似流感时应尽早开始抗病毒治疗，推荐的抗病毒治疗剂量与成人相同。婴幼儿则应根据体重计算给药剂量。

不良反应及服用方法

奥司他韦通常耐受良好。最常见的副作用是恶心（高达 10%）、呕吐（2%~15%）、腹痛、腹泻、头痛、失眠和眩晕。与食物一起服用可减少胃肠道的不良反应。

服药后吐出来，是否需要补充服用

呕吐是儿童中最常报告的副作用（占 1~12 岁儿童的 16%），患儿常常服药后吐出来。如果是胶囊剂，吐出胶囊壳就需补服，否则不需要补服。如果是颗粒剂，刚吃就吐出，需要补服，吃半小时之后吐出，不需要补服，已经吸收。

抗病毒中成药是否可以合用

文献研究显示：抗病毒中成药合用抗病毒西药比单用抗病毒西药可以缩短流感病程，缓解症状，建议使用抗病毒中成药时需要注意辨证施治。

普通感冒的家庭用药

● 张金、刘茂柏

作为自限性疾病的典范，普通感冒可以说是非常"优秀"了！谁没得过感冒？当您鼻涕、喷嚏停不下来时，如何选择感冒药是正在读这篇文章的您所需要了解的重点！

普通感冒的常见症状前文已经提到，感冒早期以鼻部卡他症状为主，2~3 天后鼻涕变浓，并出现咽痛，有些人还会出现咳嗽、少量咳痰，严重点的还可能发热。感冒的治疗，主要就是针对这些症状进行对症治疗。

■ 鼻塞该用什么药

鼻塞的原因是鼻黏膜充血，缓解鼻塞可选用减充血剂。这类药物可以使感冒患者肿胀的鼻黏膜和鼻窦的血管收缩，有助于缓解感冒引起的鼻塞、流涕和打喷嚏等症状。

常见的两种剂型

口服药包括伪麻黄碱和麻黄碱，目前抗感冒药中大部分减充血剂成分是伪麻黄碱。伪麻黄碱收缩血管具有一定的选择性，主要收缩上呼吸道血管，能较好地减轻上呼吸道黏膜充血现象，对全身血管影响小；而麻黄碱药理作用比较复杂，全身作用较强。

滴鼻液常见的有呋麻滴鼻液及羟甲唑啉滴鼻液。呋麻滴鼻液含有麻黄碱，滴鼻后可迅速收缩鼻黏膜血管，缓解鼻黏膜充血、水肿、鼻塞等症状；羟甲唑啉滴鼻液 / 鼻喷剂，选择性高，可以直接激动血管 α_1 受体引起鼻腔黏膜收缩，从而减轻炎症所致的充血和水肿。但是，上述两者连续使用都不宜超过 7 天，因为长期使用会让鼻黏膜持续收缩，影响鼻纤毛与鼻黏膜的正常功能，导致药物性鼻炎，将使症状更加明显，影响后续治疗。

■ 流涕该用什么药

抗组胺药，就是大家熟悉的抗过敏药，它可以通过阻断组胺受体抑制小血管扩张，降低血管通透性，有助于消除或减轻普通感冒患者打喷嚏和流涕等症状。

抗组胺药分为两代，第一代代表药是马来酸氯苯那敏，俗称扑尔敏，容易穿过血脑屏障，易发生嗜睡，具有一定程度的抗胆碱作用，有助于减少鼻腔分泌物产生、减轻咳嗽症状，为普通感冒的首选药物；第二代抗组胺药常用的有氯雷他定和西替利嗪，相较第一代，不良反应小，无嗜睡作用，但是没有抗胆碱作用，一般不作为感冒用药。

■ 咳嗽该用什么药

镇咳药又叫止咳药，从药理作用机制上可以分为两大类，一类是中枢性镇咳药（中枢性镇咳药可以根据成瘾性分为依赖性和非依赖性两类），另一类是周围性镇咳药。

中枢性依赖性镇咳药，如可待因，为吗啡衍生物，具有成瘾性，仅适用于治疗其他镇咳药无效的剧烈频繁的干咳。但18岁以下青少年儿童禁用。

中枢性非依赖性镇咳药，代表药是右美沙芬，与可待因相比，镇咳作用相似，但没有成瘾性，所以在临床使用比较广泛，同时也是很多抗感冒药中一个重要的成分。

周围性镇咳药，包括那可丁和苯丙哌林，它们镇咳作用与可待因相当，没有依赖性，对呼吸中枢也没有抑制作用，适用于不同原因导致的咳嗽。

■ 咳痰该用什么药

祛痰药，又叫化痰药，可提高咳嗽对气道分泌物的清除率。祛痰药的作用机制包括：增加分泌物的排出量；降低分泌物黏稠度；增加纤毛的清除功能。常见的药物有愈创木酚甘油醚，是复方感冒药中最常用的，有一定的支气管舒张作用。其他临床上常用的还有氨溴索、溴己新、乙酰半胱氨酸、羧甲司坦、桃金娘油、桉柠蒎等。

■ 发热该用什么药

普通感冒引起发热还是挺常见的，特别是婴幼儿。

解热镇痛药，主要针对普通感冒患者的发热、咽痛和全身酸痛等症状。常用的有两种：

对乙酰氨基酚，俗称扑热息痛，是目前临床最常见的复方感冒药中的退热成分。对孕妇而言属于较为安全的退热药，也是孕期发热首选用药。使用对乙酰氨基酚需注意不可超量，否则可能造成肝损伤甚至肝坏死。

布洛芬，主要用于儿童，临床常见制成布洛芬滴剂、布洛芬干混悬剂等，方便婴幼儿使用，但是孕晚期禁用，因其可能导致胎儿动脉导管早闭。

■ 该如何选择合适的感冒药

大家一定都有过购买感冒药的经历，您是怎么选择合适的感冒药呢？看广告？听口碑？还是热衷海淘？普通感冒的对症治疗药物琳琅满目，还有很多常见的复方感冒药，那么该如何来选择呢？

我们选购感冒药时需要从外包装或说明书上了解它的组成成分，也可以学着从药名中去判断感冒药的成分。例如酚麻美敏片，"酚"代表的是对乙酰氨基酚，"麻"代表的是伪麻黄碱或者麻黄碱，"美"代表的是右美沙芬，"敏"代表的是马来酸氯苯那敏。

前文提到感冒的常见症状有很多，但并不是所有人感冒的时候都具备所有的症状，对于不同的症状，就需要不同配方的感冒药。

例如只有卡他症状的时候，要选择成分中含有第一代抗组胺药与减轻黏膜充血的感冒药，如"氯苯那敏 + 伪麻黄碱"，无需再去选择其他的组方。

如果有出现发热或者疼痛的相关症状，就要选择解热镇痛药，如含有对乙酰氨基酚的感冒药。

针对感冒后的咳嗽，如果有痰，就要选择化痰药物，如愈创木酚甘油醚、氨溴索、桃金娘油或者复方甘草合剂等；如果是干咳或咳得厉害，影响到休息或引发身体不适，就再用上右美沙芬、那可丁或苯丙哌林等。

肯定就有人说了，药店卖的感冒药大都是复方的，同时含有多种成分，这感冒选药真是学问！因此药师不推荐大家去买复方感冒药，最好是根据自己的症状来选。这样不会因为"大包围"用药，而吃了不需要吃的药，对身体无益！

各类复方感冒药的成分多有相同或类似，对于普通患者，购买复方感冒药时要看清成分，千万不要多种复方感冒药一起使用，因为这可能因某些药物成分重复使用而导致严重的不良反应。

咳嗽一定要用镇咳药吗

● 郑建蕾

每次季节交替，总有人感冒咳嗽，身为医务工作者的我，总接到亲戚朋友们的询问，"我感冒好了，还在咳嗽要不要吃什么药啊？""我咳嗽好久了都不好，要吃什么药啊？"等。这时我不会建议他们立马吃镇咳药，而是问清楚症状后再给出建议。

这是为什么呢？

■ 咳嗽是人的生理反应

咳嗽不是恶魔，它是我们人体自我保护性的反应。我们可以通过咳嗽把呼吸道的异物（比如吸入的灰尘、呛入的食物以及呼吸道炎症产生的分泌物）排出体外，保护机体免受进一步的伤害。

咳嗽是最常见的临床症状，占国内呼吸专科门诊三分之一以上。因为在引发咳嗽的环节中，咳嗽感受器、传入神经以及高级中枢的任一环节受到影响都将发生咳嗽反应。由于咳嗽反射传入神经分布较广，除呼吸系统疾病外，消化、心血管、耳鼻喉等系统的疾患也可引起慢性咳嗽。

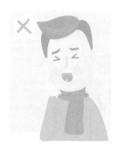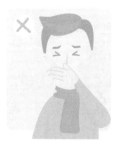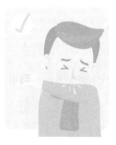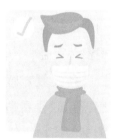

图 1-3　咳嗽时的正确做法

■ 引起咳嗽的常见原因

呼吸道感染：包括各种细菌、病毒等引起的呼吸道感染，如普通感冒、流行性感冒、急性气管－支气管炎等是最常见的引起咳嗽的原因。"烦人"的咳嗽会将带有病毒、细菌或炎症分泌物的黏痰排出体外。随着感染被控制，炎性反应减轻，咳嗽也随之好转。

过敏因素：包括尘螨、花粉等诱发哮喘、变应性咳嗽等各种致敏原。

刺激性气体：冷空气、二手烟或刺鼻的香水等刺激会诱发咳嗽。

胃食管反流：胃食管反流后导致食管黏膜受损，就是大家常说的食管炎，会引起食管外症状，包括咳嗽、咽部异物感等。

鼻后滴流综合征：鼻炎、鼻窦炎等鼻部基础疾病会出现咳嗽的症状。

其他因素：包括呼吸道异物、肺部肿瘤、睡眠呼吸暂停综合征、心衰、心理性咳嗽等，以及一些药物的副作用如降压药血管紧张素转换酶抑制剂卡托普利、培哚普利等常见副作用就表现为干咳。

■ 咳嗽了要赶紧吃止咳药吗

偶尔有咳嗽是正常现象，网传的咳嗽伤身，咳嗽降低抵抗力，一咳嗽就赶紧吃止咳药的说法是不可取的。在这，药师给出以下几点建议：

（1）首先明确病因，对因治疗，不贻误病情才是关键。

（2）如果咳嗽不频繁、无痰，且没有合并其他症状，例如发热、胸闷、咯血、呼吸困难等，不影响生活及睡眠，则不主张镇咳，可以密切观察并积极寻找其他病因。

（3）如果咳嗽频繁、剧烈，持续时间长且合并其他症状，影响工作及睡眠，影响生活质量的，我们可以在对因治疗的基础上选用合适的镇咳药。

■ 选择止咳药还是祛痰药

干咳无痰的患者可选用单一成分的镇咳药，比如喷托维林和右美沙芬等适用于无痰或痰少的患者。对于控制不佳者，可酌情选用含有可待因成分的强力镇咳药，但含可待因成分的药物成瘾性强，受到严格管控，应在医生的指导下使用。

痰多或痰液黏稠不易咳出的患者可选用祛痰剂或黏痰溶解剂，如氨溴索、桃金娘油、乙酰半胱氨酸等，同时应避免使用强力镇咳药，以免因强力镇咳药抑制痰液排出而加重感染，甚至窒息，尤其是年老体弱者。

合并有**流鼻涕以及鼻塞**等鼻部症状的咳嗽患者可选用复方福尔可定口服溶液，其具有镇咳、减少鼻腔分泌及改善鼻通气的作用。

咳嗽伴有气喘的患者可选用复方甲氧那明胶囊，有镇咳平喘作用。对于喘息型支气管炎症以及哮喘发作时的咳嗽有很好的缓解作用。

对于**咳痰不爽**或**刺激性咳嗽**的患者可以尝试复方甘草口服溶液或复方甘草片含服。

治疗咳嗽的药物还包括一些中成药制剂，比如止咳枇杷颗粒、蛇胆川贝液等，需要由中医师辨证施治进行选用。

商品名相似的感冒药，小心吃错

● 林接玉

每年的秋冬换季时，朋友圈会被各种流感信息刷屏。

有位医生好友发朋友圈说："原来想买泰诺缓解一下鼻塞、流鼻涕、打喷嚏等感冒症状，结果买成了泰诺林，怪不得吃了两天的药，症状没有任何缓解。"

原来，因为这两个药商品名和外包装相似，导致这位医生买错了药，然后按记忆中的吃法，吃错了药。

医生还吃错药？小心，吃错药的问题普遍存在！让我们看看其中的玄机。

■ 泰诺 / 泰诺林

表 1-1　泰诺与泰诺林的区别

商品名	泰诺	泰诺林
通用名	酚麻美敏片	对乙酰氨基酚缓释片
成分	对乙酰氨基酚 325mg 盐酸伪麻黄碱 30mg 氢溴酸右美沙芬 15mg 马来酸氯苯那敏 2mg	对乙酰氨基酚 650mg
用法用量	12 岁以上儿童及成人，一次 1~2 片，每 6 小时服用一次，24 小时内不超过 4 次	12 岁以上儿童及成人，一次 1 片，若持续发热或头痛，每 8 小时服用一次，24 小时内不超过 3 次
适应证	感冒引起的发热、头痛、四肢酸痛、打喷嚏、流鼻涕、鼻塞、咳嗽、咽痛等	感冒引起的发热，也用于缓解轻中度疼痛如头痛、关节痛、偏头痛、牙痛、肌肉痛、神经痛、痛经等
药理作用	解热镇痛、收缩上呼吸道毛细血管、镇咳、抗组胺	解热镇痛

泰诺（酚麻美敏）和泰诺林（对乙酰氨基酚）是同一制药公司生产的用于对症治疗的感冒药，都有成人剂型和儿童剂型。简单地说，泰诺是复方感冒药，而泰诺林只含有对乙酰氨基酚，只有退热止痛的作用（见表 1-1）。

■ 新康泰克

表 1-2　两种口服新康泰克的区别

商品名	新康泰克	新康泰克
通用名	氨麻美敏片	复方盐酸伪麻黄碱缓释胶囊
成分	对乙酰氨基酚 500mg 盐酸伪麻黄碱 30mg 氢溴酸右美沙芬 15mg 马来酸氯苯那敏 2mg	盐酸伪麻黄碱 90mg 马来酸氯苯那敏 4mg

商品名	新康泰克	新康泰克
用法用量	12岁以上儿童及成人，一次1片，每6小时服用一次，24小时内不超过4次	成人，一次1粒，每12小时一次，24小时内不超过2粒
适应证	感冒引起的发热、头痛、四肢酸痛、打喷嚏、流鼻涕、鼻塞、咳嗽、咽痛等	减轻感冒引起的上呼吸道症状和鼻窦炎、枯草热所致的各种症状，如鼻塞、流涕、打喷嚏等
药理作用	解热镇痛、收缩上呼吸道毛细血管、镇咳、抗组胺	收缩上呼吸道毛细血管、抗组胺

新康泰克是某一制药有限公司生产的用于缓解感冒症状的系列产品，口服的新康泰克有两种（见表1-2），成分和含量都不一样。

叫新康泰克的还有盐酸赛洛唑啉鼻用喷雾剂，用于缓解各种鼻炎引起的鼻塞症状，还有新康泰克通气鼻贴（共3款），是一种外置式的鼻扩张器，可以提高通气量，用物理方法缓解鼻塞症状，所以叫新康泰克的有6种不同的产品。

■ 芬必得

表1-3　两种芬必得的区别

商品名	芬必得	芬必得
通用名	布洛芬缓释胶囊	酚咖片
成分	布洛芬300mg	对乙酰氨基酚500mg 咖啡因65mg
用法用量	成人，一次1片，一日2次	成人，一次1片，间隔4~6小时可重复一次，24小时内不超过4次
适应证	缓解轻至中度疼痛如头痛、关节痛、偏头痛、牙痛、肌肉痛、神经痛、痛经；也用于感冒引起的发热	感冒引起的发热，也用于缓解轻至中度疼痛如头痛、关节痛、偏头痛、牙痛、肌肉痛、神经痛、痛经
药理作用	解热、镇痛、抗炎	解热镇痛，兴奋中枢，收缩脑血管

芬必得是由某一制药有限公司生产的两种成分不同的解热镇痛药（见表 1-3），一种为布洛芬，另一种为对乙酰氨基酚加咖啡因，因咖啡因具有兴奋大脑中枢的作用，若有睡眠障碍的患者最好选用不含咖啡因的芬必得。

■ 吃错药了会怎样呢

若只吃一次，影响不大。但如果按照泰诺的用法，一天 4 次，一次 1~2 粒来吃泰诺林，就等于一天吃了 2600~5200mg 的对乙酰氨基酚，已经超过了一天最大的推荐剂量（2g），多吃几天可能会引起严重的肝损伤。

 知识加油站

对乙酰氨基酚引起肝损伤的原理

治疗剂量的对乙酰氨基酚吸收后，大部分在肝脏经葡萄糖醛酸化或硫酸化，代谢变成水溶性物质经尿液排出，只有少量经过细胞色素 P450 酶系统转化为具有肝毒性的中间产物 N- 乙酰苯醌亚胺 (NAPQI)，再与谷胱甘肽结合排出体外。服用过量的对乙酰氨基酚时，硫酸化饱和，葡萄糖醛酸难以抑制 NAPQI 过量形成，耗尽肝脏中储存的谷胱甘肽，未结合的 NAPQI 与肝脏中的酶系统或非酶系统蛋白结合形成毒性产物，导致肝细胞中毒损伤，甚至引起肝衰竭。

对乙酰氨基酚到底能吃多少呢？服用对乙酰氨基酚需注意什么

国家药品监督管理局 2020 年第 15 号文件《关于修订对乙酰氨基酚常释及缓释制剂说明书的公告》中建议对乙酰氨基酚口服一日最大量不超过 2g。

按泰诺(酚麻美敏片)的说明书最大的用法用量来服：一次 2 片，每 6 小时服用一次，则对乙酰氨基酚的用量为 2.6g，超过了推荐的 2g，为安全考虑，建议选用较小有效量服用，即一次 1 片，每 6 小时服用一次。

服用对乙酰氨基酚还应注意它的疗程：一般情况下用于解热连

续使用不得超过 3 天，用于止痛不得超过 5 天。有报道，极少数患者使用对乙酰氨基酚可能出现致命的、严重的皮肤不良反应，例如剥脱性皮炎、中毒性表皮坏死松解症、Stevens Johnson 综合征、急性泛发性发疹性脓疱病。所以当用药后出现瘙痒、皮疹时，应立即停药并咨询医生。超剂量使用对乙酰氨基酚可引起严重肝损伤，用药期间如发现肝生化指标异常或出现全身乏力、食欲不振、厌油、恶心、上腹胀痛、尿黄、眼黄、皮肤黄染等可能与肝损伤有关的临床表现时，应立即停药并就医。

 贴心药师

（1）市面上商品名相似的不同药品远不止上面所述，应注意区别同一个商品名下可能有多种不同的产品，它们往往外观设计极其相似，买药前要咨询药师，吃药前一定要认真阅读说明书，看清成分和适应证再买，避免叠加服用含相同有效成分的药品。

（2）常用的复方感冒药中往往含有对乙酰氨基酚，如果在服用单一成分的对乙酰氨基酚用于退热的同时，再服用复方感冒制剂，就很容易引起对乙酰氨基酚超量，导致肝损伤。

（3）有肝病基础或肝、肾功能不全的患者、婴幼儿应慎用含对乙酰氨基酚的复方感冒药。

（4）很多复方感冒药中都含有马来酸氯苯那敏，也容易导致重复用药，加重患者嗜睡等副作用，甚至由于判断力严重下降，发生意外。

（5）服用各种感冒药期间，不得饮酒或含酒精的饮料。

第二节　　　　　　　　　　　　　　　　　　　胃　病

胃炎用药的常见误区

● 魏娜

曾问过身边有胃炎的亲人朋友，胃痛、胃胀等症状"作乱"时，他们会如何处理？我们一起来听听：

朋友 A：家中会备消炎药，平时出现胃痛、胃胀，估计胃炎犯病了，吃点消炎药。

朋友 B：我常会胃痛，胃痛时就吃止痛药。

朋友 C：我爸常出现胃痛、胃胀，他会在家中备吗丁啉（多潘立酮片）、伊托必利、山莨菪碱，在胃痛、胃胀时吃点吗丁啉加山莨菪碱。有时胃胀得厉害，同时吃下吗丁啉加伊托必利。

朋友 D：因为之前有胃炎、溃疡病史，家中常备奥美拉唑肠溶胶囊，有胃不舒服吃吃就好啦！

朋友 E：我经常出现胃痛、胃胀症状，到医院就诊，医生给我开胃药的同时也开了抗焦虑抑郁药，我觉得我没精神病，不用吃这些药。

朋友 A、B、C、D、E 用对药了吗？我们一起来看看常见的家庭用药误区。

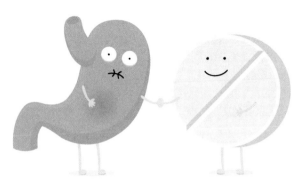

图1-4 胃炎用药的常见误区

■ 误区1：胃炎就吃"消炎药"

胃炎多为非细菌性炎症，常表现为消化不良伴疼痛，可使用促胃动力药如多潘立酮、抑酸药如奥美拉唑（但两药不宜合用，因多潘立酮会减少奥美拉唑的吸收，两者必须合用时，服用时间应至少间隔1小时），但无须使用抗菌药物，也就是老百姓口中的"消炎药"。过度使用抗菌药物反而会导致胃黏膜损伤，加重症状。除非有细菌感染，尤其是"幽门螺杆菌感染"，此时应在医师及药师指导下，规范、足疗程用药（包括抗菌药物、抑酸药和铋剂）。

■ 误区2：胃痛就吃止痛药

胃炎多为胃黏膜受损所致，给予抑酸药如奥美拉唑、胃黏膜保护剂如替普瑞酮即可。我们说的止痛药多为非甾体抗炎药，如洛索洛芬钠、布洛芬等。这些止痛药对胃黏膜存在刺激甚至损伤，反而会加重胃炎症状，甚至大大增加发生消化性溃疡的风险，故不可使用非甾体抗炎药治疗胃痛。

■ 误区3：促动力药与解痉药合用，两种促动力药联用

促动力药如多潘立酮能增强胃肠运动功能，而解痉药如山莨菪碱（654-2）为抗胆碱药，能解除胃肠平滑肌痉挛，抑制胃肠蠕动，因此促动力药与解痉药两者作用相反，相互拮抗，不宜同时应用。

对于两种促动力药联用：如同时吃多潘立酮和伊托必利，两者都是

多巴胺受体拮抗剂，也就是说虽然两种药物成分不同，但作用类似，属于重复用药，疗效不能达到1+1=2，却大大增加不良反应的发生风险。不建议两种促动力药联用。

■ **误区4：胃不舒服，就吃奥美拉唑**

身边有胃炎的朋友不在少数，他们常自行服用奥美拉唑肠溶胶囊。这类抑酸药因起效快、效果佳而被广泛应用，但服用这类药容易掩盖症状，从而延误诊断及治疗。万一是早期胃癌，可能就被延误了最佳的手术时机。

当怀疑有消化性溃疡，出现报警症状（如无明显原因的消瘦、反复呕吐、吞咽困难、呕血或黑便）时，应及时到医院消化科就诊，待临床医师明确诊断后再进行对症治疗，切不可自行使用抑酸药，以防贻误病情。

此外，长期应用此类抑酸药后不良反应逐渐凸现，如增加骨质疏松、骨折的风险，增加感染的风险（如肠道感染和肺炎），以及影响铁的吸收等。

■ **误区5：我得的是胃病，不用吃医生开的抗焦虑抑郁药**

身边人常说，"我一到考试就紧张，然后胃就不舒服了""我工作压力一大，就精神高度紧张，然后就开始胃痛"等。随着社会压力的增加，人们常会出现焦虑抑郁、精神过度紧张，而这些压力刺激容易诱发和加重胃炎症状。

对症状性慢性胃炎伴有焦虑抑郁的这部分人群常规治疗疗效差，加用抗焦虑抑郁药可明显改善症状。这类人群，一方面要保持积极乐观的心态；另一方面，在服用抗焦虑抑郁药期间（症状较轻者可选用氟哌噻吨美利曲辛、坦度螺酮等），要遵从医嘱坚持规律服用药物，因为可能出现撤药反应，切忌自行停药，应在医师指导下调整用药方案，如氟哌噻吨美利曲辛应缓慢减量，一般每周或者2周减半片药量，直至停止。

消化性溃疡

● 魏娜

我姐姐前段时间总跟我说，胃痛，饿了特别痛，吃了东西就慢慢好了，并且吃粗粮、海鲜等会出现绞痛。听她的描述，我当时在想，会不会是十二指肠球部溃疡，症状很典型，建议她做胃镜检查。检查结果果然是十二指肠球部溃疡，并且找到了罪魁祸首——幽门螺杆菌（Helicobacter pylori, Hp）。她调整饮食，同时在规范的抗幽门螺杆菌及溃疡足疗程治疗后，复查 Hp(−)，这段时间她也再没出现上述症状了。

■ 消化性溃疡药物治疗的疗程

消化性溃疡患者治疗通常采用标准剂量的质子泵抑制剂（如奥美拉唑 20mg、艾司奥美拉唑 20mg、泮托拉唑 40mg、兰索拉唑 30mg 等"拉唑"类药物），每日 1 次，早餐前半小时服药。"拉唑"类药物通过减少胃酸的分泌，提高胃腔内的 pH 值，很大程度上缓解消化性溃疡的症状，有利于溃疡面的修复。一般治疗十二指肠溃疡的疗程为 4~6 周，胃溃疡为 6~8 周。

对于幽门螺杆菌 (Hp) 感染（即 Hp 检测阳性）的消化性溃疡，应常规行 Hp 根除治疗（疗程为 10~14 天），在抗 Hp 治疗结束后，仍应继续服用质子泵抑制剂（即"拉唑"类药物）至疗程结束。

对于长期服用阿司匹林、布洛芬、吲哚美辛、双氯芬酸等非甾体类抗炎药致消化性溃疡的患者，因其他疾病原因不能停用非甾体类抗炎药时，可更换为选择性环氧合酶 2 抑制剂（如塞来昔布、依托考昔等）以减少消化道黏膜的损伤，但仍有 1%~3% 的高危人群在使用选择性环氧合酶 2 抑制剂后发生溃疡，因此建议同时使用质子泵抑制剂（即"拉唑"类药物）维持治疗。

对于消化性溃疡患者，除了需戒烟、戒酒、注意饮食、休息等一般治疗及抑酸治疗外，还需要针对病因做出相应的处理，尽可能避免溃疡复发。

对于胃炎胃溃疡患者，什么是健康的饮食生活习惯

● 魏娜

■ 要治胃病，先戒烟酒

吸烟、喝酒会使胃部血管收缩，影响胃壁细胞的血液供应，使胃黏膜抵抗力降低而诱发胃病。胃病患者还应该避开"食物雷区"：粗糙、过冷、过热的食物，以及浓茶、咖啡均可损伤胃黏膜，或刺激胃酸分泌增加，应避免食用；辣椒、大蒜均可刺激溃疡病变，应避免食用；红薯、南瓜等产气食物，以及易产酸的糖类和甜味食品如月饼等也应尽量少吃或不吃。

■ 定时定量饮食

即三餐定时、定量，晚餐吃少，忌过饥过饱。

在过去很长一段时间少食多餐曾被奉为一条重要的饮食原则，近年被推翻。少食多餐并不能减轻胃炎症状，因食物进入胃内一定程度上能中和胃酸但也强烈刺激胃酸分泌，少食多餐意味着不断刺激胃酸分泌，让胃一直处于工作状态，反而加重胃炎症状。

三餐中晚餐应吃少以减少夜间胃肠道负担。而过饥过饱均可明显扰乱胃肠功能，使胃负荷增加，不利于胃炎恢复。故为保护胃黏膜应避免

过饥或过饱。

采用合理的膳食治疗，按时进餐能使食物覆盖在胃和十二指肠的黏膜面上，免遭胃酸和胃蛋白酶损伤，促进溃疡愈合。所以，溃疡患者是不用禁食的，宜一日三餐定时定量。

■ 避免刺激

食物的刺激：包括酒类、浓茶、浓咖啡等饮品及过冷、过热、过甜、过咸、辛辣、油腻、难消化食物等。如过冷的食物不仅不易消化与吸收，还会促进胃酸分泌增多，并直接刺激炎性病灶；而过热的食物可使胃黏膜血管扩张，容易诱发出血或病变处糜烂。此外，溃疡疼痛期内不宜吃粗纤维过多的食物，如粗糙过硬的杂粮、比较硬的蔬菜和水果等，以避免胃酸分泌过多诱发疼痛。

精神压力的刺激：包括焦虑抑郁、精神过度紧张或遭遇精神创伤等容易诱发和加重胃炎症状。人体处于精神过度紧张或精神创伤会导致下丘脑功能紊乱（下丘脑是神经系统和内分泌系统中心），使交感神经和副交感神经系统间的相互作用失衡。迷走神经兴奋使胃酸分泌增多，胃运动加强，而交感神经兴奋则使胃黏膜血管收缩而缺血，胃运动减弱，并通过下丘脑—垂体—肾上腺轴而使皮质醇释放，促进胃酸分泌并减少胃黏液分泌，从而破坏胃黏膜屏障引起胃黏膜损伤。

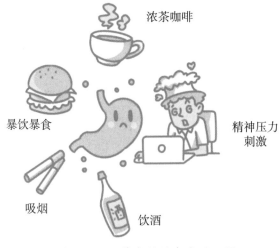

图1-5 不健康的饮食生活习惯

无论是胃炎还是消化性溃疡，应养成健康的饮食生活习惯，在家庭用药中，应避免重复用药，不可乱用药，如有用药相关问题，应及时咨询医师或药师，以保证安全用药。

幽门螺杆菌感染

● 魏娜

朋友 A：我经常会有腹胀、嗳气、食欲不振等消化不良症状，需不需要去检测下有没有细菌啊？

朋友 B：我胃镜下有糜烂，会不会是有细菌感染？要如何检测？如果胃内有细菌，是不是买点消炎药吃吃就好啦？

朋友 C：我之前查出胃中有细菌感染，也接受过治疗，需不需要再复查下细菌是不是完全根除？

朋友口中的细菌就是胃的头号敌人——幽门螺杆菌(Hp)。

■ 了解幽门螺杆菌

幽门螺杆菌（Helicobacter pylori, Hp）感染容易导致人体出现胃痛、胃胀、恶心、呕吐、食欲不振等消化不良症状，在此基础上可引起慢性活动性胃炎，也就是 Hp 胃炎，部分患者可发生消化性溃疡，少部分患者可发生胃癌和胃黏膜相关淋巴样组织淋巴瘤。因此 Hp 感染造成了很大的疾病负担。

幽门螺杆菌（Hp）相关疾病是一种病原明确的传染病。Hp 可在人—人之间传播，感染者和可能被污染的水源是最主要的传染源，口—口和

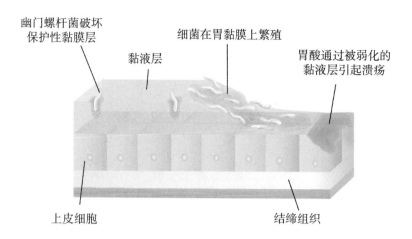

图 1-6　幽门螺杆菌侵蚀胃壁的过程

粪—口是其主要传播途径，以口—口传播为主，前者主要通过唾液在母亲至儿童和夫妻之间传播，后者主要通过感染者粪便污染水源传播。儿童和成人均为易感人群。

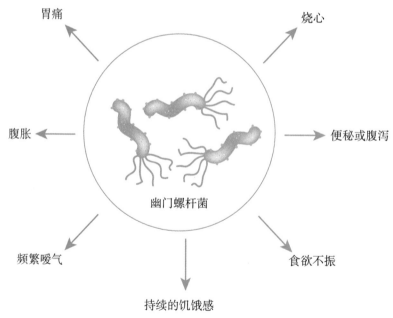

图 1-7　感染幽门螺杆菌可能引发的症状

■ **幽门螺杆菌的用药指征**

　　幽门螺杆菌（Hp）感染几乎均会发生慢性活动性胃炎，也就是 Hp

胃炎，Hp 胃炎是一种传染病。虽然多数 Hp 胃炎患者既无消化不良症状，最终也不发生消化性溃疡、胃癌、胃黏膜相关淋巴样组织淋巴瘤等严重疾病，但究竟最终是否会在 Hp 胃炎的基础上发生严重疾病难以预测，这种情况类似于无症状的结核或梅毒感染。而且早期胃癌症状隐匿，发现时多已属中、晚期，预后不良。

　　似乎所有 Hp 阳性者均有必要治疗，但应看到，目前我国 Hp 感染率约 50%，主动筛查所有 Hp 阳性者并进行治疗并不现实。现阶段仍然需要 Hp 根除指征（见表1-4），以便主动对获益较大的个体进行 Hp 检测和治疗。根除 Hp 可有效预防和治疗 Hp 相关消化不良、消化性溃疡，在较大程度上预防胃癌发生。Hp 根除治疗后的负面影响（可能会增加胃食管反流病、肥胖、哮喘等疾病发病率以及造成人体菌群紊乱等，但这些尚有争议）低于上述正面作用。

表 1-4　幽门螺杆菌感染的用药指征

幽门螺杆菌阳性	强烈推荐	推荐
消化性溃疡（不论是否活动和有无并发症史）	√	
胃黏膜相关淋巴组织淋巴瘤	√	
慢性胃炎伴消化不良症状		√
慢性胃炎伴胃黏膜萎缩、糜烂		√
早期胃肿瘤已行内镜下切除或胃次全切除手术		√
长期服用质子泵抑制剂		√
胃癌家族史		√
计划长期服用非甾体类抗炎药（包括低剂量阿司匹林）		√
不明原因的缺铁性贫血		√
特发性血小板减少性紫癜		√
其他幽门螺杆菌相关性疾病（如淋巴细胞性胃炎、增生性胃息肉、Menetrier 病）		√
证实有幽门螺杆菌感染		√

■ 幽门螺杆菌感染的用药

幽门螺杆菌（Hp）是细菌，所以最怕的还是抗菌药物，也就是大众口中的"消炎药"，抗菌药物中的阿莫西林、克拉霉素、左氧氟沙星、呋喃唑酮、甲硝唑、四环素等对 Hp 有效，其中克拉霉素、左氧氟沙星、甲硝唑耐药率相对较高，选择何种抗菌药物一定要询问专业的医生和药师。

根除 Hp 需要联合服用两种抗菌药物加两种胃药〔质子泵抑制剂（如奥美拉唑、泮托拉唑等）与铋剂（如枸橼酸铋钾等）〕。4 种药组合就是临床常见的四联疗法，是 Hp 最大的"天敌"。

什么时候服用

抗菌药物一定是饭后服用。

一是为了不刺激胃，二是可以为抗菌药物提供一个很好的战斗场所（胃的 pH 值升高）。

胃药（质子泵抑制剂与铋剂）一定是饭前服用。

先让胃药（质子泵抑制剂）把胃内的酸度降下去，为抗菌药物扫清战场，这样才能让抗菌药物发挥最大的作用。

同时服用铋剂有直接杀灭 Hp 的作用，细菌对其不产生耐药性，短期应用安全性良好。

注意：服用铋剂期间，口中可能带有氨味，粪便为灰黑色，停药后可消失。铋剂不宜长期使用，一般连续使用不超过 3 周。牛奶会影响铋剂的作用，不能与铋剂同时服用。

质子泵抑制剂与铋剂同时服用时，会降低铋剂的疗效，所以二者宜分开服用。一天 2 次服用铋剂者，可在早、晚餐前 1 小时服用铋剂，早、晚餐前半小时服用质子泵抑制剂。

服用多久

有的人服药几天就停了，这样不但杀不了 Hp 还容易产生耐药性。正确的做法应该是：坚持服药 10~14 天！时间短可能无效，时间长也不会增加疗效（见表 1-5）。

表 1-5 推荐的四联方案中抗菌药物的剂量和用法

方案	抗菌药物 1	抗菌药物 2
1	阿莫西林每次 1000mg，每日 2 次	克拉霉素每次 500mg，每日 2 次
2	阿莫西林每次 1000mg，每日 2 次	左氧氟沙星每次 500mg，每日 1 次或每次 200mg，每日 2 次
3	阿莫西林每次 1000mg，每日 2 次	呋喃唑酮每次 100mg，每日 2 次
4	四环素每次 500mg，每日 3 次或每日 4 次	甲硝唑每次 400mg，每日 3 次或每日 4 次
5	四环素每次 500mg，每日 3 次或每日 4 次	呋喃唑酮每次 100mg，每日 2 次
6	阿莫西林每次 1000mg，每日 2 次	甲硝唑每次 400mg，每日 3 次或每日 4 次
7	阿莫西林每次 1000mg，每日 2 次	四环素每次 500mg，每日 3 次或每日 4 次

注：质子泵抑制剂＋铋剂（2 次／天，餐前口服）+2 种抗生素（餐后口服）。单次标准剂量质子泵抑制剂为艾司奥美拉唑 20mg、雷贝拉唑 10mg（或 20mg）、奥美拉唑 20mg、兰索拉唑 30mg、泮托拉唑 40mg、艾普拉唑 5mg，以上选一；标准剂量铋剂为枸橼酸铋钾 220mg（果胶铋标准剂量待定）。

何时进行根除后检测

进行 Hp 根除治疗后一定要复查。如果不愿做胃镜检查，建议用尿素呼气试验 (UBT) 进行根除后检测。尿素呼气试验被认为是证实 Hp 是否根除的最佳选择。

Hp 根除检测应在患者完成 Hp 治疗后至少间隔 4 周再进行。因胃药中的质子泵抑制剂会抑制 Hp 尿素酶活性造成假阴性的结果，质子泵抑制剂应在检测前 14 天停药。而抗菌药物及胃药中的铋剂能抑制 Hp 生成、降低其活性且降低检测敏感度，应在检测前停用 4 周。

感染幽门螺杆菌不必惊慌，在专业医生和药师指导下，做到正确、规律、足疗程用药，可大大提高幽门螺杆菌的根除率。

第三节 乙型肝炎

了解乙型肝炎

● 魏娜

我国是乙型肝炎病毒(HBV)感染的重灾区。据统计，目前我国约有7000万慢性 HBV 感染人群，其中慢性乙型病毒性肝炎（以下简称慢乙肝）患者有2000万 ~3000 万。乙肝发病率如此之高应引起我们的高度关注，但现实生活中许多人对乙肝认识不足，存在误区。

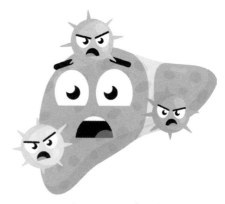

图 1-8　乙型肝炎

 知识加油站

常见乙肝医学名词

慢性 HBV 感染

慢性 HBV 感染是指乙肝表面抗原（HBsAg）和（或）乙肝病毒载量（HBV DNA）阳性 6 个月以上。

"大三阳" 与 "小三阳"

通过乙肝的检测指标——乙肝两对半的结果进行定义，人们给 "乙肝两对半" 5 项指标排个队，依次为乙肝表面抗原（HBsAg）、乙肝表面抗体（抗 –HBs）、乙肝 e 抗原（HBeAg）、乙肝 e 抗体（抗 –HBe）、乙肝核心抗体（抗 –HBc）。

老百姓常将第一、三、五项阳性（即 HBsAg、HBeAg 和抗 –HBc）称为大三阳，将第一、四、五项阳性（HBsAg、抗 –HBe、抗 –HBc）称为小三阳。

乙肝病毒携带者

指血清学检查乙肝表面抗原（HBsAg）阳性持续 6 个月以上，而没有肝炎症状和体征，各项肝功能检查正常，1 年内连续随访 3 次，每次至少间隔 3 个月，血清谷丙转氨酶 (ALT) 和谷草转氨酶（AST）均在正常范围，肝组织学检查一般无明显异常。医学上又称为无症状 HBsAg 携带者。

慢性乙型病毒性肝炎 (chronic hepatitis B，CHB)（以下简称慢乙肝）

由乙型肝炎病毒（HBV）持续感染引起的肝脏慢性炎症性疾病。可分为 HBeAg 阳性慢乙肝和 HBeAg 阴性慢乙肝。

HBeAg 阳性慢乙肝

是指血清 HBsAg 阳性，HBeAg 阳性，乙肝病毒载量（HBV DNA）阳性，谷丙转氨酶（ALT）持续或反复异常，或肝组织学检查有肝炎病变。

HBeAg 阴性慢乙肝

是指血清乙肝表面抗原（HBsAg）阳性，HBeAg 持续阴性，乙肝病毒载量（HBV DNA）阳性，ALT 持续或反复异常，或肝组织学有肝炎病变。

 贴心药师

（1）大三阳 / 小三阳者可能是乙肝病毒携带者，也可能是慢乙肝患者。

（2）大三阳/小三阳者有必要进一步检查乙肝病毒载量、肝功能、B超、无创肝纤维化等，以确定是否需进行药物治疗。

（3）对于乙肝病毒携带者，可照常工作与学习，但应定期检测。

（4）对于慢乙肝患者，达到抗病毒治疗的指征，应积极行抗病毒治疗。

乙肝抗病毒药物治疗

● 魏娜

■ 抗病毒治疗的适应证

抗病毒治疗的适应证主要根据患者血清 HBV DNA 水平、血清 ALT 和肝脏疾病严重程度来决定，同时结合患者年龄、家族史和伴随疾病等因素，综合评估患者疾病进展风险后决定是否启动抗病毒治疗。对 HBeAg 阳性患者，首次发现 ALT 水平升高后，建议观察 3~6 个月，如未发生自发性 HBeAg 血清学转换（即血清 HBeAg 由阳性转为阴性，同时出现抗 –HBe），建议可考虑抗病毒治疗。

 知识加油站

推荐接受抗病毒治疗的人群需同时满足以下条件：

（1）HBV DNA 水平: HBeAg 阳性患者，HBV DNA ≥ 20000U/ml（相当于每 ml 10^5 拷贝）；HBeAg 阴性患者，HBV DNA ≥ 2000U/ml（相

当于每 ml 10^4 拷贝）。

（2）ALT 水平：一般要求 ALT 持续升高 ≥ 2 × ULN；如用干扰素治疗，一般情况下 ALT 应 ≤ 10 × ULN，血清总胆红素应 < 2 × ULN。

这里解释一下：ULN 是指正常值的上限，例如谷丙转氨酶（ALT）的正常上限是 40U/L，"≥ 2 × ULN"即大于两倍的正常值上限就是大于 80U/L。

对持续 HBV DNA 阳性、达不到上述治疗标准，但有以下情形之一者，疾病进展风险较大，可考虑给予抗病毒治疗：

（1）存在明显的肝脏炎症（2 级以上）或纤维化，特别是肝纤维化 2 级以上。

（2）ALT 持续处于 1 × ULN~2 × ULN 之间，特别是年龄 > 30 岁者，建议行肝组织活检或无创性检查［瞬时弹性成像（超声弹性成像）、血清学检测如金属蛋白酶组织抑制因子 –1 等］，明确肝脏纤维化情况后给予抗病毒治疗。

（3）ALT 持续正常（每 3 个月检查 1 次），年龄 > 30 岁，伴有肝硬化或原发性肝癌家族史，建议行肝组织活检或无创性检查，明确肝脏纤维化情况后给予抗病毒治疗。

（4）存在肝硬化的客观依据（组织学、内镜、影像学等诊断为肝硬化）时，无论 ALT 和 HBeAg 情况如何，均建议积极抗病毒治疗。

特别需要提醒的是，在开始治疗前应排除合并其他病原体感染或药物、酒精和免疫等其他因素所致的 ALT 升高，尚需注意应用降酶药物后 ALT 暂时性正常而掩盖病情。

■ 抗乙肝病毒治疗的药物

抗乙肝病毒治疗的药物主要包括干扰素（IFN）以及核苷类似物（NAs）。

（1）干扰素（IFN）：普通干扰素（IFN-α）及聚乙二醇化干扰素（PegIFN-α）等。

（2）核苷类似物（nucleotide analogs，NAs）：拉米夫定、阿德

福韦酯、替比夫定、替诺福韦酯、恩替卡韦、恩曲他滨等。

　　根据慢性乙型肝炎防治指南（2019年版），对于 HBeAg 阳性慢乙肝患者，IFN-α 和 PegIFN-α 的推荐疗程为 1 年，NAs 的总疗程建议至少 4 年。有生育要求的慢乙肝患者，若有治疗适应证，应尽量在孕前应用 IFN 或 NAs 治疗，以期在孕前 6 个月完成治疗。在治疗期间应采取可靠的避孕措施。

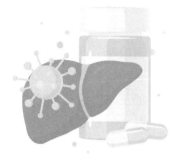

图 1-9　抗乙肝病毒治疗的药物

乙肝治疗的常见误区

● 魏娜

　　朋友 A：我今天抽血检查，医生说我是大三阳，我的心情低落到极点。我在没被查出乙肝之前，就一直觉得乙肝患者会受歧视，现在我得了这个病，以后该怎么办？

　　朋友 A 的烦恼，真的如她所想，真的这么严重吗？让我们带着她的疑虑，一起走进乙肝的常见认识误区。

■ 误区 1：大三阳比小三阳严重

　　传统观点认为，"大三阳"说明乙肝病毒复制活跃，传染性强；而"小三阳"说明乙肝病毒复制停止或受到抑制，传染性弱。

　　应当指出的是"大三阳"只能说明体内病毒的情况，而不能说明肝功能的情况，也不能说明肝损害的严重程度。

有人误以为"大三阳"就是肝损害很严重的意思，这是错误的。近年来，研究发现存在 HBV 的变异株，也就是变异株会导致乙肝 e 抗原（HBeAg）不能合成，从乙肝两对半看似 HBeAg（-），即出现"小三阳"，但病毒仍在活跃地复制，血清乙肝病毒载量（HBV DNA）仍然为阳性。因此 HBV DNA 才是判断乙肝病毒是否复制、有无传染性的最确切指标。所以对于"小三阳"患者有必要进一步检查 HBV DNA 才能确定病毒的复制情况。

■ 误区 2：乙肝病毒携带者 = 慢乙肝

乙肝病毒携带者只有在出现肝功能异常时，更准确地说，只有在肝组织出现肝细胞变性和坏死等炎症改变时，才称为慢乙肝。通俗地说，就是乙肝病毒携带者 + 乙肝病毒载量（HBV DNA）阳性 + 血清谷丙转氨酶（ALT）异常 / 肝组织学检查有肝炎病变 = 慢乙肝。

大三阳 / 小三阳患者可能是乙肝病毒携带者，也可能是慢乙肝患者。

对于乙肝病毒携带者，除不能捐献血液、组织器官以及从事国家明文规定的职业或工种外，可照常学习与工作。但应定期检测，一般每 3~6 个月进行血常规、血生化、病毒学、甲胎蛋白（AFP）、B 超和无创肝纤维化等检查。

而对于慢乙肝患者，达到抗病毒治疗的指征，应积极行抗病毒治疗。

■ 误区 3：母乳喂养会增加婴儿乙肝感染率

（1）只要婴儿出生后获得免疫预防（乙肝免疫球蛋白 + 乙肝疫苗），鼓励进行母乳喂养。

（2）几乎所有抗 HBV 药物均可分泌入人乳汁，对婴儿生长发育的潜在风险度不明确。一般不建议正在进行抗 HBV 药物治疗的母亲母乳喂养其婴儿。

生育期女性乙肝用药

● 魏娜

今天门诊来了一位特殊患者：25 岁女性，HBeAg 阳性慢乙肝，已服用恩替卡韦抗病毒治疗 1 年，意外发现早期妊娠，患者内心忐忑，前来就诊。

这位患者的问题相信正值育龄期的乙肝患者也会碰到，在治病与怀孕间彷徨，今天我们一起来看看如何在进行乙肝治疗的同时生育健康的宝宝。

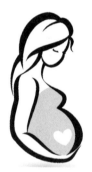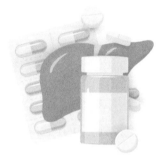

图 1-10　生育期女性的乙肝用药

■ 抗病毒药物治疗期间意外妊娠怎么办

首先了解几种抗病毒药物的妊娠安全性：①干扰素，由于抗增殖作用，可能抑制胎儿生长，怀孕期间禁止使用；②拉米夫定，怀孕中晚期使用对胎儿可能是安全的；③替比夫定、替诺福韦酯、恩曲他滨，孕妇使用可能是安全的；④阿德福韦酯、恩替卡韦，可能对胎儿发育有不良影响或致畸作用，不推荐孕妇使用。

如应用 IFN-α 治疗，建议终止妊娠。如应用口服 NAs 药物，若应用的是替比夫定、替诺福韦酯（妊娠 B 级）及拉米夫定（妊娠 C 级），在充分沟通、权衡利弊的情况下，可继续治疗；若应用的是恩替卡韦或阿德福韦酯，在充分沟通、权衡利弊的情况下，换用替诺福韦酯或替比夫定继续治疗，可继续妊娠。

■ 乙肝女性妊娠，怎样用药避免 HBV 母婴传播

从 HBV 感染的母亲到她们的胎儿或婴儿的垂直传播，无论在宫内还是围产期，仍然是全球患者长期慢性感染的主要来源。

采用联合免疫方案降低乙肝母婴传播。

新生儿应在出生后 24 小时内尽早（最好 12 小时内）注射乙肝免疫球蛋白（剂量 ≥ 100U），同时在不同部位接种 10μg 重组酵母乙肝疫苗或 20μg 重组中国仓鼠卵巢细胞乙肝疫苗，并在 1 个月和 6 个月时分别接种第 2 和第 3 针乙肝疫苗，以提高阻断母婴传播的效果。该方案 HBV 母婴传播的阻断失败率可达 10%~15%，且多发生于高载量[乙肝病毒载量（HBV DNA）> 2×10^6 U/ml] 孕妇。

建议

患者应坚持继续抗病毒治疗以控制病毒载量，并避免行侵入性产前操作以减少母胎间 HBV 传播的风险。同时新生儿出生后接受免疫预防（乙肝免疫球蛋白 + 乙肝疫苗）降低母婴传播发生率。

乙肝长期用药

● 魏娜

朋友 B：医生说我得了乙肝需要长期吃药，不能吃吃停停，并且还要定期复查，太麻烦了。

这就是我们常说的服药依从性。依从性好，会达到事半功倍的效果，反之，会导致病情反复或加重。

■ 抗病毒治疗，想停就停？用药后不监测可以吗

抗病毒治疗可有效抑制病毒复制，延缓疾病进展，减轻肝脏炎症及肝纤维化，预防和阻止肝硬化、肝癌发生，提高患者生活质量。因此，抗病毒治疗是根本，只要符合抗病毒治疗指征，条件允许，就应及时进行规范的抗病毒治疗。千万不能听信一些虚假广告所谓的"保证乙肝表面抗原转阴"之类的话而延误治疗。

无论干扰素或口服核苷类似物治疗均应规律用药，定期复诊，并复查相关指标以评估治疗效果和监测不良反应情况，如果发生耐药需及时调整治疗方案（见表1-6）。

此外，抗病毒治疗不能盲目停药。病情控制后，需经过医生综合评估才能考虑停药，盲目停药可能会导致病情反复或加重。一般 HBeAg 阳性的慢乙肝患者口服核苷类似物的总疗程建议至少 4 年，干扰素的推荐疗程为 1 年。对于病情已经进展至肝硬化的患者，需要进行长期抗病毒治疗。

表 1-6　抗病毒治疗过程中的检查项目及频率

检查项目	干扰素治疗患者建议检测频率	核苷类似物类药物治疗患者建议检测频率
血常规	治疗第 1 个月每 1~2 周检测 1 次，以后每月检测 1 次直至治疗结束	每 6 个月检测 1 次直至治疗结束
生化学指标	每月检测 1 次直至治疗结束	每 3~6 个月检测 1 次直至治疗结束
HBV DNA	每 3 个月检测 1 次直至治疗结束	每 3~6 个月检测 1 次直至治疗结束
HBsAg/HBsAb/HBeAg/HBeAb	每 3 个月检测 1 次	每 6 个月检测 1 次直至治疗结束
甲胎蛋白（AFP）	每 6 个月检测 1 次	每 6 个月检测 1 次直至治疗结束
肝硬度测定值(LSM)	每 6 个月检测 1 次	每 6 个月检测 1 次直至治疗结束

检查项目	干扰素治疗患者建议检测频率	核苷类似物类药物治疗患者建议检测频率
甲状腺功能和血糖	每3个月检测1次，如治疗前就已存在甲状腺功能异常或已患糖尿病，建议应每个月检查甲状腺功能和血糖水平	根据既往病情决定
精神状态	密切观察，定期评估精神状态：对出现明显抑郁症状和有自杀倾向的患者，应立即停止治疗并密切监护	根据既往病情决定
腹部超声	每6个月检测1次，肝硬化患者每3个月检测1次。如B超发现异常，建议行CT或MRI检查	每6个月检测1次直至治疗结束
其他检查	根据患者病情决定	服用替比夫定（LdT）的患者，应每3~6个月监测肌酸激酶（CK）；服用替诺福韦酯（TDF）或阿德福韦酯（ADV）的患者应每3~6个月监测肌酐和血磷

抗乙肝病毒药物的不良反应

● 魏娜

■ 干扰素常见不良反应

流感样症候群

表现为发热、头痛、肌痛和乏力等，可在睡前注射干扰素，或在注射的同时服用解热镇痛药如布洛芬、洛索洛芬钠等。

一过性外周血细胞减少

如中性粒细胞绝对计数≤ 0.75 × 10⁹/L 和（或）血小板计数< 50 × 10⁹/L，应及时就诊，降低干扰素剂量，1~2 周后复查，如恢复，则逐渐增加至原量。中性粒细胞绝对计数≤ 0.5 × 10⁹/L 和（或）血小板计数< 25 × 10⁹/L，则应暂停使用干扰素。

精神异常

可表现为抑郁、妄想和重度焦虑等精神病症状，应及时就诊，症状严重者应停药。

自身免疫现象

一些患者可出现自身抗体，仅少部分患者出现甲状腺疾病、糖尿病、血小板减少、银屑病、白斑、类风湿关节炎和系统性红斑狼疮样综合征等，应及时就诊，严重者应停药。

■ 口服核苷类似物不良反应

核苷类似物总体安全性和耐受性良好，但在临床应用中确有少见、罕见严重不良反应的发生，如肾功能不全（主要见于阿德福韦酯治疗）、低磷性骨病（主要见于阿德福韦酯和替诺福韦酯治疗）、肌炎（主要见于替比夫定治疗）、横纹肌溶解（主要见于替比夫定治疗）、乳酸酸中毒（可见于拉米夫定、恩替卡韦和替比夫定治疗）等，应引起关注。

对治疗中出现血肌酐、肌酸激酶或乳酸脱氢酶明显升高，并伴相应临床表现者如全身情况变差、明显肌痛、肌无力等症的患者，应及时就诊，并给予积极的相应治疗干预。

 贴心药师

　　慢乙肝患者抗病毒治疗，不仅要选对药，还要用对药，不能漏服、随意改变药物剂量或自行停服药物，定期检测以防耐药及不良反应发生。

乙肝病毒携带者应做到定期检测，以便及早发现病情变化，对于慢乙肝患者，达到抗病毒治疗指征，应规范长期治疗，定期检测，最大限度地长期抑制 HBV 复制，减轻肝细胞炎性坏死及肝纤维化，延缓和减少肝衰竭、肝硬化失代偿、肝癌等的发生，最大程度改善生活质量。

第四节　　　　　　　　　　　　　高血压

认识高血压

● 蔡林雪

　　高血压，大家都不陌生，如果不及时治疗，会导致严重的心脑血管事件。根据 WHO 的统计数据显示，在世界范围内，可归因死亡中，有 19% 是由血压升高导致的。高血压病因不明，无法根治，需要终身治疗。

　　高血压的治疗首先要让血压平稳地下降，不要忽高忽低，像坐过山车一样。其次，降低的血压要达到我们临床的指标，即降压达标。

　　血压通常是指体循环动脉血压。众所周知，心脏就像个水泵，当它收缩或跳动时，就会把大量的血液泵入血管，从而使血压上升，这就是收缩压。当心脏在收缩间歇放松时，血压就会降低，这就是舒张压。平常体检测血压时，我们会看到电子血压计上一高一低两个读数，高值表示收缩压，低值表示舒张压。医生们利用收缩压和舒张压这两个数值来判断人们发生心血管疾病的风险。

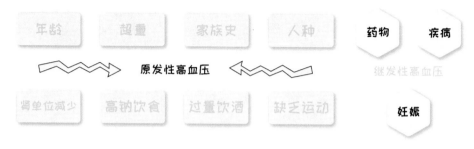

图 1-11　高血压的诱因

■ 血压控制的目标值

患了高血压要如何治疗呢？高血压的治疗有三个原则：降压达标、平稳降压、综合管理。不论采用何种治疗，将血压控制在目标值以下是根本。

我们来看看通过服药及综合管理进行平稳降压所希望达到的最终目标是什么。高血压患者的降压目标是收缩压低于 140mmHg，并且舒张压低于 90mmHg；年龄在 80 岁以上，并且未合并糖尿病或慢性肾脏疾病的患者，降压目标为收缩压低于 150mmHg，并且舒张压低于 90mmHg。

2017 年《美国成人高血压预防、检测、评估和管理指南》推荐降压目标为收缩压低于 130mmHg，舒张压低于 80mmHg，但该降压目标目前并未在中国临床推广。临床认为，如果患者能够接受并且耐受该降压目标值，那么他的获益可能会更大。

为达到平稳降压，并最终实现降压达标，除了需要应用药物进行治疗外，通过综合管理对生活方式进行干预，更是万万不容忽视的。对于高血压的控制和治疗，生活方式的改变是至关重要的开始，包括以下几个方面：饮食、运动、减重以及避免服用增高血压的药物或者食物补充剂。

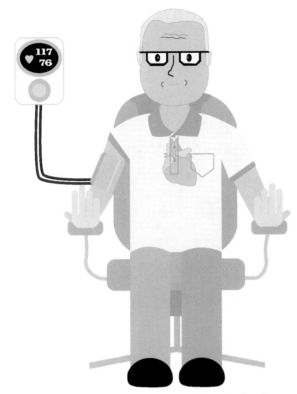

测血压前30分钟禁止吸烟、运动、饮咖啡或茶等含咖啡因的饮料或酒。

上臂袖带中心与心脏（乳头水平）处于同一水平线上；袖带下缘应在肘窝上2.5cm（约两横指）处，松紧合适。

排空膀胱，安静休息至少5分钟，不要说话。

测量时取坐位，双脚平放于地面，放松且身体保持不动，不说话。

图 1-12　如何测血压

高血压的用药

● 蔡林雪

所有的非药物治疗，只能作为药物治疗的辅助。——《药理学》第 9 版。

市面上常用的降压药有五大类，包括：①钙通道阻滞剂（CCB），如氨氯地平、硝苯地平、非洛地平；②β受体拮抗剂，如美托洛尔、比索洛尔、阿替洛尔；③血管紧张素转换酶抑制剂（ACEI），如卡托普利、依那普利；④血管紧张素Ⅱ受体拮抗剂（ARB）类，如缬沙坦、氯沙坦、奥美沙坦；⑤利尿剂，如氢氯噻嗪、吲哒帕胺、呋塞米。

为什么选择口服降压药作为首选的治疗方法，因为它既经济又便利。到底哪种降压效果比较好？我们又该如何做好指导和推荐呢？美国和欧洲的心脏病学会都得出了同样结论：对成年高血压患者来讲，重要的不是药的选择，而是服药后血压的控制效果。

■ 降压药使用原则

（1）剂量原则。一般患者采用的是常规的剂量，而老年人刚开始的初始剂量通常要使用较低的有效治疗剂量，并且要根据需要逐渐增加。

（2）优先原则。优先使用每日给药一次，可以持续24个小时降压的长效制剂，不但能够有效控制夜间血压和晨峰血压，还可有效地控制心脑血管并发症的发生。如使用中、短效的降压药，则需要每日服药2~3次，才可达到平稳控制血压的目的。

（3）联合原则。对于单药治疗不达标或者二级以上的高血压患者，原则上可以采用联合治疗的方案。老年患者开始是要采用小剂量的两种药联合治疗，或者服用固定的复方制剂。

（4）个体化原则。要根据患者的合并症，药物治疗的疗效、耐受性，患者个人的意愿以及经济承受能力来选择最适合该患者的降压药。

■ 降压药使用注意事项

主要涉及禁忌证、药物不良反应和监测指标这三个方面。

（1）利尿剂。利尿剂，顾名思义，吃了药之后排尿会比平常多。临床用药时应注意，痛风患者禁用氢氯噻嗪，高血钾患者禁用醛固酮受体拮抗剂如螺内酯。此外，糖代谢异常、电解质异常等这些不良反应也都要注意，这些都是利尿剂的常见不良反应，我们要加强血压、血糖和血液电解质的检测。

（2）钙通道阻滞剂（CCB）。二氢吡啶类CCB就是这类药，药名中含有"地平"两个字，如硝苯地平、氨氯地平等。CCB可以作为一线的降压药，用于各种年龄段、各种类型的高血压患者，疗效的个体差异较小，只有相对禁忌证，没有绝对的禁忌证，短中效二氢吡啶类的CCB在降压的同时也会出现反射性的心率加快。因此相对禁忌用于高血压合并快速性心律失常的患者，用药期间还要特别注意观察是否出现踝部的水肿。而非二氢吡啶类的CCB，比如维拉帕米，它的相对禁忌为心力衰竭患者，用药期间要特别注意观察是否出现心率下降。

（3）血管紧张素Ⅱ受体拮抗剂（ARB）与血管紧张素转换酶抑制剂（ACEI）。ARB（药名中含有"沙坦"）和ACEI（药名中含有"普利"）作为目前全球使用率最高的两类降压药，禁用于妊娠高血压、高血钾或者双侧肾动脉狭窄的患者。用药期间要注意检测患者的血钾、肌酐水平。如果单药治疗血压控制不佳的，还要考虑加量或者采用联合其他类降压药的方案。如果出现无法抑制的干咳，要停药处理。

（4）β肾上腺素受体拮抗剂。β受体拮抗剂（药名中含有"洛尔"），禁用于合并支气管哮喘、未安装起搏器的Ⅱ度及以上房室传导阻滞以及严重心动过缓的高血压患者。给药期间要定期进行血压和心率的评估，调整用药剂量。在血压没有达标的情况下，心率仍大于80次/分的单纯高血压患者可以增加使用剂量。如果心率低于55次/分，应建议减少用药剂量。

近年来，国内外开发了一些固定的复方制剂，包含：ACEI/ARB+CCB、ACEI/ARB+利尿剂、β肾上腺素受体拮抗剂+利尿剂等组合。在使用二氢吡啶类CCB和ACEI组合，或者和ARB组成的固定复方制剂的时候，要注意它们联合使用的不良反应。

降压药应用非常广泛，不少人在用药过程中存在一些误区，比如：

（1）重复用药。正常情况下，联合用药应避免使用同一类药物。部分患者使用2种降压药，如两种利尿剂或两种"地平"类，由于药物作用原理一致，可能达不到良好的降压效果，反而会增加不良反应。

（2）使用非长效降压药物。高血压治疗要求血压平稳，某些患者长期服用短效的降压药如硝苯地平片，这样不利于血压控制，建议使用硝苯地平控释片这样的长效制剂。

（3）道听途说，跟风用药。高血压的病因多样，降压药对每个人的治疗效果不一，降压治疗建议个体化用药。

（4）用药后就高枕无忧。觉得用了降压药就可以大吃大喝。降压药是降压治疗的"基石"，但如果不注意生活方式和饮食习惯也会导致血压反弹。很多降压药与酒精存在相互作用，会引起不良反应，这种情况是很危险的。保持清淡饮食、戒烟限酒并且适当运动，对于长期高血压管控同样重要。

（5）急于求成。认为降压药剂量越大效果越好，降压速度越快效果越佳。刚开始降压治疗时通常采用较小的剂量，特别是老年人和高龄老年人，应根据血压情况逐步增加剂量。很多患者过于心急，总想着"药到病除"，擅自增加药物剂量。患者这种急切的心态可以理解，可是在高血压治疗上，却不能操之过急。常用的降压药，坚持服用14~30天才能发挥最大效果。擅自加量，不仅会增加药物的不良反应，而且大剂量的降压药会导致降压过快，引起脑供血不足、低血压休克等可怕的后果。

贴心药师

下面，我们通过案例来理解医生在选用药物治疗高血压时的临床思维，将有助于您了解医生的诊疗思路，并提高用药的依从性，坚持服药，长期获益。

高血压治疗案例

患者，男，41岁，汉族，大学老师，一个月前没有明显诱因出现头晕，头痛，偶尔伴发颈部酸痛，伴胸闷、心悸不适，就诊于校医院。经过多次测量，发现他的血压高于 140/90mmHg，最高达到 160/108mmHg。在完善相关检查后，诊断为高血压 2 级，高危，混合型高脂血症，脂肪肝，高同型半胱氨酸血症，高尿酸血症。那么该患者高血压的治疗方案是什么呢？

我们按照降压药物使用的 4 个原则来分析下该患者的高血压药物治疗方案。

首先我们要确认该患者的降压目标。根据中国医师协会 2018 年发布的关于《我国高血压诊断标准以及降压目标科学声明》，建议患者血压控制在 140/90mmHg 以下。第二，该患者的最高血压是 160/108mmHg，同型半胱氨酸 27μmol/L，高密度脂蛋白 0.86mmol/L，属于高血压 2 级的高危人群。推荐的联合治疗方案包括长效的二氢吡啶类 CCB（药名中含有"地平"）和长效的 ACEI（药名中含有"普利"）或者 ARB（药名中含有"沙坦"）。其次，应该要注意到该患者有高尿酸血症，所以不宜将利尿剂列入治疗方案。

最后我们来说说这个患者能不能首选 β 受体拮抗剂（药名中含有"洛尔"）治疗。根据《高血压合理用药指南》（第二版）不推荐 β 受体拮抗剂作为首选药物，而对于伴有心率加快及其他相关症状的高血压患者，没有证据表明应用减慢心率的药物治疗是不安全的，因此仍可以考虑 β 受体拮抗剂。在有明确适应证的情况下（如心绞痛、心房纤颤等），建议使用 β 受体拮抗剂治疗。

 知识加油站

高血压与钠盐

人类的历史都是在嗅着盐的味道前行——这句话来自纪录片《舌尖上的中国》，可以说盐是人类食物中不可或缺的成分。每日摄入少量（2~3g）钠盐是人体维持生命的必须，但过量的钠盐摄入（每日 6g 以上）会导致不良生理反应，其中最主要的就是升高血压。

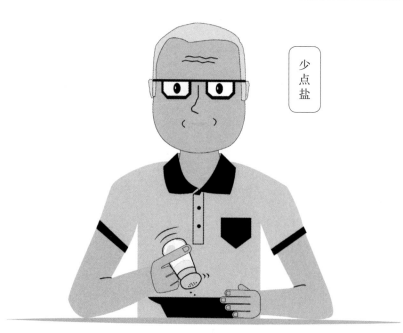

少点盐

图 1-13　高血压少吃钠盐

中国高血压调查数据显示，2012~2015 年，我国 18 岁及以上居民高血压患病粗率为 27.9%（标化率 23.2%），呈增高趋势。高血压作为一种目前无法治愈的慢性疾病，如何与其共存，这就需要我们去了解饮食与慢性疾病风险之间的关系。

对于高血压患者，我们建议减少饮食中的钠摄入量。合理的目标是将每日钠摄入量减少到不超过 2.3g（6g 食盐）。进一步减少钠摄入量对血压有好处，但考虑到当前的食品供应，这很难实现。

对于没有高血压的人，我们同样建议将饮食中的钠摄入量减少到相同的水平，即每日低于 2.3g（6g 食盐），以预防高血压，降低脑梗死和其他心血管事件的风险。

| 第五节 | 血脂异常 |

了解血脂异常

● 张金、陈娟

什么是血脂？血脂是血清中的胆固醇、三酰甘油和类脂（如磷脂）等的总称，与临床密切相关的血脂主要是胆固醇和三酰甘油。

"血脂异常"就是大家常说的"高脂血症"，这里面就包括了高胆固醇血症、高三酰甘油血症、低高密度脂蛋白血症以及混合型高脂血症四种类型，所以更准确的说法应该是"血脂异常"。其中以低密度脂蛋白胆固醇（LDL-C）增高为主要表现的高胆固醇血症是动脉粥样硬化性心血管疾病（包括冠心病、缺血性脑卒中以及外周动脉疾病）最重要的危险因素。

作为患者，首先要了解自己是属于哪一种类型的血脂异常，学会看医院化验单中的几个主要指标，基本可以自行判断。

以下为福建医科大学附属协和医院的检验参考值。需要指出的是，由于各家医院所采用的检验方法可能不一样，因此参考范围也可能不一样。

（1）三酰甘油（TG），参考范围在 0.40~1.86mmol/L。

（2）总胆固醇（TC），参考范围在 3.40~6.10mmol/L。

（3）低密度脂蛋白胆固醇（LDL-C），参考范围在 1.10~3.50mmol/L。

（4）高密度脂蛋白胆固醇（HDL-C），参考范围在 0.90~1.90mmol/L。

（5）载脂蛋白 B（Apo B），参考范围在 0.60~1.10g/L。

【药】让你知道——药师说生活中合理用药

低密度脂蛋白胆固醇（LDL-C），这是胆固醇的主要载体，由极低密度脂蛋白（VLDL）转化而来，负责运输胆固醇到肝外组织。我们可以称它为"坏胆固醇"，因为它与冠心病、缺血性脑卒中以及外周动脉疾病等动脉粥样硬化性心血管疾病正相关，而且是最重要的危险因素。降低 LDL-C 水平，可显著减少动脉粥样硬化性心血管疾病的发病及死亡风险。

高密度脂蛋白胆固醇（HDL-C），它可以促进胆固醇从外周组织移去，转运胆固醇至肝脏或其他组织再分布，与动脉粥样硬化性心血管疾病负相关，所以我们可以称它为"好胆固醇"。

载脂蛋白 B（Apo B），有些专家有新的观点，如 2019ESC/EAS 就推荐将其用于风险评估，可以作为 LDL-C 的替代指标。

血脂恢复正常后可以停药吗

● 张金、陈娟

"药师，您帮我看下这个药是治疗什么的？"

"调节血脂的。"

"可我检查单上血脂是正常的，我为什么还要吃这个药？"

"我看下您的检查单和诊断……哦，您先坐下，听我跟您解释。"

这是在门诊咨询时经常遇到的场景。

很多患者拿到化验单，看到血脂在正常的参考范围内，就停服降脂药或是拒绝服用降脂药，甚至说医生是为了"挣钱"而开药。

实际上，临床存在很多情况，即使化验单上血脂"貌似正常"，但仍需要服用降脂药。

医院的化验单无法具体兼顾到每个患者的情况。根据患者具体情况分层，制定患者需要达到的目标值，这是每一个临床医生的任务。

作为患者，更关心的是自己的指标该控制到什么水平。指标控制主要指的是 LDL-C，并且 LDL-C 控制得"越低越好"，LDL-C 值越低，未来心血管事件的风险也越低。而且，调节血脂的药还有稳定血管斑块、预防血管里已经形成的斑块破裂、降低心血管阻塞风险的作用。因此不能单纯根据化验单上的检验值在正常范围就停药。

所以，LDL-C 达标后，应继续他汀类药物的长期治疗。目前，一些国外的新指南不再建议设立特定的 LDL-C 目标值，而是根据患者的心血管风险实施不同强度的他汀治疗。

 知识加油站

如果您处于以下病理生理状态，如高血压、糖尿病、脑卒中、缺血性脑血管疾病、慢性肾脏疾病、绝经期等，血脂水平的控制需要比正常人更加严格。血脂水平严格控制在目标范围内可以更好地预防心脑血管事件的发生，使这类人群更多地获益。

临床医生会根据患者具体情况进行心血管危险分层，可分为低危、中危、高危与极高危人群。

极高危患者，需要把 LDL-C 控制在 1.4mmol/L 以下，且降低LDL-C ≥ 50%。

高危患者，LDL-C 需要控制在 1.8mmol/L 以下，且降低LDL-C ≥ 50%。

中危患者，LDL-C 需要控制在 2.6mmol/L 以下。

低危患者，LDL-C 需要控制在 3.0mmol/L 以下。

分层因素包括：是否为确诊动脉粥样硬化性心血管疾病

（ASCVD）的患者、糖尿病患病年限、有无糖尿病合并靶器官损害、肾功能情况、系统性冠状动脉风险评估（SCORE）值、是否为家族性高胆固醇血症合并 ASCVD 患者、TC > 8.0mmol/L、LDL-C > 4.9mmol/L、血压≥ 180/110mmHg 等。

调脂药物分类

● 张金、陈娟

为了方便大家了解调脂药物，我们根据不同的血脂类型，简单分为三大类：主要降低胆固醇的药物、主要降低三酰甘油的药物、升高高密度脂蛋白胆固醇（HDL-C）的药物。

■ 主要降低胆固醇的药物——他汀类

"他汀"是一类药，药名末尾都有"他汀"二字，包括阿托伐他汀钙、瑞舒伐他汀钙、普伐他汀钠、匹伐他汀钙、氟伐他汀钠等。他汀类药物是临床上首选的调脂药物,能够抑制胆固醇合成限速酶(HMG-CoA 还原酶),可减少血清胆固醇、低密度脂蛋白胆固醇（LDL-C）和三酰甘油，通过降低血脂的含量来稳定斑块预防其破裂，从而防止心血管事件的发生。

大部分他汀类药物建议晚上服用，这是由于胆固醇合成高峰在夜间，而大多数他汀半衰期 2~4 小时，只有晚上服用，有效血药浓度才能覆盖夜间胆固醇合成的高峰。但阿托伐他汀钙的半衰期为 20~30 小时，瑞舒伐他汀钙的半衰期为 13~20 小时，氟伐他汀钠做成缓释剂型时，多次服用后半衰期可达 23~28 小时。所以上述药物可在一天的任何时间服用，一天1 次即可，无论进食与否。

此外，他汀类药物存在"他汀疗效 6% 效应"，也就是说任何一种他汀在剂量倍增时，LDL-C 进一步降低幅度仅约 6%。因此，不可为了加强降脂效果自行增加他汀类药物的剂量，否则容易引起药物不良反应。

在服用他汀类药物期间，定期检查肝功能是必要的，尤其是在服用的前 3 个月。如果患者的肝脏酶学检查值高出正常上限的 3 倍以上，应该综合分析患者的情况，排除其他可能引起肝功能变化的原因。如果确实是他汀引起的，有必要考虑是否停药；如果出现肌痛，除了体格检查外，应该做肌酸激酶的检测，虽然横纹肌溶解的副作用罕见，但是也不能放松警惕。另外，它还可能引起消化道的不适，绝大多数患者可以耐受而能够继续用药。

其他降胆固醇药物

有部分人群服用他汀后发生肝酶异常的情况，就需要别的替代药物，其他 5 类降低胆固醇的药物如下。

（1）胆固醇吸收抑制剂（依折麦布）：能有效抑制肠道内胆固醇的吸收。安全性和耐受性良好，但妊娠期和哺乳期妇女禁用。

（2）胆酸螯合剂（考来烯胺）：为碱性阴离子交换树脂，可阻断肠道内胆汁酸中胆固醇的重吸收。常见不良反应有胃肠道不适、便秘及影响某些药物吸收，绝对禁忌证为异常 β 脂蛋白血症和血清三酰甘油 > 4.5mmol/L 患者。

（3）PCSK9 抑制剂：PCSK9 是肝脏合成的分泌型丝氨酸蛋白酶，可与 LDL 受体结合并使其降解，从而减少 LDL 受体对血清 LDL-C 的清除。PCSK9 抑制剂可以抑制 PCSK9 与 LDL 受体结合，导致血液中清除低密度脂蛋白的 LDL 受体的数量增加，从而降低 LDL-C 水平。PCSK9 抑制剂包括依洛尤单抗注射液和阿利西尤单抗注射液，其中依洛尤单抗注射液已在国内上市。近些年，PCSK9 抑制剂的临床地位不断提升。

（4）载脂蛋白 B_{100} 合成抑制剂（米泊美生，mipomersen）：主要用于治疗纯合子型家族性高胆固醇血症，减少极低密度脂蛋白（VLDL）的生成和分泌，降低 LDL-C 水平，可使 LDL-C 降低 25%。

（5）微粒体三酰甘油（TG）转移蛋白抑制剂（洛美他派，lomitapide）：微粒体三酰甘油转运蛋白是参与三酰甘油转运及极低密度脂蛋白（VLDL）组装的内质网腔内蛋白，洛美他派可直接抑制该转运蛋白，从而抑制乳糜微粒和 VLDL 的合成，使 LDL 降低。主要用于治疗纯合子型家族性高胆固醇血症，可使 LDL-C 降低约 40%。

■ **主要降三酰甘油的药物**

（1）贝特类：通过激活过氧化物酶体增殖物激活受体 α 和激活脂蛋白脂酶而降低血清三酰甘油水平和升高高密度脂蛋白胆固醇（HDL-C）水平，常见不良反应与他汀类药物类似，包括肝脏、肌肉和肾毒性。

（2）烟酸类：也称维生素 B$_3$，属于人体必需维生素，大剂量时具有降低胆固醇、低密度脂蛋白胆固醇（LDL-C）和三酰甘油以及升高高密度脂蛋白胆固醇（HDL-C）的作用。调脂作用与抑制脂肪组织中激素敏感酯酶活性、减少游离脂肪酸进入肝脏和降低 VLDL 分泌有关。禁用于慢性活动性肝病、活动性消化性溃疡和严重痛风者。由于在他汀基础上联用烟酸并无降低心血管风险，故烟酸类药物已淡出调脂药物市场。

（3）高纯度鱼油制剂：即 ω-3 脂肪酸，早期有临床研究显示可降低心血管事件，但未被随后的临床试验证实。

■ **升高 HDL-C 的药物**

胆固醇酯转运蛋白抑制剂（托彻普，torcetrapib），胆固醇酯转运蛋白通过介导脂蛋白中各种中性脂质的转移与交换，介导 HDL-C 中胆固醇与 VLDL-C 中的 TG 进行交换，也促进 HDL-C 中胆固醇净转运。该药通过抑制胆固醇酯转运蛋白阻断脂蛋白间脂质交换，特异性地升高 HDL-C 水平。

■ **调脂药的联合应用**

当患者仅服用他汀类药物无法很好地降低血脂的时候，鉴于他汀疗效 6% 效应，需要考虑调脂药的联合应用。

他汀与胆固醇吸收抑制剂依折麦布联用，可分别影响胆固醇的合成与吸收，产生良好协同作用，适用于高胆固醇血症患者。

他汀与贝特类联合应用，能够更有效地降低低密度脂蛋白与三酰甘油，升高高密度脂蛋白，但是这一组合由于代谢途径相似，联用需特别注意肝脏及肌肉的不良反应，可采用早晨服用贝特类、晚上服用他汀类药物的方法减少不良反应的发生。

 知识加油站

调节血脂从改变生活方式做起

　　饮食治疗和改善生活方式是血脂控制的基础措施。无论是否选择药物调脂治疗，都必须坚持控制饮食和改善生活方式。

　　（1）限制盐摄入量，每日小于 6g。

　　（2）控制胆固醇摄入量，建议摄入量每日小于 300mg。推荐食用全谷物、豆类和新鲜蔬菜水果等食品，限制摄入高热量食品（如动物脂肪、甜食、含糖饮料等）。

　　（3）增加身体活动量，每周 4~7 天，累计每日 30~60 分钟中等强度运动，如步行、慢跑、骑自行车、游泳等。绝经后女性应每周至少进行 2 次肌肉张力锻炼。但是对于动脉粥样硬化性心血管疾病患者应先进行运动负荷试验。

　　（4）不饮或限制饮酒，建议高血压合并高脂血症患者不饮酒。如要饮酒，酒精摄入量应限制在男性每日小于 25g、女性每日小于 15g，或换算成白酒、葡萄酒、啤酒摄入量每日分别小于 50ml、100ml、300ml。

　　（5）戒烟，要完全戒烟并且有效避免吸入二手烟，这样才有利于预防动脉粥样硬化性心血管疾病，并升高高密度脂蛋白胆固醇（HDL-C）水平。

　　（6）控制体重，使 BMI 控制在 20.0~23.9kg/m²，腹围正常（男性 < 90cm、女性 < 85cm），这样才有利于血脂的控制。

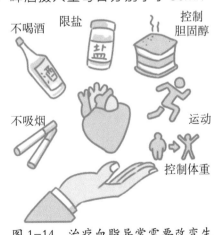

图 1-14　治疗血脂异常需要改变生活方式

第六节 痛 风

认识痛风

● 刘扬俊

老胡是个外企白领，工作精明能干，为人豪爽大方，为了能和客户尽快拉近距离，和朋友多保持联系，常常应酬聚会不停歇，日日啤酒海鲜不离身，还时时把饮料咖啡当水喝。而立之年的他，体重也随之飙升，最近时常夜里觉得腰疼，晨起脚拇指关节疼痛，难以忍受。他起初并不太在意，就自行贴了些止痛贴，缓解疼痛，之后在家人的劝说下，被生拉硬拽到了医院检查，才发现是尿酸偏高，得了痛风。

古今中外，不少赫赫有名的风云人物都是痛风患者，比如亚历山大、忽必烈等，美其名曰"帝王病"。随着我国人民生活水平的提高和生活方式的改变，痛风发病率呈逐年上升的趋势，在普通人群中发生率为10%~15%。高尿酸与俗知的"三高"齐名，即高血压、高血脂、高血糖，成为人们生活中一大健康隐患。

■ 尿酸增高与痛风的形成

痛风是一种由于体内的尿酸盐沉积而导致的关节病，与高尿酸血症直接相关，多见于中年男性，女性仅占5%，主要是绝经期后女性。

尿酸是怎么来的？正常成人每日约产生尿酸750mg，其中80%为内源性，20% 为外源性。主要由存在于人体细胞和食物中的嘌呤生成，嘌呤被肝脏代谢后产生的废物即尿酸。

代谢后产生的尿酸主要通过肾脏从尿液中排出体外。当体内核酸大量分解（白血病、肿瘤放化疗时）或食入高嘌呤食物时，血尿酸水平升高，当超过 0.48mmol/L（8mg/dl）后，尿酸钠盐将过饱和而形成结晶体，沉积于关节、软组织、软骨及肾脏等处，而导致关节炎、尿路结石及肾疾患，称为痛风。

如果痛风发作不及时进行治疗，过多的尿酸结晶还会引起关节附近的组织纤维增生，二者逐渐融合，包裹成沉淀肿块，也就形成了痛风石。随着痛风石长大，就会引起关节变形和剧烈疼痛。

■ 痛风的危险因素

（1）饮食习惯：酗酒、高嘌呤饮食等。

（2）疾病因素：高血压、高脂血症、动脉粥样硬化、冠心病、糖尿病、肥胖症等。

（3）药物诱发：噻嗪类利尿药、胰岛素、青霉素、环孢素、阿司匹林等。

（4）创伤与手术等。

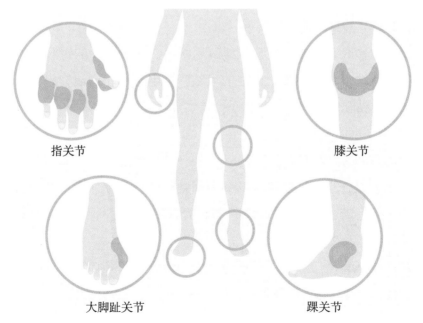

指关节　　　　　　　　　　　　　　膝关节

大脚趾关节　　　　　　　　　　　　踝关节

图 1-15　痛风性关节炎常见的发作部位

痛风用药知识

● 刘扬俊

■ 急性发作期治疗

痛风急性发作期不能盲目过早服用降尿酸药物，因为降尿酸药物的应用会使体内尿酸水平降低，促使关节内的痛风石表面溶解，释放不溶性尿酸盐晶体，加重关节的炎症，适得其反。

针对痛风的急性发作，应迅速有效地控制关节症状，缓解疼痛，推荐应尽早治疗（一般在 24 小时以内）。

以抗炎镇痛为主

（1）非甾体抗炎药（NSAIDs）。

痛风急性发作期，推荐首先使用 NSAIDs 缓解症状。常用药物有吲哚美辛、双氯芬酸钠、依托考昔等。

急性发作时足量给药，症状缓解后减量。该类药物的胃肠道不良反应明显，存在消化道溃疡、出血的风险，禁用于消化道溃疡患者，必要时可加用胃黏膜保护剂。

（2）秋水仙碱。

针对痛风的急性发作，对于 NSAIDs 有禁忌的患者，建议单独使用低剂量秋水仙碱。其作用是通过抑制白细胞活动和吞噬作用、减少前列腺素和白三烯释放、抑制局部细胞产生白介素 –6 等，从而达到控制关节局部疼痛、肿胀及炎性反应的目的。

该药的不良反应较多，建议要从小剂量开始服药，其主要的不良反应是胃肠道反应（恶心、呕吐、腹痛、腹泻等），长期使用可能导致骨髓抑制（血小板减少、白细胞下降、再生障碍性贫血等）、神经系统毒性（麻木、刺痛、无力等）、脱发、皮疹、肝肾毒性等，用药期间应注意监测血常规、肝肾功能等。

秋水仙碱的致畸作用明显，禁止用于妊娠、哺乳期妇女，且父系用药也有致畸报道，故有生育要求的男女应谨慎用药。

（3）糖皮质激素。

对于不能耐受非甾体抗炎药（NSAIDs）和秋水仙碱的患者，还可短期单用糖皮质激素类药物，如泼尼松口服，症状缓解后应逐渐减量直至停药。

"酸碱中和"，促进尿酸排泄

碱化尿液可使尿酸结石溶解。当尿液 pH > 6.5 时，大部分尿酸以阴离子尿酸盐的形式存在，尿酸结石最容易溶解并随尿液排出体外。因此，将尿液 pH 维持在 6.5 左右最为适宜。

（1）碳酸氢钠。

建议饭后口服，以减少胃部不适，长期服用可能引起电解质紊乱、高血压、碱血症等，应定期监测血电解质水平。

（2）枸橼酸氢钾钠。

该药可能出现胃肠道刺激及高血钾，建议饭后服药，定期监测血钾水平。

■ 慢性期治疗

面对漫长且反复发作的痛风，我们需要长期有效地控制尿酸水平。目前常用的降尿酸的药物有两种，分别为促进尿酸排泄的药物和抑制尿酸生成的药物。

促进尿酸排泄的药物

苯溴马隆，这类药物通过抑制肾小管对尿酸的重吸收，降低血中尿酸浓度。服用该类药物要注意多补充水分，能促进稀释尿液加快尿酸排出，而肾结石患者使用时应慎重考虑。

抑制尿酸生成的药物

别嘌醇，该类药物及其代谢产物可抑制黄嘌呤氧化酶，使次黄嘌呤及黄嘌呤不能转化为尿酸，从而使尿酸合成减少，进而达到降低血中尿酸浓度的目的。

在痛风慢性期的治疗中，应根据患者痛风原因是尿酸生成过多还是肾排泄不足，选择上述"双管"之一单药治疗，同时配合碱化尿液。但如果单药治疗效果不佳时，可以考虑两类药物联合治疗。在降尿酸初始6个月内还是建议同时使用秋水仙碱预防急性痛风性关节炎的复发。

痛风治疗注重急慢性的区别，不同的阶段用药不同，必须严格根据医嘱进行用药，切不能自行判断病情的发展，更改药物治疗，或者道听途说，要知道用药错误，可能会造成更严重的后果。

第七节　糖尿病

糖尿病的口服药治疗

● 李娜

胰岛素是医学史上一个划时代的伟大发现，它挽救了无数糖尿病患者的生命。糖尿病患者中有90%是2型糖尿病，其中大多数人在早期并不需要使用胰岛素治疗。因此，人们试图寻找一种给药更方便、更适合2型糖尿病患者的治疗方式，于是便有了口服降糖药。

各类口服降糖药的作用机制各不相同，可谓是各显神通，它们的用药方法也不尽相同，各类药物之间存在共性和个性。口服降糖药根据作用机制不同，可以分为胰岛素促泌剂和其他机制降糖药两大类。

■ 二甲双胍

二甲双胍，它是糖尿病治疗中临床地位最高的口服降糖药，如果没有禁忌或者不耐受，应该始终保留在治疗方案当中。

这类药主要通过减轻胰岛素抵抗，促进外周组织对葡萄糖的利用，抑制肝糖输出从而降低血糖。二甲双胍以副作用小、服用相对安全著称，罕见低血糖，体重增加少，并且可以减少心血管并发症。

服用方法

二甲双胍有普通片、缓释片和肠溶片 3 种剂型。普通片常见胃肠道不良反应，要随餐服用或者餐后即刻服用。肠溶片应餐前半小时服用，因为它在肠道溶解，所以减轻了胃肠刺激。缓释片是长效制剂，每日服用一次，一般推荐随晚餐服用。肠溶片和缓释片都应整粒吞服，不可嚼碎或掰开服用。

不良反应

主要是胃肠道反应，建议从小剂量开始服用以减轻胃肠道反应，或者选用肠溶片。

另外，需警惕乳酸酸中毒，虽然罕见，但较为严重，一旦发生可能致死，其发生风险与肾功能和年龄有关。定期监测肾功能和使用最低有效剂量可显著降低风险。同时，服药期间要避免饮酒，以避免发生低血糖和乳酸酸中毒。另外，还需避免与碱性溶液或饮料同服。

服药注意事项

65 岁以上老年患者如何服用二甲双胍呢？对于肾功能正常的老年患者，二甲双胍仍是一线首选用药，并没有具体的年龄限制；但已出现肾功能减退的老年患者，需要定期监测肾功能（3~6 个月检查 1 次），并调整剂量。

有一些影像检查会用到造影剂，向血管内注射碘化造影剂可能导致肾衰竭，由此可能引起二甲双胍蓄积和增加乳酸酸中毒的风险。对于肾小球滤过率 eGFR > 60ml/（min·1.73m^2）（eGFR 为肾功能监测指标）的患者，在检查前或检查时必须停止服用二甲双胍，在检查完成至少 48 小时后且再次检查肾功能无恶化的情况下才可以恢复服用。也就是说，轻度肾功能不良的患者可以在检查当天停用二甲双胍，随后停药 2 天，复查肾功能无恶化时再恢复使用。

中度肾功能不全〔eGFR 在 45~59ml/（min·1.73m^2）〕的患者，在注射碘化造影剂及全身麻醉术前 48 小时必须停止服用二甲双胍，在检查完成至少 48 小时后且再次检查肾功能无恶化的情况下才可以恢复服用。

漏服处理

可以通过加大活动量的方式降低血糖，无需补服。

■ "格列"类降糖药

"格列"家族，顾名思义，药名中都以"格列"二字打头，属于磺脲类降糖药。"格列"家族是最早投入使用的口服降糖药，是继胰岛素之后又一个跨时代的进步。磺脲类降糖作用显著，价格便宜，即便新药辈出，它仍然是临床上治疗 2 型糖尿病最常用的口服降糖药之一。

目前，磺脲类已经有三代家族成员，最早问世的甲苯磺丁脲和氯磺丙脲，由于肝脏毒性、易致低血糖，临床上已经基本淘汰。

正所谓"长江后浪推前浪"，而这"后浪"，就是第二代磺脲类降糖药，包括格列本脲、格列齐特、格列吡嗪和格列喹酮，因为降糖作用强、不良反应小，而广泛地应用于临床。

正所谓"江山代有人才出，一代更比一代强"。第三代的格列美脲与第二代相比，对体重影响小、低血糖风险低，同时具有促进胰岛素分泌和改善胰岛素抵抗的双重作用。

磺脲类是一个大家族，最主要的降糖机制就是促进胰岛 β 细胞分泌胰岛素，部分还具有增敏作用，降低胰岛素抵抗。可以说，每一个成员都是有个性的。

根据半衰期，磺脲类可以分为短效制剂和中长效制剂。短效制剂包括格列吡嗪、格列喹酮；中长效制剂包括自身半衰期较长的格列美脲、格列本脲和格列齐特，以及通过剂型改良而延长了作用时间的格列吡嗪控释片和格列齐特缓释片（见表1-7）。

基于药物之间的不同特性，它们在临床应用上也是不同的。

短效制剂适用于以餐后血糖升高为主的患者，其半衰期短，正好可以覆盖到餐后的血糖高峰。

中长效制剂适用于以空腹血糖升高为主或者空腹、餐后血糖均升高的患者，可以利用其较长的半衰期，覆盖全天的血糖高峰值。

表 1-7　不同剂型磺脲类降糖药的特性

剂型		药品名称	达峰时间（小时）	半衰期（小时）	作用时间（小时）
短效制剂		格列喹酮	2~3	1.5	8
		格列吡嗪	1~3	2~4	12~24
中长效制剂	普通剂型	格列本脲	1~4	10	16~24
		格列美脲	2~3	5~8	16~24
		格列齐特	11~14	10~12	10~24
	改良剂型	格列齐特缓释片	6~20	12~20	24
		格列吡嗪控释片	给药数天后稳定	—	24

服用方法

具体服药方法参考表1-8，需要注意以下几点：

（1）老年人宜选择降糖作用较温和、作用时间较短、低血糖风险小的磺脲类药物，避免使用格列本脲。无论选择何种磺脲类药物，都应从最小剂量开始，严密监测血糖变化，根据血糖值逐步调整至合适剂量，将低血糖的发生风险降至最小。

（2）格列齐特缓释片、格列吡嗪控释片需要整粒用温水吞服，不可嚼碎，用药过程需要特别注意预防低血糖的发生。

（3）饮食和运动量应保持相对稳定，避免饮酒，以免发生低血糖。

（4）注意许多中药复方制剂中含有磺脲类药物，例如消渴丸含有格列本脲，在使用时需要注意避免重复使用药物，以免增加不良反应。

表1-8 不同剂型磺脲类降糖药的用法

剂型	药品名称	剂量范围（mg/d）	常用剂量（mg/d）	使用方法
短效制剂	格列喹酮	15~120	90	日剂量30mg以内者可于早餐前30分钟一次服用；大于此剂量者可酌情分为早、晚或早、中、晚分次服用
	格列吡嗪	2.5~20	15	三餐前30分钟
中长效制剂	格列齐特	80~320	160	每日1~2次，早晚餐前30分钟服用
	格列本脲	1.25~15	7.5	早餐前1次，或早餐及午餐前各1次；或三餐前各1次
	格列美脲	1~8	2~4	每日1次，顿服，建议早餐前服用
	格列齐特缓释片	30~120	60	每日1次，早餐时服用
	格列吡嗪控释片	2.5~20	10	每日1次，早餐时服用

不良反应

（1）低血糖。起始剂量过大或者在肝肾功能不全的患者中不恰当的使用，可导致低血糖。单药治疗或与其他降糖药联合治疗均可出现低血糖。

（2）体重增加。不同的磺脲类药物对体重的影响存在差异，剂型改良后的磺脲类药物（格列吡嗪控释片、格列齐特缓释片等）以及格列美脲对体重的影响比较小。

（3）这类药与磺胺类药物可能发生交叉过敏反应。有磺胺类药物过敏史的患者应禁用磺脲类药物。

漏服处理

对于**短效磺脲类口服降糖药**，通常要求患者每餐餐前半小时服用，忘记服药有以下几种情况：

（1）如果到了进餐时才想起来可以将进餐时间往后推半个小时。

（2）如果到了饭后两餐之间才想起来，需要立即测一个随机血糖。

若血糖轻度升高，可以增加活动量而不再补服药物；若血糖明显升高，可以减量补服。

（3）如果到了下一餐餐前才想起来漏服药了，那就要测一下餐前的血糖。如果餐前血糖升高不明显，就依旧按照原来的剂量服用这一餐的药物，无需进行任何改变。如果餐前血糖升高明显，则可以酌情临时增加餐前的用药剂量或适当减少单餐的进食量，以使得血糖尽快恢复到正常值。切不可把上一餐漏服的药物加到下一次一并服下，造成低血糖。

对于**中长效磺脲类口服降糖药**，如格列吡嗪控释片、格列齐特缓释片和格列美脲，这类药物往往要求患者于早餐前即刻服用，每日1次。若出现漏服，可遵循以下几条建议服药。

（1）如果患者早餐前漏服了，而于午餐前想起来了，可以根据血糖的情况，按照原来的剂量补服药物。

（2）到了午餐后才想起来，如果是老年人或者是平常血糖控制较好的人，就不需要服用了，可以增加运动量来控制血糖；如果血糖控制较差的，就要按照原来药量的一半进行补服。

（3）如果在晚餐后才想起来，为了防止夜间低血糖，不需要补服，可以通过增加运动量来控制血糖。

■ "格列奈"类降糖药

"格列奈"类也是一类胰岛素促泌剂，它是短效的，也称为"餐时血糖调节剂"。

代表药物有3种：那格列奈、瑞格列奈和米格列奈钙。发现了吗？这个家族都有"格列奈"三字。

格列奈类与磺脲类的作用机制类似，也是促进胰岛素的分泌，但它的作用位点和作用特点与磺脲类不同。格列奈类可以刺激胰岛素的早期分泌，具有吸收快、起效快和作用时间短的特点，可以模拟健康人的胰岛素生理分泌模式，有效控制餐后高血糖，并且它不会同时导致基础或第二时相胰岛素分泌的升高，不增加胰岛素分泌总量，从而避免高胰岛素血症，减少低血糖的风险，对体重的影响也较小。

服用方法

格列奈类作用迅速，应于餐前即刻服用，每日 3 次。如果不进餐，则不可以服药。无论每日进餐几次，只要在进餐前服药即可，特别适合吃饭不规律的人群。

服药注意事项

虽然格列奈类发生低血糖的频率和程度较磺脲类更轻，但它与二甲双胍或噻唑烷二酮类药物（罗格列酮、吡格列酮等）合用时有发生低血糖的可能，并且不可以和机制类似的磺脲类药物联合使用。

另外还需要注意服药期间要避免饮酒，因为饮酒会增加低血糖的发生风险。

■ "列汀"类降糖药

这类药包括"五朵金花"：利格列汀、西格列汀、维格列汀、沙格列汀、阿格列汀。有没发现，都有一个词缀"列汀"，它们都是二肽基肽酶 -4（DPP-4）抑制剂。

我们在进食后，肠道会分泌一种激素，叫做肠促胰素。肠促胰素可以促进胰岛素的分泌，但是肠促胰素很快会被一种叫做 DPP-4 的酶分解而失效。而 DPP-4 抑制剂能够抑制 DPP-4 的活性，增加肠促胰素刺激胰岛素的活性，从而达到降糖目的，并且不易诱发低血糖和体重增加。

服用方法

DPP-4 抑制剂服用方便，可于餐前、餐时或餐后服用，没有特别的限制。除了维格列汀早晚各给药一次之外，其他"四朵金花"均是每日清晨给药一次。

DPP-4 抑制剂使用时需要注意：虽然服药时间没有特别限制，但是每天服药时间需要相对固定，以保持稳定的血药浓度。

不良反应

这类药的不良反应主要是胃肠道反应。另外，FDA 警告这类药具有导致胰腺炎的风险。此外，还可能出现一些超敏反应、肝酶升高、上呼吸道感染、鼻咽炎等。

DPP-4 抑制剂主要通过肾脏排泄，在中重度肾功能不全的患者中，以及需要血液透析或腹膜透析的终末期肾病患者中，建议减少剂量。

在上市后，有患者出现急性胰腺炎的报告，患者开始服用 DPP-4 抑制剂或者增加剂量时，需要注意观察患者是否出现胰腺炎。对于既往有胰腺炎病史的患者，不推荐使用本类药物。

漏服处理

DPP-4 抑制剂只需每日服用 1 次，餐前餐后皆可。漏服后的补救办法非常简单，只要按照原来的药量补服即可，随时都可以补服，睡前也可以。

■ "列酮"类降糖药

"列酮"家族，又被称为胰岛素增敏剂，全称噻唑烷二酮类降糖药，以罗格列酮、吡格列酮为代表。

由于罗格列酮的安全性问题尚存争议，它在我国的使用受到了严格的控制，临床上主要使用吡格列酮。

这类药物可以增加外周组织对胰岛素的敏感性，改善胰岛素抵抗，协助其他降糖药发挥更好的降糖作用，同时不会对胰岛 β 细胞产生刺激作用。可以说它是默默无闻的降糖幕后推手。它起效慢，服药后大概 4 周显效，8~12 周达到最大疗效。

服用方法

这类药物可以空腹或进餐时服用，需要注意的是罗格列酮不可以掰开服用。

不良反应

（1）有导致或加重充血性心衰的危险，会使循环血容量增加，可能引起水肿。因此，刚开始使用或增加剂量时，应严密监测患者心衰的症状和体征。如果体重异常快速增加、呼吸困难或水肿，应当立即停药就医。

（2）可能出现伴随肝酶显著升高的肝功能障碍或黄疸。因此，开始使用或用药剂量增加时，应严密监测患者肝功能。

（3）可引起老年女性患者骨量减少，绝经后妇女四肢骨折的风险增加。

（4）使用过程中需注意，本类药物单独使用时虽然不发生低血糖反应，但与其他降糖药物联合应用时有发生低血糖的危险，需要根据患者血糖情况调整合用药的剂量。

漏服处理

胰岛素增敏剂的特点是起效较慢，单独使用时一般不会引起低血糖。因此，单药应用者，漏服当天均可补服；联合用药者，只要血糖不低也可当日补上，到了次日则无需再补服了。

■ "抑制淀粉" 类降糖药

接下来介绍的 α–葡萄糖苷酶抑制剂，这是一个具有中国特色的降糖药，被称为最适合中国人饮食习惯的降糖药。大家知道我们中国人一般以米面等碳水化合物为主食，而 α–葡萄糖苷酶抑制剂正是通过抑制淀粉类食物所产生的糖类在小肠前部的吸收，从而降低因进餐而导致的餐后血糖的升高，并间接改善空腹血糖。

它的代表药物有阿卡波糖、伏格列波糖和米格列醇。

服用方法

α–葡萄糖苷酶抑制剂于用餐前即刻整片吞服或与前几口食物一起咀嚼服用，这样能够更好地达到延缓食物吸收的目的。一般每日口服 3 次。

不良反应

最常见的不良反应是胃肠道反应。因为延缓了食物的吸收，糖类在小肠内分解以及吸收的时间变长，在肠内停留时间也延长，所以就会导致肠道菌群酵解、产气增多，引起排气次数增多、腹胀、腹痛、腹泻等副作用。随着服用时间的延长，这种情况可能会缓解。

剂量需个体化，根据病情调整，从小剂量开始服用，可减轻胃肠道反应。

α–葡萄糖苷酶抑制剂极少吸收入血,不良反应轻微,单独用药不会出现低血糖。但要注意的是,当患者出现低血糖时,如果合用的药物中有α–葡萄糖苷酶抑制剂,与其他口服降糖药引起的低血糖处理方式不同,不能通过吃主食或主要成分是蔗糖的糖(如含糖饮料、白砂糖等)来纠正,因为该药使蔗糖分解为果糖和葡萄糖的速度更加缓慢,无法快速纠正低血糖,此时需要直接饮用葡萄糖水或者口服葡萄糖片。

治疗期间,由于结肠内糖酵解增加,服用蔗糖或者含蔗糖的食物均会引起腹部不适。

个别患者可能会出现无症状的肝酶升高,因此在用药开始时的6~12个月应该监测肝酶的变化。

α–葡萄糖苷酶抑制剂主要通过抑制淀粉类食物吸收起降糖作用,如果食物中没有淀粉类食物,此时服用α–葡萄糖苷酶抑制剂几乎没有降血糖作用。所以以非淀粉类食物为主食的一餐,可以不服用α–葡萄糖苷酶抑制剂。

漏服处理

当忘记服药时,如果是餐中想起,可以马上补服。而如果吃完饭再补服的话,降糖效果就会大打折扣了,所以此时就不用再补服了,可以通过加强运动来控制血糖,并且在下一餐餐前测量血糖。若餐前血糖大于10mmol/L时,主食量减少1/4~1/3。

■ "列净"类降糖药

"列净"类降糖药主要指钠–葡萄糖协同转运蛋白–2抑制剂(SGLT-2抑制剂),是一种另辟蹊径的降糖新药。临床上绝大多数降糖药物是通过不同的途径直接降低血液中葡萄糖的浓度而达到降糖的目的,但SGLT-2抑制剂则与众不同,SGLT-2是负责从尿液中重吸收葡萄糖的一种物质,当它的活性被抑制就会减少肾脏对葡萄糖的重吸收,增加尿糖排出,从而达到降低血糖的目的。

目前国内上市的代表药有达格列净、恩格列净、坎格列净和艾托格列净。

SGLT-2 抑制剂极少发生低血糖，并对改善体重和血压都有益处，还有保护心血管的作用。

服用方法

SGLT-2 抑制剂服用较为方便，一天 1 次，晨服，服用时间不受进食影响。

服药注意事项

SGLT-2 抑制剂在中度肾功能不全的患者中需减量使用；在重度肾功能不全患者中因降糖效果显著下降，不建议使用。

泌尿生殖道感染是 SGLT-2 抑制剂常见的不良反应，在使用过程中，如果发生感染，应暂停用药，并进行抗感染治疗。

另外，SGLT-2 抑制剂服用期间若出现酮症，其特点与众不同，表现为血糖通常不超过 13.9mmol/L，容易漏诊。为了防止漏诊糖尿病酮症酸中毒，服用 SGLT-2 抑制剂期间，患者如果出现腹痛、恶心、呕吐、乏力、呼吸困难等症状，需要第一时间考虑检测血酮体。

为减少糖尿病酮症酸中毒风险，建议在择期手术、剧烈体力活动前 24 小时停用 SGLT-2 抑制剂；应避免停用胰岛素或过度减量；对于紧急手术或大的应激状态必须立即停用 SGLT-2 抑制剂；使用 SGLT-2 抑制剂期间避免过量酒精摄入和极低碳水化合物 / 生酮饮食（如高蛋白质、低碳水化合物饮食）。

漏服处理

这一类药物，一旦发现漏服后，只要当日补服即可。

肥胖患者如何选择降糖药

● 李娜

随着人们生活水平的提高，各路吃货、食神、食界新星纷纷诞生，肥胖症患者越来越多，肥胖的 2 型糖尿病（T2DM）患者也越来越多。肥胖和 T2DM 关系密切，在中国，超重与肥胖人群的糖尿病患病率分别为 12.8% 和 18.5%；而在糖尿病患者中超重比例为 41%，肥胖比例为 24.3%，腹型肥胖［腰围 ≥ 90cm（男）或 ≥ 85cm（女）］患者高达 45.4%。

那么问题来了！究竟是肥胖引起了糖尿病，还是糖尿病引起了肥胖？当肥胖遭遇糖尿病时，应该如何选择降糖药？

听说，肥胖和超重对 T2DM 的发生发展推波助澜？——是的！体重或腰围增加都会加重胰岛素抵抗，增加 T2DM 的发生风险以及血糖控制的难度！

又听说，降糖药会对体重的增加火上浇油？——这，就有点片面了。

还是让我们来了解一下目前常用的降糖药在降糖、体重和内脏脂肪方面的作用情况吧！

从表 1-9 中我们可以看到，降糖

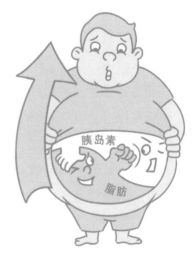

图 1-16　肥胖患者与糖尿病

同时增加体重的药物有胰岛素、噻唑烷二酮（TZDs）、磺脲类药物和"格列奈"类药物。

表 1-9　常用降糖药物对血糖、体重及内脏脂肪的作用

分类	HbA1c	体重	内脏脂肪
胰岛素	↓↓↓	↑↑	—
噻唑烷二酮类	↓	↑	↓
磺脲类药物	↓↓	↑	—
"格列奈"类药物	↓↓	↑	—或↓
GLP-1 受体激动剂	↓↓	↓↓	↓↓
二甲双胍	↓↓	↓	—
α-葡萄糖苷酶抑制剂	↓	←→或↓	—
DPP-4 抑制剂	↓	←→	←→
SGLT-2 抑制剂	↓	↓↓	↓

注：HbA1c：糖化血红蛋白；GLP-1：胰高血糖素样肽-1；DPP-4：二肽基肽酶-4；SGLT-2：钠-葡萄糖协同转运蛋白-2；↓：降低；↑：增加；←→：中性；—：不明确。

胰岛素仍是迄今为止最强有效的降糖药物，胰岛素的增重效应呈剂量依赖性和个体差异性，但不同胰岛素种类在增重方面有所差异，如基础胰岛素类似物——地特胰岛素具有体重增加较少的优势。

噻唑烷二酮主要通过增加靶细胞对胰岛素作用的敏感性而降低血糖，可使 HbA1c 下降 1.0%~1.5%，可引起体重增加。

磺脲类药物通过刺激胰岛 β 细胞分泌胰岛素，增加体内胰岛素水平来发挥降糖作用，可使 HbA1c 降低 1.0%~1.5%，也可引起体重增加。

降糖同时减轻或不增加体重的降糖药物主要有 GLP-1 受体激动剂、二甲双胍、α-葡萄糖苷酶抑制剂、DPP-4 抑制剂和钠-葡萄糖协同转运蛋白-2（SGLT-2）抑制剂。其中，GLP-1 受体激动剂可显著减轻患者体重。

GLP-1 受体激动剂，目前已经上市的有艾塞那肽、利司那肽、聚乙二醇洛塞那肽、度拉糖肽、贝那鲁肽和利拉鲁肽，主要通过激活 GLP-1 受体发挥作用，因其降糖作用具有葡萄糖浓度依赖性，因此低血糖发生率极低。

以利拉鲁肽为例，无论单药或联合治疗，均能显著降低 HbA1c 1.1%~1.6%，降低体重 1.0~3.2kg，能够持久地缩小患者腰围，且基线体重、腰围值越大，降低体重、缩小腰围的效果越显著。LEAD-2 研究中，使用利拉鲁肽 1.2mg 和 1.8mg 治疗使患者内脏脂肪分别减少 17.1% 和 16.4%。此外，利拉鲁肽（每日 3.0mg）在美国、加拿大、欧盟已经被正式批准作为减肥药。

艾塞那肽与利拉鲁肽比较的临床研究显示，降糖效果略差，减重效果类似。

二甲双胍通过减少肝脏葡萄糖的输出和改善外周胰岛素抵抗而降低血糖，被多个国家的糖尿病诊治指南推荐为 T2DM 治疗一线用药。二甲双胍可降低 HbA1c 1.0%~1.5%，减轻体重约 1.1kg。

α-葡萄糖苷酶抑制剂通过减慢碳水化合物在小肠上部的吸收速度而降低餐后血糖，可以使 HbA1c 下降 0.5%~1.1%，对体重的影响呈中性或轻度减轻体重。

DPP-4 抑制剂通过抑制 DPP-4 活性减少 GLP-1 在体内的失活，使内源性 GLP-1 水平升高，促进葡萄糖依赖的胰岛素分泌和抑制胰高血糖素分泌，可降低 HbA1c 0.4%~1.0%，对体重的影响呈中性。

SGLT-2 抑制剂主要通过减少肾脏对葡萄糖的重吸收、增加葡萄糖排泄而降低血糖水平。SGLT-2 抑制剂可使 HbA1c 降低 0.5%~1.0%，同时减轻患者体重（平均减少 1.8kg）。由于 SGLT-2 抑制剂增加尿糖排出，会导致代偿性的食欲旺盛，故其减重作用需要配合控制饮食或其他类似手段。

了解了各类降糖药对血糖和体重的影响，所以我们就可以消除顾虑，从容选择了！

■ 2 型糖尿病合并肥胖患者药物治疗的总体原则

（1）在选择降糖药物时，应优先考虑有利于减轻体重或对体重影响中性的药物。

（2）需要胰岛素治疗的 T2DM 合并肥胖患者，建议联合使用至少一种其他降糖药物，如二甲双胍、GLP-1 受体激动剂、α-葡萄糖苷酶抑制剂或 DPP-4 抑制剂等，从而减轻因胰岛素剂量过大而引起的体重增加。

（3）体重控制仍不理想者，可短期或长期联合使用对糖代谢有改善作用且安全性良好的减肥药。

当然，除了药物治疗，还要配合医学营养治疗、运动治疗、心理干预；对于通过生活方式干预和各种药物治疗仍难以控制的患者，可以考虑手术治疗。

糖尿病患者与"含糖药品"

● 刘扬俊、魏娜

春夏之交，冷热交替，老刘连着加班几日，不巧偶感风寒，他买了感冒清热颗粒，却发现成分栏里，赫然写着：辅料为蔗糖、糊精。身为"资深"糖尿病患者，老刘只要看到带有"甘、甜、蜜、糖"等字样的药品都避之不及，平时是分毫不沾。

到底糖尿病患者能不能吃"含糖药品"呢？

在药品制备过程中，为了缓解或消除药品的不良口感，会加入适量矫味剂，例如甜味剂被广泛用于药品中（见表1-10）。

表1-10　药品中添加的常见的甜味剂

甜味剂	品种	特点
高倍甜味剂	天然提取：甘草甜素、甜菊糖、新橙皮苷、莫尼林蛋白、新柚苷、甜茶内酯、罗汉果糖	甜度高，能量低，不会引起人体血糖波动
	化学合成：糖精、甜蜜素、阿斯巴甜、安赛蜜、三氯蔗糖	甜味不纯正，有异味。某些品种安全性受到质疑

续表

甜味剂		品种	特点
低倍甜味剂	糖类	单糖和双糖：蔗糖、葡萄糖、果糖、麦芽糖、乳糖、木糖等天然糖类，以及以淀粉为原料生产的果葡糖浆等	提供人体所需的热量，为营养型甜味剂
		低聚糖：低聚异麦芽糖、低聚果糖、菊粉低聚糖、低聚半乳糖、乳果糖、乳糖醇、乳酮糖、低聚木糖、棉子糖、水苏糖等	热量低
	糖醇类	赤藓糖醇、木糖醇、山梨糖醇、麦芽糖醇、甘露糖醇、乳糖醇等	不会引起血糖波动。过量会引起肠胃不适

从表 1-10 中可以看出，糖醇类低倍甜味剂不会引起血糖及胰岛素水平波动，是糖尿病患者理想的甜味剂。而高倍甜味剂与低聚糖类低倍甜味剂热量低，对糖尿病血糖影响较小，但不等于无热量，还需注意控制摄入量。

例如大家关心的治疗便秘的乳果糖口服液，在便秘治疗剂量下（10~30ml，每日 1 次），不会对糖尿病患者带来任何问题。但用于治疗肝性昏迷或昏迷前期的剂量较高（30~50ml，每日 3 次），应慎用。

需要我们重点关注的是单糖和双糖低倍甜味剂，例如蔗糖，提供人体所需的热量，参与人体新陈代谢，属于营养型（能量型）甜味剂，摄入过多可能会升高血糖。

由此得出的结论是：不是所有有甜味的药品都会影响血糖。

其次，我们要明白日常摄入的碳水化合物会转化为糖，是我们人体主要的能量来源，所以糖尿病患者不可因噎废食！

多数冲剂在制备中会加入淀粉、蔗糖、乳糖等作为辅料，面对这些常见的含单糖和双糖低倍甜味剂的药品我们该如何应对呢？

在强力枇杷露的说明书中写到："糖尿病患者禁用。"感冒清热颗粒、板蓝根颗粒、急支糖浆、双黄连口服液、蓝芩口服液、感冒灵颗粒等说明书中写着"慎用"或"在医师指导下服用"。

以感冒清热颗粒为例，其单次剂量为 12g，即使这 12g 全是蔗糖，吃一包感冒清热颗粒，约摄入 48 千卡＊的热量，最多相当于半个鸡蛋或四分之一个 100g 馒头的热量。

因此，**糖尿病患者可以在合理剂量范围内服用含糖药品。**

贴心药师

（1）服用含糖药品时，适当减少碳水化合物的摄入量或选择低升糖指数的主食。

（2）适当增加运动，将多余能量消耗掉，对控制血糖非常有利。

（3）用含糖药品治疗期间监测血糖，若血糖控制不佳，可咨询医生是否需要更改降糖药剂量。

糖尿病患者与葡萄糖注射液

● 魏娜、刘扬俊

糖尿病患者能输葡萄糖注射液吗？这是很多糖尿病患者因治疗需要输葡萄糖注射液时最经常遇到的问题。

■ 葡萄糖注射液输入后是否会影响血糖的控制

大家已经认识到，日常摄入的主食，如米饭、面条、馒头、地瓜、土豆为碳水化合物，是人体主要的能量来源。每 1g 的碳水化合物大概产生 4 千卡热量。举个例子，一位身高 160cm 的轻体力劳动者推荐一日摄

＊国际标准的能量单位为焦耳，本书为方便读者阅读及数字形式的完整，以千卡作为能量的单位，1 千卡 ≈ 4.18 千焦。

入的热量为 1500 千卡。他吃了一个用 75g 面粉做的馒头，会产生约 270 千卡的热量。如果他需要输注一瓶 250ml 的 5% 葡萄糖注射液，含糖量为 12.5g，会产生约 50 千卡的热量。糖尿病患者输注一瓶 250ml 的 5% 葡萄糖注射液，大可不必担心，适当减少主食摄入量即可。

特殊情况下需要用到大量葡萄糖注射液作为溶媒时，如一天要输入 2000ml 的 5% 葡萄糖注射液，那么摄入的葡萄糖为 100g，可产生 400 千卡热量。这时候，医生会密切监测患者血糖，采取加用胰岛素等措施来控制血糖，患者也不必过度焦虑。

需要指出的是：如果患者并未患有糖尿病或者即使已经确诊为糖尿病，一天输注 5% 葡萄糖注射液的量在 500ml 以内，可以不用加胰岛素。

所以，糖尿病患者可以使用葡萄糖注射液，因治疗需要该用的还是要用，使用时注意加强血糖监测。糖尿病患者真正需要控制的是每天摄入的总热量，包括食物的热量和输液中葡萄糖产生的热量。

■ 可以用 0.9% 氯化钠注射液代替葡萄糖注射液吗

不能随意换用！临床情况复杂，有些情况是不能用 0.9% 氯化钠注射液代替葡萄糖注射液的！

临床上哪些情况必须使用葡萄糖注射液呢？

（1）紧急情况下需输注葡萄糖注射液来纠正低血糖或预防低血糖，或糖尿病患者由于某些原因（如手术等情况）不能进食时，需通过输注葡萄糖注射液补充热量。

（2）临床上某些药物必须要用葡萄糖注射液作溶媒，如果用 0.9% 氯化钠注射液会影响药物稳定性、降低疗效或发生不良反应，如多烯磷脂酰胆碱、胺碘酮、两性霉素 B、奥沙利铂等注射液。

（3）葡萄糖注射液和其他药物组成的特殊配方不能随意替换，如胰岛素、葡萄糖及氯化钾配成的极化液（GIK），可用于防治心肌梗死时的心律失常。

（4）患者处于一些特殊的病理状态，不宜使用 0.9% 氯化钠注射液的情况：血压过高、心功能不全患者，需要限制钠盐的摄入，不宜输注过多 0.9% 氯化钠注射液，否则会加重心脏负担，诱发心衰；肾功能不全的患者，如果大量输注 0.9% 氯化钠注射液，可引起高氯性代谢性酸中毒，加重肾的负担，甚至有肺水肿的可能。

■ **糖尿病患者使用葡萄糖注射液时如何处理**

（1）糖尿病患者使用葡萄糖注射液纠正低血糖或预防低血糖时，在输注过程中要监测血糖，适可而止。

（2）必须使用葡萄糖注射液作溶媒且含糖量较高时，在不改变糖尿病患者常规治疗和进食的前提下，可遵医嘱加用胰岛素，促进机体对葡萄糖的利用，减少血糖波动。但一定要注意测算并控制加入的胰岛素的量，防止低血糖带来更为严重的伤害。

（3）如果输入的葡萄糖注射液量较少，且临床没有加用胰岛素，患者可计算摄入的葡萄糖总量及热卡，相应减少一天中主食的总摄入量，同时监测血糖。

第八节　　　　　　　　　　　　　　　　　　　　　　　**哮　喘**

了解哮喘

● 曾晓芳、刘茂柏

哮喘是一种慢性气道炎症性疾病，多幼年发病，大多表现为反复发作的喘息、气促、胸闷、咳嗽等呼吸道症状，常在夜间及凌晨发作或加重，多数患者可自行缓解或经治疗后缓解，呼吸道症状和严重程度可随时间而变化。

哮喘发病原因复杂，多与遗传因素有关。哮喘患者亲属患病率高于群体患病率，并且亲缘关系越近，患病率越高；患者病情越严重，其亲属患病率也越高。

哮喘目前尚无根治的办法，但是哮喘是可以控制的！

控制哮喘发作最重要的措施包括保证患者良好的用药依从性，正确使用吸入剂，避免过敏原及诱发因素暴露。当哮喘得到控制后，严重哮喘发作很少见。

倘若哮喘控制不佳，将严重影响患者的日常生活、工作、学习。哮喘突然发作可能危及生命；哮喘反复发作将影响生长发育，易诱发阻塞性肺疾病和慢性肺心病，导致治疗成本增加、生活能力降低，对社会及家庭均会造成严重的经济负担。

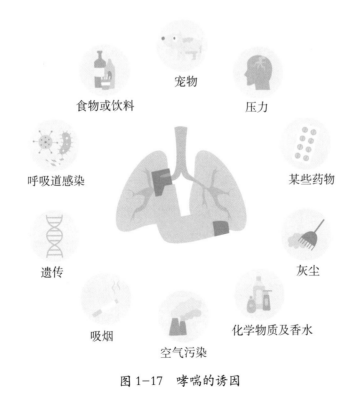

食物或饮料　宠物　压力

呼吸道感染　某些药物

遗传　灰尘

吸烟　空气污染　化学物质及香水

图 1-17　哮喘的诱因

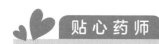

贴心药师

很多人得了哮喘非常着急，到处求医，希望打一针就能根治哮喘，或者吃一把药立马不再复发。大家千万不要相信所谓的灵丹妙药，要知道目前哮喘没法根治，但可以通过正规治疗得到有效控制。

目前江湖上所吹嘘的可以"根治"哮喘的药物大多是大剂量的激素或大剂量的可以改善通气的"瘦肉精"克伦特罗。这些"灵丹妙药"只能暂时缓解症状却无法根治，可能刚开始用药时效果非常好，但用多了会造成激素的依赖以及严重的副作用，不仅给后续的治疗带来很大的困难，还会给身体带来损害！

■ 哮喘治疗药物分为缓解药物与控制药物

缓解药物

指按需使用的药物。这些药物通过迅速解除支气管痉挛从而缓解哮喘症状，其中包括福莫特罗、特布他林、沙丁胺醇、异丙托溴铵、氨茶碱、泼尼松、甲泼尼龙等。

糖皮质激素是治疗哮喘最有效的药物，给药途径包括吸入、口服和静脉给药，吸入为首选途径。哮喘急性发作时可口服或静脉给予糖皮质激素，缓解期可单药吸入或联合吸入长效 β_2 受体激动药（如福莫特罗、沙美特罗等）。

控制药物

指需要长期每天使用的药物。这些药物主要通过抗炎作用或扩张支气管使哮喘得到控制，其中包括布地奈德、丙酸氟替卡松、布地奈德福莫特罗吸入剂（信必可都保）、沙美特罗替卡松粉吸入剂（舒利迭）、孟鲁司特、色甘酸钠和缓控释茶碱等。

哮喘患者应定期就诊，医生可根据哮喘控制的评估结果调整治疗方案，确定维持哮喘控制所需的最低治疗强度，防止哮喘发作。强调基于症状控制的哮喘管理模式，避免治疗不足和治疗过度，治疗过程中遵循"评估 - 调整治疗 - 监测"的管理循环，直至停药观察。

■ **哮喘药物治疗中应避免的误区**

（1）认为吸入型激素效果不好，不如短效 β_2 受体激动药（如沙丁胺醇）效果好。

（2）认为吸入激素不良反应多，不能长期使用。

（3）担心用了"好药"，产生"药物依赖性"，以后如遇病情严重就无药可治了。

（4）随意使用抗菌药物治疗哮喘。哮喘的气道炎症是非感染性炎症，无需使用抗菌药物，若哮喘急性发作合并感染，才考虑使用抗菌药物。

（5）治疗哮喘输液最有效。

（6）病急乱投医，希望打一针吃几次药就能根治哮喘。

■ **哮喘儿童用药常见问题**

吸入糖皮质激素对儿童的成长发育是否有影响

有研究比较了吸入激素与口服激素治疗前后儿童促肾上腺皮质激素值及身高、体重的变化，结果显示吸入激素治疗组不良反应明显少于口服激素治疗组。当哮喘儿童需要长期应用激素治疗时，吸入激素宜作为首选方案。

吸入糖皮质激素（ICS）为局部用药，低剂量的 ICS 安全有效，一般不存在严重的不良反应。临床提倡早期使用 ICS，可显著减少发作次数、用药总量及医疗费用等。

哮喘患者应坚持早期、规律用药，避免随意停药、换药或仅在发作时使用。只有这样才能更好地发挥激素的作用。

哮喘是否会传染

哮喘不是传染病，不会传染，但有遗传倾向。如父母为过敏体质、患有哮喘病，其小孩患哮喘的概率会稍高，但与环境因素也有密切关系。

哮喘儿童可以运动吗

哮喘儿童病情处于稳定状态时可以开展适量的运动，但不宜剧烈运动。

适合哮喘儿童的运动包括游泳、划船、太极拳、体操、羽毛球、散步、骑自行车、慢跑等，其中游泳尤为适宜。游泳时水对胸腔的压力很大，这时呼吸肌负重就增强，长期练习可使呼吸肌变得强健有力，增强胸廓的活动度，达到增强呼吸功能的目的，此外还可以改善血液循环、增强神经系统的调节功能。

运动前应做15分钟左右的热身，直至全身发热。天气寒冷、干燥时，运动中要用口罩或是围巾防护口鼻，起到保温保湿的作用。尽量用鼻子呼吸，以减少热量和水分丢失。运动时避开植物花卉密集处，或戴口罩，以避免吸入花粉。

运动前15分钟可预防性吸入1次支气管扩张剂并随身携带，以备急性发作，例如沙丁胺醇气雾剂。

如何预防儿童哮喘急性发作

预防：根据长期的随访调查，哮喘急性发作主要与气候、天气情况、上呼吸道感染、家族史、患儿年龄、过敏性鼻炎或特异性皮炎、空气过敏、药物过敏等有关。因此应让患儿尽量避免接触冷空气、花粉、尘螨、蟑螂、霉菌、油烟等刺激因素，并进行适度运动，提高体质，预防呼吸道感染。

表现：患儿常烦躁不安，出现呼吸困难，往往不能平卧，喘鸣音响亮，面色苍白，鼻翼扇动，口唇、指、趾紫绀，甚至冷汗淋漓，面容恐惧。

处理：

（1）家长应冷静，给孩子安全感。

（2）及时吸入或口服药物缓解症状，首选速效 β_2 受体激动剂（如布地奈德福莫特罗粉吸入剂、沙丁胺醇气雾剂等）。

（3）让患儿半卧位或者坐位，同时通风，避免粉尘、烟雾和异味刺激。

（4）患儿症状缓解后让其安静休息。若15~30分钟未缓解或间隔一段时间后又发作应送往医院。症状严重的患儿在使用平喘药的同时及时送往医院。

（5）急性发作后，应及时排查诱因，以预防以后发作。

■ "哮喘妈妈"是否适合受孕

患哮喘的妇女常顾虑能否正常怀孕及分娩，并担心若是怀孕后哮喘频繁发作，会不会影响母子安全？

孕期哮喘发作一般不影响妊娠的进展，无须终止妊娠。轻微的以及控制良好的妊娠期哮喘对胎儿影响不大。但对妊娠期出现严重的以及控制不佳的哮喘，则可因机体重度缺氧及全身功能紊乱，危及母体及胎儿的健康，甚至威胁生命。日常应注意以下几点。

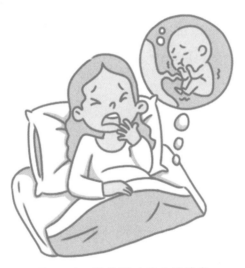

图 1-18 缺氧影响胎儿的健康

（1）应尽可能避免哮喘发作的诱因，消除紧张情绪，不必过于担心发生胎儿畸形与其他意外，劳逸结合，避免过于剧烈的活动，调制可口饮食，预防感染与感冒，保持居室空气新鲜与流通，以顺利渡过妊娠阶段。

（2）需要用适当的检查方法观察哮喘孕妇和胎儿的病情变化，同时可根据孕妇哮喘发作时的严重程度选择适宜的药物。

（3）目前常用的药物有糖皮质激素、β_2受体激动剂、茶碱类药物、白三烯受体拮抗剂、色甘酸钠、M受体拮抗剂等药物。对于妊娠期哮喘的药物治疗，应尽量选用对胎儿影响小的药物。吸入性药物因其作用部位局限于肺部，进入血液的药物量极少，对胎儿的影响也较小。例如对于轻微的间歇性发作哮喘，可以少量使用沙丁胺醇气雾剂。

（4）对于控制哮喘，糖皮质激素的应用也是很有必要的。根据病情，首先考虑局部吸入糖皮质激素，布地奈德是首选的吸入性糖皮质激素，若不能有效控制，再考虑联合使用全身糖皮质激素。

（5）但有些准妈妈对使用糖皮质激素有较多顾虑，担心对孕妇和胎儿有不利的影响。研究表明孕期哮喘使用糖皮质激素还是利大于弊，因为至今尚未发现吸入糖皮质激素对孕妇和胎儿有特殊影响，且对于一些长期吸入糖皮质激素的哮喘孕妇不应突然停药。

综上所述，哮喘患者是可以怀孕的，大部分孕妇可以顺利分娩，但在怀孕过程中，应注意尽可能预防其发作。一旦妊娠期哮喘发作，应尽早去医院寻求医生的指导与治疗。

第九节　　　　痤　疮

● **刘扬俊**

小林刚刚大学毕业，近日频频投身人才市场求职，由于小林平时作息不规律，饮食又没节制，脸上和背部泛起了一个个"红疹疙瘩"，一触碰就疼，这令她在面试时很不自信，抬不起头，结果屡屡失败。经过皮肤科医生检查，诊断小林得了痤疮，需要用药治疗，小林拿到一堆药膏和口服药物后却不知道该如何使用。

本节让我们来学习一下痤疮的用药知识。轻症痤疮不需治疗或仅需局部使用消炎、杀菌或轻度剥脱性药物。较重的病例除局部治疗外，可酌情全身用药。常用的痤疮治疗药物主要分为外用和口服两大类。

■ 痤疮的外用药物

外用维 A 酸类药物

通常为每晚 1 次，睡前以适量均匀涂抹于皮损处，轻轻按揉至皮肤完

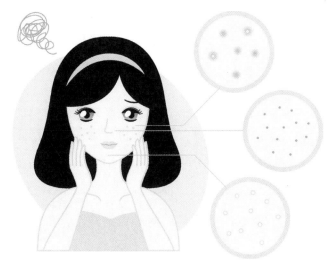

图 1-19　痤疮用药有讲究

全吸收。该类药品包括维 A 酸乳膏、异维 A 酸凝胶、阿达帕林凝胶等。

用药前应用清水清洗患处，不可用肥皂等清洁剂清洗，用药后至少 30 分钟内不要清洗用药部位，且与使用护肤品最好间隔 1 小时以上。

使用药物后可能出现用药部位针刺样疼痛、灼热感、瘙痒、干燥、脱屑，同时出现皮疹及颜色加深，但会随使用时间逐渐消失。

用药后应注意防晒，不可于破损伤口、眼睛、人体各腔道及鼻部三角区用药。

过氧苯甲酰凝胶

本品为过氧化物，外用后可缓慢释放出新生态氧和苯甲酸，具有杀灭痤疮丙酸杆菌、溶解粉刺及收敛的作用。

用药前需洗净患处，轻轻揩干，取本品适量涂于患处，每日 1~2 次。因本品有轻度刺激性，建议敏感肌肤患者从低浓度小范围开始使用，与维 A 酸软膏可早晚交替使用。

二硫化硒洗液

用前需充分摇匀。本品具有抑制真菌、寄生虫及细菌的作用，可降低皮肤游离脂肪酸的含量。通常用法为洁净皮肤后，取适量涂于患处，3~5 分钟后用清水清洗，每日 1 次，一周后可酌情调整用药次数。

用药期间避免金属物品(如项链、耳饰等)接触到药液，以免影响药效；

也应避免用于脖子、关节、生殖器周围及破损皮肤，同时避免进入眼睛。

■ 痤疮的口服药物

维A酸类药物

如维胺酯胶囊、异维A酸软胶囊等。该类药物具有显著抑制皮脂腺分泌、调节毛囊皮脂腺导管角化、改善毛囊厌氧环境并减少痤疮丙酸杆菌繁殖、抗炎和预防瘢痕形成等作用，是目前最有效的抗痤疮类药物，患者有明确适应证应遵医嘱服用。

孕妇及哺乳期妇女禁用。用药后应避免暴露于紫外线下，会增加晒伤风险。

抗菌药物

主要针对痤疮丙酸杆菌的治疗，用药期间，主要考虑耐药性及患者本身对将使用的抗菌药物是否存在过敏反应。首选药物为四环素类，也可考虑大环内酯类药物，患者应遵医嘱使用。

抗雄激素类药物

仅针对女性患者。孕妇禁用。男性患者使用后可出现乳房发育、胀痛等症状，故不推荐长期使用。

糖皮质激素

疗程短、较高剂量的糖皮质激素可控制重度痤疮患者的炎症。但应避免长期大剂量使用，以免发生不良反应，如激素性痤疮或毛囊炎等，使病情复杂化，适得其反。

 知识加油站

有的药物也可能导致痤疮，提醒患者应引起重视。

糖皮质激素： 如甲泼尼龙长期服用可导致类皮质醇增多症，表现为满月脸、痤疮、浮肿、多毛、肥胖等。

避孕药： 如炔诺酮长期服用可使皮脂增多，出现痤疮、多毛。

雄激素： 如十一酸睾酮等可诱使女性男性化，出现痤疮、多毛、阴蒂肥大、闭经等。

抗结核药：异烟肼、吡嗪酰胺等也可导致痤疮。

免疫抑制剂：在服用环孢素期间可引起多毛、痤疮、厌食、疲乏、四肢感觉异常等不良反应。

 贴心药师

除了药物治疗，也应注意调整生活饮食习惯：

（1）保持清淡的饮食习惯（避免辛辣、高脂肪、高热量食物以及甜食的过度摄入），避免饮酒，多饮水，多吃蔬菜、水果，避免便秘。

（2）保证充足的睡眠，适当加强身体锻炼。

（3）保持良好的卫生习惯，枕头、枕巾及毛巾等建议适时更换。

（4）常用温水、含硫磺或其他去脂类香皂洗涤患处。不可用手挤压痤疮。避免使用含油脂多的化妆品，减少接触诱发因素。

（5）保持乐观积极的生活态度，减轻精神负担，正确对待病情，遵医嘱用药。

第十节　　癫　痫

癫痫是一种很常见的神经系统疾病，是严重影响患者身心健康和生活质量的慢性病，世界卫生组织（WHO）将其列为重点防控疾病之一。在我国乃至世界，癫痫患者的管理已经日益成为备受关注的严重公共卫生问题和社会问题。

如果家中孩子得了癫痫，焦虑的家长最常询问的问题就是：癫痫能不能治好？孩子得了癫痫会影响以后的智力吗？吃药会不会影响孩子的健康？吃药要注意什么……

正是由于人们普遍缺乏对癫痫以及抗癫痫药物的了解，以致于随之而来对癫痫患者的歧视，给患者及其家属带来巨大的生理和心理上的问题，比如婚姻、就业、教育等。

因此，人们应该正确梳理对癫痫的认识，才能消除对癫痫的误解以及营造良好的癫痫管理环境。

认识癫痫

● 林琦

癫痫，在我国民间俗称羊角风或者羊癫疯。作为世界上最古老的疾病，癫痫早在数千年前的中国、埃及、印度就有记载。

在定义癫痫之前，我们先来认识下什么是癫痫发作。

癫痫发作是由于不同病因引起的脑部神经元高度同步化的异常放电所致。它是由不同的症状和体征组成的发作性、短暂性、刻板性的临床现象。癫痫发作的临床表现是复杂多样的，包括感觉的异常、运动的异常、自主神经的异常、意识的丧失以及其他精神、记忆、认知或者行为的异常。

我们把这种反复"癫痫发作"的慢性脑部疾病称之为癫痫。也就是说癫痫发作只有一次的时候，还不能诊断为癫痫，只有两次及以上的癫痫发作才能诊断为癫痫。

通俗地说，我们人体就像一台电脑，电脑的主机正是大脑。而癫痫发作就是主机里乱放电的电路板引起的一系列障碍。由于放电的电路板

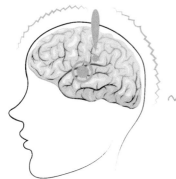

图 1-20 认识癫痫

不同，表现的障碍形式也是多种多样。此外，只有反复地乱放电，才是癫痫。

癫痫是神经内科最常见的疾病之一，可见于任何年龄、地区以及种族，但高发于儿童和青少年。近年来随着我国人口老龄化，脑血管病、痴呆和神经系统退行性疾病的发病率增加，老年人群中癫痫发病率已呈现上升的趋势。

癫痫的药物治疗

林琦

经常有患者问，听说谁谁谁吃的抗癫痫药，效果非常好，我能不能也试试？或是看到某些神奇的小广告上，赫然写着"祖传抗癫痫神药，一剂即可解忧"，因此治病心切，挺身试药。

其实这些做法是非常错误的，癫痫治疗中的一个重要原则就是按发作类型选药。抗癫痫药物治疗是癫痫治疗最重要和最基本的治疗，也往往是癫痫的首选治疗。

每个人的癫痫发作类型不是千篇一律的，有些适合别人的药，反而可能会诱发部分患者的癫痫发作。

癫痫的治疗是一个非常严谨的过程，每次药物的加量、减量或是换药都需要缓慢进行，不能随意增减剂量或是换药。临床上有不少患者由于随意停药、减量或换药导致癫痫发作的例子。

目前的抗癫痫药物让 80% 的患者可以完全控制好癫痫的发作，享受正常人的生活。通过正规的药物治疗，逐渐减量甚至停药以后，有 50% 的患者可终生不再发病。所以癫痫患者和家属应增强对医疗的信心，不听信谣言而"病急乱投医"，不盲目轻信"偏方""秘方"，甚至迷信活动。

癫痫的药物治疗在不断地进步。从 1857 年溴化物被用于癫痫的治疗，到 1912 年巴比妥类药物用于癫痫的治疗，再到 1938 年经典抗癫痫药物苯妥英钠的面市以及 1963 年卡马西平的面市，都代表着药物治疗在癫痫治疗的历史中起到一个越来越重要的作用。其中 1967 年丙戊酸钠的面市，开创了广谱抗癫痫药的新纪元。对于这些 20 世纪 80 年代之前上市的抗癫痫药物（AEDs），习惯上称为传统 AEDs。19 世纪末 20 世纪初，新型的抗癫痫药物又陆续地上市，为癫痫患者带来了新的福音（见表 1-11）。

目前常用的抗癫痫药物主要抑制病灶区神经元的异常放电或遏制异常放电向正常组织扩散，从而控制癫痫发作。作用机制多与增强脑内抑制性神经递质 γ - 氨基丁酸（GABA）的作用或干扰 Na^+、K^+、Ca^{2+} 等离子通道有关。

传统抗癫痫药因其价格便宜、疗效肯定，目前在癫痫治疗中仍占有很重要的地位，但由于其不良反应明显，与其他药物的相互作用多而限制了它们的应用范围。

新型抗癫痫药虽然没有证据显示它们比传统的抗癫痫药物更有效，

但许多研究已经证明它们的抗癫痫谱广，药物相互作用和不良反应少，耐受性和安全性较传统抗癫痫药好，从而在临床上有了越来越广泛的应用。

表 1-11　目前临床使用的 AEDs

传统 AEDs	新型 AEDs
卡马西平（carbamazepine，CBZ）	氯巴占（clobazam，CLB）
氯硝西泮（clonazepam，CZP）	非氨脂（felbamate，FBM）
乙琥胺（ethosuximide，ESM）	加巴喷丁（gabapentin，GBP）
苯巴比妥（phenobarbitone，PB）	拉莫三嗪（lamotrigine，LTG）
苯妥英钠（phenytoin，PHT）	拉科酰胺（lacosamide，LCS）
扑痫酮（primidone，PRM）	左乙拉西坦（levetiracetam，LEV）
丙戊酸（valproate，VPA）	奥卡西平（oxcarbazepine，OXC）
	普瑞巴林（pregabalin，PGB）
	卢菲酰胺（rufinamide，RUF）
	替加宾（tiagabine，TGB）
	托吡酯（topiramate，TPM）
	氨己烯酸（vigabatrin，VGB）
	唑尼沙胺（zonisamide，ZNS）

■ 癫痫药物治疗的原则

　　癫痫的治疗是一个长期的过程，治疗期间要坚持长期、规律、合理地使用抗癫痫药物。癫痫的药物治疗应遵循的基本原则包括：

　　（1）确定是否用药。

　　（2）选用正确的药物。

　　（3）尽可能单药治疗，只有单药治疗确实无效时，再考虑合理地联合治疗。

　　（4）用药时要注意药物的用法、用量，尽量简化服药方法。

　　（5）根据药物半衰期给药，分配好服药间隔。并严密观察药物的不良反应。应长期规律地治疗，并做好日常管理及随访。

（6）最后要掌握恰当的停药时机以及正确的停药方法。

■ 确定是否用药

中国抗癫痫协会《2015版中国癫痫诊疗指南》指出：当癫痫诊断明确时应开始抗癫痫药治疗，除非一些特殊情况需与患者或监护人进行讨论并达成一致。应尽可能依据癫痫综合征类型选择抗癫痫药物，如果诊断不明确则根据癫痫发作类型做出决定。

■ 选择正确的抗癫痫药物

根据癫痫发作类型及癫痫综合征分类选择药物，是合理选药的基础。例如强直阵挛发作首选丙戊酸钠。

目前癫痫的治疗越来越强调个体化，为患者选择合适的抗癫痫药物时要考虑患者的年龄（儿童、成人、老年人）、性别、费用、既往用药、伴随疾病、并发症、合并用药，以及抗癫痫药物潜在的副作用可能对患者未来生活质量的影响等因素。

如婴幼儿患者不会吞服药片，应用糖浆制剂既有利于患儿服用又方便控制剂量。儿童患者选药时应注意尽量选择对认知功能、记忆力、注意力无影响的药物。

老年人共患病多，合并用药多，药物间相互作用多，而且老年人对抗癫痫药物更敏感，副作用更突出。因此老年癫痫患者在选用抗癫痫药物时，必须考虑药物副作用和药物间相互作用。

对于育龄期的女性癫痫患者应注意抗癫痫药对激素、性欲、女性特征、怀孕、生育以及致畸性等的影响。

■ 强调起始单药治疗

《2011年中国抗癫痫药物应用专家共识》指出，无论是特发性全面性癫痫还是症状性部分性癫痫，首次治疗时100%选择用单药治疗而不是联合治疗。

只有单药治疗确实无效时，再考虑合理的联合治疗，以下情况可考虑合理的联合治疗：

（1）有多种类型的发作，可联用相应的药物。

（2）针对药物的副作用，如苯妥英钠治疗部分性发作时出现失神发作，除选用广谱抗癫痫药外，也可合用氯硝西泮治疗苯妥英钠引起的失神发作。

（3）针对患者的特殊情况，如月经性癫痫患者可在月经前后加用乙酰唑胺，以提高临床疗效。

（4）对部分单药治疗无效的患者可以联合用药。

■ 癫痫药物的副作用

"抗癫痫药物有没有副作用？"这是患者或家属都会问的一个问题。

没有任何一种药，医生敢说没有副作用，大多数抗癫痫药物都有不同程度的不良反应，可能导致神经系统、消化系统、泌尿系统、血液系统、心血管系统、皮肤等多系统的损害。但是生病了，需要用药治疗，此时需要权衡不吃药的危险性与吃药可能经受的副作用，孰重孰轻。

抗癫痫药物的不良反应一般分为 4 类：

第一类是剂量相关的不良反应：常见有嗜睡(苯巴比妥、氯硝西泮等)、头晕、视物模糊、步态不稳(卡马西平、苯妥英钠等)及轻微的肠胃不适等。从小剂量开始缓慢增加剂量，尽可能不要超过说明书推荐的最大治疗剂量可以减轻这类不良反应。

第二类是特异体质的不良反应：一般出现在治疗开始的前几周，与剂量无关。这往往是医生最担心的，因为没有任何一种方法可以事先知道患者是否有这种体质，一旦发生这些不良反应，应立即停药并就诊，并进行相应的治疗。这些不良反应如皮疹、Stevens-Johnson 综合征、再生障碍性贫血、血小板减少、肝炎、肝衰竭、急性胰腺炎等。

第三类是长期的不良反应：与累计剂量有关，如卡马西平引起的低钠血症，苯妥英钠引起的痤疮、牙龈增生,丙戊酸钠引起的体重增加、脱发、月经失调等。给予患者能够控制发作的最小剂量，若干年无发作后可考虑逐渐减量或撤药，有助于减少 AEDs 的长期不良反应。

第四类是致畸作用：癫痫妇女后代的畸形发生率是正常妇女的 2 倍左

右。造成后代畸形的原因是多方面的，包括遗传、癫痫发作、服用 AEDs 等。大多数研究者认为 AEDs 是造成后代畸形的主要原因。

因此癫痫的药物治疗有一个重要的"技巧"：逐渐加量。

服药前医生会先让患者做一些检查来确定治疗方案，如肝功能、肾功能、血常规、尿常规、心电图、脑电图、脑部 MRI 等。

刚开始服药一定是从低剂量开始，若有任何不适，如皮疹、口腔溃疡或其他不适，应立刻告知医生，医生会通过停药、调整剂量、抽血检查等方式把药物对机体的伤害降到最低。

服药期间患者应定期监测相应项目来观察是否发生副作用，是否需要调整剂量，是否需要换药停药等，检查项目包括血尿常规、肝肾功能、心电图、脑电图、血药浓度等。患者家属在家也要记录好服药后每天癫痫发作的次数及对药物的反应，在发作时及时拍摄视频，于下次就诊时给医生参考，协助医生做出及时准确的判断。

癫痫药物治疗的常见问题

● 林琦

■ 为什么抗癫痫治疗要进行血药浓度监测

血药浓度是指药物吸收后在血浆内的总浓度，用于评价疗效或确定给药方案，使给药方案个体化，以提高药物治疗水平，达到临床安全、有效、合理用药。

（1）有些抗癫痫药的治疗窗窄，即其治疗浓度与中毒浓度接近，如苯妥英钠。如果有血药浓度监测，临床上就可以更加精准地进行剂量调整。

（2）抗癫痫药在人体内代谢过程的个体差异性大，同样剂量的药物，有些患者得到有效治疗，另一些则未能达到预期的疗效，甚至出现毒性反应。而且抗癫痫药容易受其他药物的影响而导致血药浓度升高或降低，在有合并用药的情况下监测血药浓度，能够更精准地调整药物剂量。

（3）有些抗癫痫药在人体内的代谢过程具有非线性药代动力学特征，也就是说，服用的剂量和血药浓度不成正比，经常会出现"剂量调整一小步，血药浓度升高一大步"的情况。

因此，测定患者服用抗癫痫药后的血药浓度，就可以更好地进行个体化治疗，从而提高药物治疗水平。有数据显示，血药浓度监测能够使癫痫发作控制率从 47% 提高到 74%，从而达到临床安全、有效、合理的用药目的。

■ 什么情况下应进行血药浓度监测

（1）开始用药后，估计已达稳态血药浓度（通常在 5 个半衰期后，具体测定时间可咨询医生或药师），测定血药浓度基础值。

（2）对于疗效不佳者，确定服药依从性（如有的患者拒绝服药，偷偷地把药藏起来或丢掉，导致癫痫没有控制）。

（3）抗癫痫药已用至维持量或剂量的上限仍不能控制发作，需监测血药浓度以帮助患者确定是否需要调整药物剂量或更换药物。

（4）在服药过程中患者出现了明显的不良反应，测定血药浓度，可以明确是否是药物剂量过大或血药浓度过高所致。

（5）具有非线性药代动力学特征的抗癫痫药物，如苯妥英钠，这类药物有可能是剂量少量增加即导致血药浓度波动极大，造成患者出现毒副作用，因此患者服用苯妥英钠达到维持剂量后以及每次剂量调整后，都应当测定血药浓度。

（6）合并用药时，尤其是与影响肝药酶系统的药物合用，可能导致血中药物浓度增高或下降。

（7）某些特殊情况：如患肝肾疾病、胃肠功能障碍、低蛋白血症、妊娠、癫痫发作频率突然增加或出现癫痫持续状态等，应监测血药浓度，以便及时调整药物剂量。

（8）成分不明的药，特别是国内有些自制或地区配制的抗癫痫"中成药"，往往加入廉价 AEDs。常用的 AEDs 血药浓度测定有助于了解患者所服药物的真实情况，引导患者接受正规治疗。

■ 监测血药浓度时，我们应注意哪些问题

◇测定时间：患者连续服用维持剂量超过 5 个半衰期后取血测定。例如：丙戊酸规则服药 2~4 天后，即第 5 天服药前抽血测定；后期评价疗效时一般 3 个月或 6 个月监测一次。

◇血样采样时间：清晨空腹取血（服药前），如果是怀疑药物中毒或急救时，可随时采血。

◇如果服药期间有服用医嘱外的其他药物，请告知医生或药师。

◇抽血监测药物浓度前，若发生呕吐、腹泻等情况，请告知医生，必要时推迟检测时间。

贴心药师

常见的抗癫痫药物血药浓度监测采血时间（各家医疗机构开展的项目会有所不同）如下。

丙戊酸钠：规则口服 1 周后，下一次给药前采血。

卡马西平：规则口服 4 周后，下一次给药前采血。

苯妥英钠：规则口服 3 周后，下一次给药前采血。

苯巴比妥：规则口服 1 周后，下一次给药前采血。

奥卡西平：规则口服 2 周后，下一次给药前采血。

左乙拉西坦：规则口服 1 周后，下一次给药前采血。

拉莫三嗪：规则口服 1 周后，下一次给药前采血（若合用丙戊酸，则 5~15 天后采血）。

托比酯：规则口服 1 周后，下一次给药前采血。

■ **应该饭前服药还是饭后**

有些患者或家属，可能会纠结于到底是饭前服药好还是饭后服药好。其实，大部分的抗癫痫药物不受食物影响，饭前饭后服用均可。

■ **如何安排服药时间**

为了保持抗癫痫药的血药浓度稳定，应将服药时间尽量平均分配在一天内，并尽量相对固定。比如给药频次为每日1次的话，时间就尽量安排在患者容易记住的时间点（晚饭或睡前）。每日2次的尽量做到间隔12小时用药。每日3次的尽量间隔8小时给药一次。

■ **如何掰分药片**

抗癫痫药物需要从小剂量开始增加，患者经常会碰到不是整片服药的情况，但有些药物不宜碾碎服用（丙戊酸钠缓释片、拉莫三嗪片、托吡酯片等），应尽量沿药片上的刻痕直接掰开服用，例如丙戊酸镁缓释片可以沿刻痕掰开使用，但不能碾碎服用。

如遇非整片的剂量时，尽量选用可分剂量的剂型，如口服液或颗粒剂等。

年龄对于药品剂型的选择也有一定的影响，如口服液适用于较小儿童或吞咽有困难的老年患者；而片剂或胶囊剂因为怕患者噎着，适用于较大儿童和吞咽功能正常的成人（如丙戊酸钠缓释片适用于6岁以上儿童，奥卡西平片适用于5岁以上儿童）。

多数抗癫痫药可空腹服用或与食物（果汁或牛奶）同服。但糖浆剂不宜与碳酸饮料同服。

■ **忘记服药怎么办**

如果忘记服药了，不用着急，及时补上所服药物，是不影响治疗效果的。我们可用距离下一次服药的时间来判断，是否须补服：

Qd（每日1次）：如果距离下一次服药时间8~12小时以上须补服；

Bid（每日2次）：距离下一次服药时间5~6小时以上须补服；

Tid（每日3次）：距离下一次服药时间2~4小时以上须补服；

Qid（一天 4 次）：距离下一次服药时间 1~2 小时以上须补服。

■ 抗癫痫药也有一定的认知功能损害的风险，那不吃药可以吗

这个观点也是错误的。虽然有些抗癫痫药对认知功能有所损伤，如苯妥英钠可导致注意力障碍和短期记忆力下降，苯巴比妥会导致精神反应迟钝、注意力缺陷和记忆力障碍，卡马西平致运动功能障碍，丙戊酸钠损害注意力等。但当这些药物可以控制患者的癫痫发作，这些药物对癫痫患者的认知功能损害将远小于癫痫发作带来的认知功能的损害。

目前也有很多新型的抗癫痫药物，这些药物对认知功能的损害比传统的抗癫痫药物小，有些甚至有一定的认知功能改善作用。但也不应盲目选择新型的抗癫痫药物，而是在确定癫痫发作类型的基础上，按发作类型选药。

■ 癫痫治疗药物如何减量、停药

正规的抗癫痫药物治疗可以使 70%~80% 的癫痫患者的发作得到缓解或完全控制。通常情况下，癫痫患者如果持续无发作 2 年以上，即存在减停药的可能性，但是否减停、如何减停，还需要综合考虑患者的癫痫类型（病因、发作类型、综合征分类）、既往治疗反应以及患者个人情况，仔细评估停药复发风险，确定减停药复发风险较低时，并且与患者或者其监护人充分沟通减药与继续服药的风险 / 效益比之后，可考虑开始逐渐减停抗癫痫药物。在逐渐减停抗癫痫药期间，应选择合适的停药时机，以及使用正确的停药方法。

正确的停药时机：持续 2 年以上无癫痫发作，脑电图正常。

正确的停药方法：

（1）单药治疗：药物剂量缓慢减少至停药，过程不少于 6 个月，一般需 1~2 年。

（2）联合治疗：每次只减量至停用 1 种药物，缓慢减少至停药（过程不少于 3 个月），之后间隔至少 1 个月，如无发作，再逐渐减量至停用第 2 种药物。

（3）治疗剂量越大，停药过程越长，这个过程可能要数月或是数年。

（4）减量过程中出现癫痫发作，需恢复至减量前一次的剂量继续治疗，并及时就医。

（5）停药后短期内出现癫痫复发，应恢复既往药物治疗并随访；在停药1年后出现有诱因的发作可以观察，注意避免诱发因素，可以暂不应用抗癫痫药物；如有每年2次以上的发作，应再次评估确定治疗方案。

■ 癫痫患者服药时应注意什么

癫痫的治疗是一个长期的过程，在服药期间，我们应该注意以下几点：

（1）应长期按时定量服药，完成规定疗程。

（2）不宜自行调整给药剂量或停药，不宜盲目相信"神药"。

（3）定期监测血尿常规，肝肾功能等。定期监测血药浓度。

（4）不宜随意更换药品厂家，注意药物剂量规格。

（5）药物剂量从常用量低限开始，逐渐增至发作控制理想而又无严重毒副作用的剂量为宜。

（6）增减药物时，先缓慢增加新药剂量至治疗量，再缓慢停用原用药物。

（7）过敏体质患者慎用卡马西平、奥卡西平、拉莫三嗪。

（8）注意患者的精神变化，如果发现有明显的情绪低落、抑郁，请及时与医生联系。

（9）如果皮肤出现皮疹、瘀斑、出血点、发黄等症状，请及时与医生联系。

（10）每日填写癫痫日志：记录好每日服药量、服药后每日癫痫发作的次数、有无可能的诱因（生气、吵架、熬夜、剧烈运动、刺激性食物等）及对药物的反应，有助于医生将抗癫痫药调整至对患者最适宜的剂量。

（11）就诊其他科室时，积极告知医生您正在服用抗癫痫药物。

癫痫大发作的院外急救处理

癫痫大发作也称全面性强直－阵挛发作，以意识丧失和全身抽搐为特征，常见癫痫大发作症状主要有口吐白沫、两眼上翻、四肢抽搐、尖叫等，严重者甚至大小便失禁，持续发作。

院外急救处理过程

（1）清除患者周边的硬物、锐器，减少发作时对身体的伤害。

（2）缓冲头部，患者发病时，顺势使患者躺倒，头下垫个软垫，防止意识突然丧失而跌伤。

（3）松开颈部，迅速松解衣领、裤带，保持呼吸通畅。

（4）将患者调整为侧卧位姿势，或头偏向一侧。

（5）记录癫痫开始发作的时间，条件允许时应录视频。

（6）对正在发作的患者一般无需特殊干预，等待发作自行结束时，如发作持续 5 分钟仍未缓解应及时就诊。

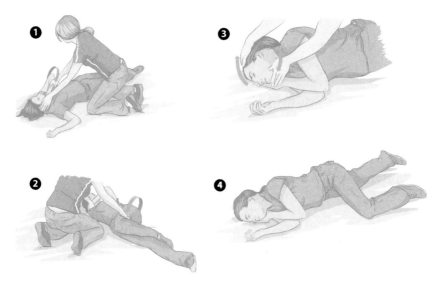

图 1-21　调整患者姿势

院外急救注意事项

（1）不要将任何物品塞入患者口中。癫痫患者发作时舌咬伤的概率很小，强行塞入物品至口中，反而易刺激患者出现呕吐，增加窒息风险。

（2）不要按压患者"人中"，这样有可能反而刺激患者病情加重。

（3）患者如果有戴眼镜等尖锐物品应取下，带领带、穿紧身衣者应松开，如果可以的话请取出假牙，使患者可以顺畅呼吸。

（4）不要让患者平躺，应侧卧或头偏向一侧，有助于呼吸道内的分泌物排出，防止口腔分泌物吸入气管抑制呼吸。

（5）抽搐发作时不可强行按压患者正在抽搐的肢体，避免引起骨折。

（6）有以下情况，现场急救后马上送医：①患者首次发作；②持续发作超过 5 分钟；③短时间频繁发作；④连续发作且中途没有恢复意识；⑤发作停止但意识始终未恢复；⑥呼吸困难或发作时有受伤情况；⑦患者怀孕；⑧患有糖尿病、心脏病；⑨在水中发作等。

（7）寻找患者有无疾病铭牌或基本情况的记录。这些资料可能会提供患者癫痫发作的信息和指导急救的信息。如短时间内恢复正常则无需就诊，但应将发作情况记录在癫痫日志上，以备复诊时向医生报告。

癫痫发作时观察记录要点

（1）镇定观察患者：眼睛是否凝视，看向哪个方向，头是否扭转，向哪个方向扭转，脸色是否发青、发白，是否口周发绀，是否吐沫或者唾液增多，肢体有无僵硬、抽搐，是否对称，有无大小便失禁。

（2）患者发作后是否非常疲劳、困倦，肢体是否无力（对称还是不对称），有无呕吐，刚发作后是否说话口齿不清等。

（3）如果患者发作时意识未完全丧失，发作后应尽可能记录下发作刚开始或者即将开始时的所有感受或者异常动作、行为等。

第十一节　　　　　　　　　　　　　　　　　　　癌　痛

了解癌痛

● 林碧娟

"我身上好痛，痛得饭吃不下，觉也睡不好，痛得厉害的时候，坐也不是，躺也不是，实在太难受了……"这是肿瘤科病房或者疗养院很多疼痛患者的真实写照。

疼痛是人类的第五大生命体征，控制疼痛是患者的基本权益，也是医务人员的职责义务。10月14日是世界癌痛日，我们来谈谈癌痛那些事。

疼痛是一种与实际的或者潜在的组织损伤，或与这种损伤的描述有关的一种令人不愉快的感觉和情感体验，包括感觉、情感、认知和社会成分的痛苦体验。——国际疼痛研究协会（IASP）

癌性疼痛（癌痛）是肿瘤患者最常见和最痛苦的症状之一，可能发生在癌症的各个阶段。癌痛的原因主要有躯体因素和社会－心理因素。

躯体因素：包括癌症本身导致、癌症治疗相关、癌症伴随的各种痛苦症状。

（1）癌症本身因素占78.2%，癌肿压迫，骨、神经、内脏、皮肤、软组织的浸润和转移等是引起癌痛的主要原因。癌症伴随的衰弱、乏力、不动、便秘、压疮、肌痉挛等占6%。

（2）癌症治疗相关占8.2%，如创伤性检查、手术后切口瘢痕、神经损伤，化疗后静脉炎、周围神经毒性，放疗后局部损害、周围神经损伤纤维化等。

（3）与癌症本身无关但伴随的疼痛占 7.2%，如骨关节炎、动脉瘤、糖尿病末梢神经痛等。

社会 – 心理因素：主要是恐惧、焦虑、抑郁、愤怒、孤独等不良情绪。社会方面包括担忧家庭和经济情况、失去职业和收入、失去社会地位、失去家庭中的作用、感到被遗弃和孤独；心理方面包括可能会因诊断的延迟愤怒、为治疗的失败愤怒、为外部形象的变化烦躁、担心疼痛和（或）死亡产生无助感等。

正因为多方面因素，癌痛的治疗也从简单的对组织损伤的关注，扩展到了患者心理层面、社会功能和心灵的层面。

癌痛治疗的常见误区

● 林碧娟

■ 误区 1：治癌事大，止痛事小

很多肿瘤患者认为针对肿瘤本身的治疗才是重要的，疼痛则是能忍则忍，而殊不知疼痛也会影响患者的进食、休息进而影响体能状态延误肿瘤本身的治疗。现有的治疗药物和方法能使绝大部分的癌痛得到减轻或缓解，可以改善患者体能状态和生活质量，止痛与治癌同等重要。

■ 误区 2：出现癌痛，就表明已处于癌症晚期

癌痛在肿瘤患者中很常见，25% 的初诊癌症患者存在癌痛，处于治疗

中的癌症患者有 50% 的癌痛患病率。因此出现癌痛与否，与处于疾病的何种阶段没有必然联系。

■ 误区 3：使用吗啡止痛，会加快死亡

合理规范地使用阿片类镇痛药物进行止痛治疗，不会缩短或延长生命。

■ 误区 4：使用吗啡类药物会成瘾

担心服用吗啡类药物会上瘾，或者带来其他不必要的副作用，让人雪上加霜，所以很多人宁愿忍着也不愿治疗，其实规范服用吗啡等阿片类镇痛药物很少会导致患者上瘾，也相对安全。

贴心药师

在癌痛治疗领域，忍痛不是美德、不是勇敢的表现，只能算是对疾病的消极妥协。癌痛严重影响生活质量和生存期，镇痛治疗与肿瘤治疗同等重要；患者可有尊严地"无痛"生活。"消除疼痛是患者的基本人权"，尤其是对于已失去癌症根治机会的患者来说，止痛可能是部分患者唯一可接受并受益的治疗方法，因为镇痛治疗可能使肿瘤患者在无痛状态下长期带癌生存，有望争取治疗时间和机会。

治疗癌痛的常用药物

● 林碧娟

药物治疗是癌性疼痛最为常见的手段，常用药物包括非甾体类抗炎

镇痛药、弱阿片类镇痛药、强阿片类镇痛药和辅助镇痛药等，这些药物的合理使用关系着患者的疗效与安全。

三阶梯止痛原则自 1986 年 WHO 首次提出并在全球范围推广了三十余年，目前仍是癌痛治疗的基础，即根据患者疼痛程度，使用不同的药物，并辅助其他药物进行治疗。

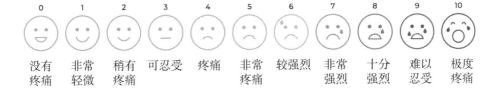

图 1-22　疼痛分级

第一阶梯药物主要治疗轻度疼痛，以对乙酰氨基酚、布洛芬、吲哚美辛、双氯芬酸钠等为主要代表。

第二阶梯药物为弱阿片类镇痛药，常用药有可待因、氨酚待因、布桂嗪、曲马多等，常用于治疗中度疼痛。

第三阶梯药物为强阿片类镇痛药，常见药物有吗啡、芬太尼、美沙酮等，用于治疗中、重度疼痛。

由于遵循三阶梯止痛原则仍有大量实体瘤及血液恶性肿瘤相关的疼痛不能得到有效控制。近年来，第二阶梯止痛药呈弱化趋势，国内外最新指南均不再严格要求按照三阶梯给药，药物的选择可以不必拘泥于阶梯的界限，可采取更加灵活、适用的方式；如果能够获得良好的镇痛效果且无显著的不良反应，轻度和中度疼痛的患者也可采用小剂量强阿片类镇痛药。

■ 治疗轻度疼痛的药物

这类药物常用于缓解轻度疼痛，或与阿片类镇痛药联合用于缓解中、重度疼痛，可减少阿片类镇痛药的用量。

常用药物有对乙酰氨基酚、布洛芬、双氯芬酸盐、吲哚美辛、美洛昔康、塞来昔布等，这类药物对炎症性疼痛效果较佳，但不同个体的服药效果差异明显，并且有所谓的"天花板"效应，即当药量达到一定程度后，疼痛控制效果不明显，即使再增加药量也无法提高疗效却可能增加毒性，不良反应相对较多（见表 1-12），因此不推荐这类药物联合使用，用药前需评估患者有无并发症及发生相关不良反应风险，例如严重脱水的患者不适宜选用该类药物，可能会因肾毒性导致肾衰竭；有心血管风险的老年患者也须谨慎选用。

表 1-12　常见治疗轻度疼痛药物给药剂量及主要不良反应

药物名称	常用有效剂量（mg）	最大日剂量（mg/d）	给药途径	主要不良反应
对乙酰氨基酚	500~1000，q4~6h	2000	口服	肝肾毒性、胃肠道反应
布洛芬	200~400，q4~6h	2400	口服	胃肠道刺激、皮疹、肝酶升高
吲哚美辛	25~50，bid	100	口服/直肠	胃肠道刺激
双氯芬酸钠	50，tid	200	口服	胃肠反应、头痛头晕
双氯芬酸缓释片	75，qd~bid	150	口服	胃肠反应、头痛头晕
美洛昔康	7.5~15，qd	15	口服	轻度胃肠反应
塞来昔布	200，qd	400	口服	胃肠反应，头痛头晕

注：qd：每日 1 次；bid：每日 2 次；tid：每日 3 次；q4~6h：每 4~6 小时 1 次。

■ 治疗中度疼痛的药物

弱阿片类镇痛药主要用于中度癌痛，代表药物主要有曲马多、可待因、可待因复方制剂、布桂嗪等，如表 1-13 所示。以曲马多为例，虽然同样是中枢性的镇痛药，但即便是最大剂量，镇痛效果也不如吗啡，在各大指南中有被低剂量强阿片类镇痛药替代作为中度癌痛治疗的趋势。不过从其机制上来看，曲马多除了能激动弱阿片受体，还有部分去甲肾上腺素和 5-HT 再摄取抑制作用，用于合并抑郁的癌痛患者效果较好，也是神经病理性疼痛的可选药物之一。

表 1-13　常见弱阿片类镇痛药给药剂量及主要不良反应

药物名称	常用有效剂量（mg）	最大日剂量（mg/d）	给药途径	主要不良反应
曲马多（缓释片）	50~100，q12h	400	口服 / 肌注	头晕、嗜睡、恶心呕吐、出汗、排尿困难
可待因	15~30，q4~6h	250	口服	轻度恶心呕吐、便秘、头晕
	30，q4~6h	120	肌注	
双氢可待因	30~60，q4~6h	—	口服	偶见恶心呕吐、便秘、头晕
布桂嗪	30~60，q4~6h	—	口服	恶心
	50~100，q4~6h	—	肌注	眩晕、困倦

注："—"慢性癌痛不受总量限制。q12h：每 12 小时 1 次。

■ 治疗中、重度疼痛的药物

强阿片类镇痛药是中、重度癌痛治疗的首选药物。至今吗啡仍是临床上使用最多的镇痛药物。临床常用的强阿片类镇痛药包括盐酸吗啡片、硫酸吗啡缓释片（美施康定）、美沙酮片、盐酸羟考酮缓释片、芬太尼透皮贴剂（多瑞吉）、盐酸吗啡注射液、枸橼酸芬太尼注射液、枸橼酸舒芬太尼注射液、注射用盐酸瑞芬太尼、盐酸丁丙诺啡注射剂、盐酸二氢埃托啡舌下含片、吗啡栓剂等。

■ 其他相关药物

辅助镇痛药

辅助镇痛药能够辅助性增强阿片类镇痛药的镇痛效果，或直接产生一定的镇痛作用。辅助镇痛药包括抗惊厥类药物、抗抑郁类药物、糖皮质激素、*N*- 甲基 -D- 天冬氨酸受体（NMDA）拮抗剂和局部麻醉药等，常用于辅助治疗神经病理性疼痛、骨痛和内脏痛。用药的种类选择和剂量调整也需要个体化对待，尤其是肾功能不全患者应注意减量。

阿片类镇痛药中毒解救药物

代表药物为纳洛酮，用于阿片类镇痛药过量，以逆转阿片类镇痛药引起的呼吸抑制等症状。

■ 镇痛强度比较

作为患者及家属，有必要再进一步了解以下知识点，将有助于配合和理解医生选用止痛药。

通常阿片类镇痛药都以吗啡的作用为基础进行比较，如将吗啡的镇痛强度视为1，把其他药物按照镇痛强度排个队为：舒芬太尼＞瑞芬太尼＞芬太尼＞阿芬太尼＞氢吗啡酮＞布托啡诺＞美沙酮／羟考酮＞吗啡＞纳布啡＞喷他佐辛。

然而，不是镇痛强度最强就是最优的，大多数慢性癌痛患者需要长期使用镇痛药，首选口服可维持稳定血药浓度的镇痛药品种，有明确指征时可选用透皮吸收途径给药，也可临时皮下注射给药，必要时可选用自控镇痛泵给药。

■ 剂量滴定

由于阿片类镇痛药的有效性和安全性存在较大的个体差异，而且同一患者在癌症的不同病程阶段疼痛的程度也在变化，因此在使用时常常需要逐渐调整剂量，以获得最佳用药剂量（即剂量滴定）。

对于未使用过阿片类镇痛药的中、重度癌痛患者，推荐初始用药时选择短效阿片类镇痛药，个体化滴定用药剂量。当用药剂量调整到止痛及安全的理想剂量水平时，可考虑换用等效剂量的长效阿片类镇痛药。

对于已经使用阿片类镇痛药治疗疼痛的患者，可以按照剂量滴定增加幅度参考标准进行滴定。对于疼痛病情相对稳定的患者，可以考虑使用阿片类镇痛药缓释剂作为背景给药，在此基础上备用短效阿片类镇痛药，用于治疗暴发性疼痛。

■ 暴发性疼痛解救剂量的计算

在应用长效阿片类镇痛药期间，应备用短效阿片类镇痛药，用于暴发性疼痛。当患者因病情变化，长效止痛药物剂量不足时，或发生暴发性疼痛时，立即给予短效阿片类镇痛药，如吗啡的普通片剂等，用于解救治疗及剂量滴定。

换用另一种阿片类镇痛药时，仍须仔细观察病情变化，并且个体化滴定用药剂量。如果必须减少或停用阿片类镇痛药，应该采用逐渐减量法，一般情况下阿片类镇痛药剂量可按照每日 10％~25％ 的剂量减少，直到每天剂量相当于 30mg 口服吗啡的剂量，继续服用两天后方可停药。

阿片类药物不良反应

● 林碧娟

由于阿片类药物是癌痛治疗中应用最多的药物，这类药物的不良反应也常常给患者带来烦恼，如何应对呢？

■ 便秘

便秘是最常见的不良反应，且不会因长期服药而产生耐受，服药期间会持续存在。预防及应对：鼓励患者增加膳食中的纤维素及饮水量，适当增加运动，建立良好的排便习惯。服用阿片类镇痛药应同时给予通便药物辅助通便，服药期间观察患者大便频率、大便性状、排便困难程度。对于基础疾病较多的高龄患者，须警惕诱发急性心肌梗死、心力衰竭、颅内出血。

■ 恶心、呕吐

阿片类药物引起恶心、呕吐一般发生在用药初期1周内，随着用药时间延长，症状逐渐减轻，并完全消失。因此，在用药第1周内，最好预防性给予止吐药物。恶心、呕吐持续1周以上者，须遵医嘱减少阿片类药物剂量，或换药，或改变用药途径，并进一步排除其他原因如脑转移、化疗、放疗或高钙血症等所致的恶心呕吐。

■ 头晕

用药前后监测患者血压、心率变化，对于高龄体虚患者用药后加强观察。出现轻度头晕的患者，指导其卧床休息，起床活动时动作缓慢，警惕跌倒、坠床。出现严重头晕者应根据疼痛情况适当调整药物剂量，并监测疼痛变化。

■ 尿潴留

出现尿潴留首先采用腹部按摩、热敷，听流水声等方法诱导排尿。诱导排尿失败者，采用留置导尿管导尿，导尿管定时开放以训练膀胱排尿功能。

■ 嗜睡

少数患者在用药的最初几天可能出现嗜睡等不良反应，1周后症状大多会自行消失。若患者出现明显的镇静过度的症状（昏昏欲睡，不易唤醒，不能维持觉醒状态），考虑镇静过度，须遵医嘱减量或停药。高龄患者因代谢缓慢尤其应谨慎滴定用药剂量。若镇静症状持续加重，应警惕患者出现药物过量中毒及呼吸抑制。

■ 呼吸抑制

这是阿片类药物最严重的不良反应，多由阿片类药物过量造成。因此，使用阿片类药物期间密切观察呼吸频率、节律、深度。出现呼吸抑制者，即呼吸次数＜8次/分钟时，用纳洛酮解救，并连续评估和记录患者神志、瞳孔、生命体征变化，注意有无心律失常、尿量减少以及皮肤湿冷的情况。

由于阿片类药物的半衰期通常长于纳洛酮，故需做好重复给药的准备。如果 10 分钟内无效，而纳洛酮总剂量达到 1mg 时，应考虑导致神智改变的其他原因。

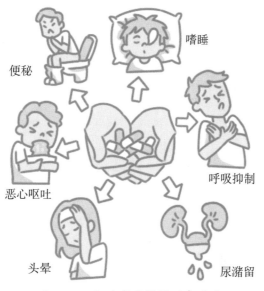

嗜睡

便秘

恶心呕吐

呼吸抑制

头晕

尿潴留

图 1-23　阿片类药物的不良反应

 知识加油站

　　阿片类药物的成瘾性也是很多患者所担心的。成瘾的发生与药物剂型、给药途径及给药方式有关。

　　静脉注射大量止痛药物，可使血内药物浓度突然增高，脑内浓度也明显增高，容易出现欣快感及毒副作用，易形成依赖性。而采用阿片类镇痛药的缓控释制剂，口服或透皮贴剂按时给药，可使血内药物浓度在一定程度上保持恒定，避免出现血药浓度的高峰，成瘾的风险显著降低。

　　长期临床实践也证明了阿片类药物在常规剂量规范化使用，以止痛治疗为目的的情况下，癌痛患者出现成瘾的现象极为罕见，长期服用吗啡和其他阿片类药物的患者中，成瘾的患者只占 0.029%和 0.033%，也就是说成瘾性非常罕见的，不应该成为干扰癌痛治疗的绊脚石。

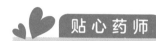

贴心药师

在不良反应的管理中，须明确疼痛很难独立于癌症之外进行单独治疗，不良反应也可能来自其他抗肿瘤治疗或癌症本身。从患者和家属／照护者那获取关于不良反应的信息，对于适当调整阿片类药物的剂量和治疗是必不可少的。

透皮贴剂使用方法

● 林碧娟

临床上对于无法口服的癌痛患者，除了有创的注射，还可选择无创的透皮贴剂。芬太尼因其低分子量和高脂溶性的特点，皮肤渗透率是吗啡的 40 多倍，用于治疗中度到重度慢性疼痛的阿片类耐受患者，具有使用方便、无首过效应、不良反应轻等优点。在使用过程中有以下方面要点。

■ 使用准备

选择用药部位：躯干、上臂或后背等皮肤平坦处。如有毛发，应在使用前剪除。

清洁干燥皮肤：使用前用清水清洗贴用部位，不能使用肥皂、油剂、洗剂或其他可能会刺激皮肤或改变皮肤性状的用品。使用前皮肤应完全干燥。

不能将贴剂切割或以任何其他方式损坏，如损坏则不宜使用。

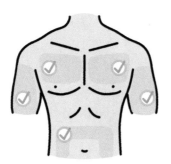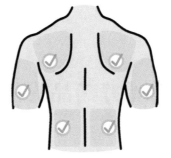

贴的部位可以为躯干或上臂的平整皮肤表面

图 1-24　透皮贴剂可使用的部位

■ 使用方法

打开铝塑复合袋后立即使用。使用时用手掌用力按压 30 秒，以确保贴剂与皮肤完全接触，尤其应注意边缘部分。每贴可持续贴用 72 小时，贴好后建议用记号笔在薄膜上写好日期，以便于掌握下次更换透皮贴剂的时间。

使用 72 小时后更换新贴，先揭下旧贴，将黏性部分对折，放回原包装袋内，切记旧片不可随意丢失，须交回医院药房。

因使用后的废贴残余药量可达 50% 以上。若揭下旧贴后仍有黏剂附着在皮肤上，可利用凡士林等植物油去除。

新贴用药部位：更换粘贴部位，几天后才可在相同的部位重复贴用。

如疼痛缓解，不可自行停药，应在医师或药师指导下减药或停药。

■ 用药禁忌

（1）避免非使用者与患者共用床铺或亲密身体接触，否则可能导致透皮贴剂意外转移到非使用者皮肤上（尤其儿童），会造成非使用者阿片类药物过量。如发生贴剂意外转移，应立即从非使用者的皮肤上去除并立即就医。

（2）热暴露可增加芬太尼透皮贴剂的吸收，自身发热的患者更要注意，当皮肤温度升至 40℃，血清芬太尼的浓度可能提高大约 1/3，会引起药物过量，甚至导致死亡。外部热源包括：加热垫（毯）、烤灯或日关灯、长时间的热水浴、蒸汽浴及温泉浴等。

癌痛治疗药品的获取

● 林碧娟

为满足癌痛患者的镇痛需求，医疗机构一般提供至少 3 个品种以上的强阿片类镇痛药物，备齐不同规格、不同剂型如口服即释剂型和缓控释剂型，并按照麻醉药品管理。医疗机构为门（急）诊、住院癌痛患者开具麻醉药品，应按照《处方管理办法》有关规定执行，满足患者疼痛治疗需求。

患者取药提前准备的相关材料及流程如图 25 所示。

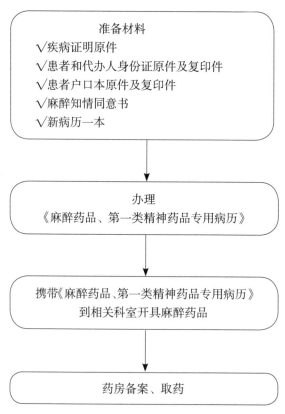

图 1-25　患者开具麻醉药品所需的相关材料及流程

■ 癌痛治疗使用剩余药品和废贴的处理

　　随着肿瘤的发生率逐年增高，癌痛患者也日益增多。生活中不乏癌痛患者去世后，家属不知该如何处理癌痛患者生前剩下的止痛药的情况。根据《麻醉药品和精神药品规范化临床应用与管理》，患者不再使用麻醉药品和第一类精神药品时，医疗机构应当要求患者将剩余的麻醉药品和第一类精神药品无偿交回，由医疗机构按照规定销毁处理。此外，对于使用麻醉注射剂及贴剂的患者，还需要将注射后的麻醉药品空安瓿瓶或使用过的麻醉药品贴剂对折后放入回收袋，并于复诊时交回医院药房。

第十二节　　　　　疫　苗

您需要了解的疫苗常识

● 李瑛瑛

　　科学研究表明，当细菌或病毒侵入人体时，身体就会产生一种抵抗入侵细菌或病毒的物质，这种物质叫做抗体。针对不同的细菌或病毒会产生不同的抗体，称为特异性抗体。病愈后，这种特异性抗体会继续存留在体内，如果再次遇到相同的细菌或病毒，那么这种特异性抗体就会产生作用使机体免受这些细菌或病毒的侵害。

　　预防接种就是将经减毒或灭活等工艺处理的少量细菌或病毒及其代

谢产物接种在健康人的身体内，使机体产生特异性抗体或细胞免疫反应，从而产生针对该种病原体的抵抗能力（免疫力）。而这些用于人体预防接种的生物制品就称为疫苗，它能够预防、控制传染病的发生、流行。

■ 疫苗的分类

第一类疫苗：免费、强制接种疫苗。目前第一类疫苗以儿童常规免疫疫苗为主，包括乙肝疫苗、卡介苗、脊髓灰质炎灭活疫苗、脊髓灰质炎减毒活疫苗、百白破疫苗、白破疫苗、麻风疫苗、麻腮风疫苗、甲肝减毒活疫苗或甲肝灭活疫苗、A 群流脑多糖疫苗、A 群 C 群流脑多糖疫苗、乙脑减毒活疫苗或乙脑灭活疫苗等，此外还包括对重点人群接种的出血热疫苗和应急接种的炭疽疫苗、钩体疫苗。

第二类疫苗：自费、自愿受种疫苗。如水痘疫苗、流感疫苗、b 型流感嗜血杆菌结合疫苗、肺炎球菌疫苗、轮状病毒疫苗、伤寒 Vi 多糖疫苗、细菌性痢疾疫苗等。

以上两类疫苗均有预防疾病的功效，而免费和自费，仅是管理上有区别，自费疫苗同样值得接种。

■ 疫苗接种前后

疫苗接种前

应到政府部门认定的合格预防接种门诊进行预防接种。接种前家长应观察孩子有无发热、过敏或是否患免疫功能不全、神经系统疾病等，以便接种人员正确掌握疫苗接种的禁忌证，并决定是否给孩子接种疫苗。

疫苗接种后

应在接种场所观察 30 分钟左右。

接种疫苗以后，由于个人体质原因，可能会发生过敏反应，且反应大多发生在接种后半小时之内。因此，接种现场必须配有医生和急救药品，主要为了对过敏性休克进行及时救治。部分人在接种疫苗后会出现一些反应，如低热、局部红肿，同时可能伴有全身不适，如倦怠、食欲不振、乏力等症状。上述症状一般持续 1~2 天即可消失，不需做任何处理。如果发生严重反应，应及时就医。

知识加油站

> **疫苗接种后观察什么**
>
> 　　发热在 37.1~37.5℃时（腋温），应加强观察，适当休息，多饮水，防止继发其他疾病。
>
> 　　发热超过 37.5℃，或 37.5℃以下并伴有其他全身症状、异常哭闹等情况，应及时到医院诊治。
>
> 　　对于红肿直径小于 1.5cm 的局部反应，一般不需做任何处理。
>
> 　　对于红肿直径 1.5~3cm 的局部反应，可用干净的毛巾热敷，或用切成薄片的马铃薯敷贴，但不可搓揉，每日数次，每次 10~15 分钟。
>
> 　　对于红肿直径大于 3cm 的局部反应，应及时到医院就诊。

■ 接种疫苗能百分之百获得免疫吗

　　答案是不能。预防接种是预防和控制传染病最经济、有效的手段，但成功率并非 100%，多数疫苗的保护率 > 80%。

　　接种后是否可获得免疫性因人而异，免疫应答能力低下可导致接种免疫失败。此外，即使接种疫苗还可能遇到偶合发病。所谓偶合发病，指的是接种疫苗时受种者处于该疫苗所针对疾病的潜伏期，接种疫苗后还可能发病，原因是接种的疫苗还未产生保护作用。即便有以上情况发生，但大量的研究证明接种疫苗是利大于弊的。

■ 进口疫苗比国产疫苗好吗

　　评价疫苗好不好，至少有三个指标：安全性、有效性和经济性。前两者属于质量指标，每一批疫苗均须经过相关权威部门检定合格方可上市，其质量均符合国家标准。

■ 不同的疫苗，是否有不同的免疫程序

　　不同疫苗，有不同的免疫程序，一般包括几个要素：可以接种的最早年龄、需要接种的次数、不同剂次之间的间隔、是否需要加强免疫等。

按照规定的免疫程序接种，方能保证发挥疫苗的最佳保护效果。

疫苗接种的一般原则是什么

首剂次接种不提前，剂次之间间隔不缩短，及时、全程完成规定的接种剂次。

是否可以提前接种

不可以。提前接种疫苗一般不会对身体有害，但有可能影响疫苗的免疫效果。

是否可以推迟接种

可以。

推迟接种本身不会降低人体对疫苗的应答效果，但是推迟期间人体可能没有足够的免疫力，会增加患病风险。

遇到特殊情况的可以推迟，推迟接种的期限，并无限制，也不必因推迟而把之前接种的剂次重新接种一遍。但需注意特殊情况解除后，尽早为儿童补种疫苗。

■ 哪些情况暂缓接种疫苗

（1）发热高于37.5℃者（发热可能是疾病的早期症状，此时接种可能加重病情，并可能发生偶合事件）。

（2）处于某种急性病、严重慢性病，或处于慢性病急性发作期。

（3）接种部位有严重皮炎、牛皮癣、湿疹及化脓性皮肤病者。

（4）每天排便次数超过4次者暂缓服用脊髓灰质炎疫苗（腹泻会使疫苗很快排泄，失去作用；腹泻还有可能为病毒所致，引发偶合事件；母乳喂养婴儿每天大便次数较多，不视为腹泻）。

以下3种预防疫苗和一类治疗疫苗必须及时接种，不能暂缓

（1）乙肝疫苗：足月新生儿在出生12小时内接种首剂重组酵母乙肝疫苗或重组中国仓鼠卵巢（CHO）细胞乙肝疫苗，最迟在出院前完成。第2剂和第3剂的乙肝疫苗需在规定时间内及时接种。

（2）卡介苗：足月新生儿应在出生后接种卡介苗，未接种卡介苗的婴儿，如果还不满3个月，可以直接补种；如果在3个月至3岁之间，须

先进行结核菌素（PPD）试验，结果为阴性方可补种；4 岁及以上儿童不再补种。

（3）狂犬病疫苗：用于暴露后免疫的狂犬病疫苗，应尽快按疫苗接种程序进行接种。暴露当天及时接种一剂，按照 0 天（当天）、3 天、7 天、14 天和 28 天各注射一剂，全程免疫共 5 剂。

（4）破伤风抗毒素：用于暴露后（受伤后）免疫的破伤风抗毒素（不是破伤风类毒素疫苗，是一种治疗疫苗），越早注射越好，一般不超过 24 小时，但超过仍有价值。注意：应该在具备抢救措施与能力的正规医疗机构中使用破伤风抗毒素或破伤风类毒素。

■ 哪些情况需医生来评估是否可以接种疫苗

（1）过敏体质：个别过敏体质（哮喘、荨麻疹等）的儿童，接种某种疫苗可能会引发严重的过敏反应。如果第一次接种某种疫苗发生严重的过敏反应，则应停止第二针的接种。

（2）免疫功能不全：免疫功能不全者不仅预防接种后效果较健康人差，而且容易引起不良反应，特别是接种减毒活疫苗。医生应权衡利弊后再对免疫功能不全者实施疫苗的接种。

（3）神经系统疾患：患有神经系统疾患的儿童（患有癫痫、脑病、癔症、脑炎后遗症、抽搐或惊厥等疾病）应谨慎接种某些疫苗，如有需求应在医生的指导下进行接种。

（4）其他：有严重心、肝、肾疾病、结核病患者（体质较差，患病器官不堪重负）、重度营养不良、严重佝偻病者（制造免疫的原料不足）。

（5）说明书中规定的禁忌证者。

■ 疫苗接种与药物、食物的相互影响

只有影响免疫功能的药品才有可能影响接种，包括免疫球蛋白、免疫抑制剂、糖皮质激素和某些抗肿瘤药等。服用流感抗病毒药物预防和治疗期间可以接种流感疫苗。

食物不会影响接种，所以不用忌口。但容易过敏的儿童在接种当天不建议食用鸡蛋、鱼虾等易致敏的食物。注意应饮用 37℃ 以下温水送服

脊髓灰质炎减毒活疫苗，切勿用热水送服，且服用前后半小时内均不能进食（因为高温会杀死活菌疫苗）。

 贴心药师

旅行疫苗，未雨绸缪

疫苗可以保护旅行者，因为前往另一个国家可能会暴露于未发现的疾病风险之中。制定预防接种计划并不是随意的，而是要充分结合既定旅行规划和个人健康情况，同时需要考虑旅行目的地国家传染病流行情况。计划旅行时，至少提前一个月接种所需的旅行疫苗，以全面预防疾病。

出国留学人员的疫苗接种

常见的出国留学人员规定接种的疫苗主要有：麻风腮三联疫苗（MMR）、成人白破或百白破疫苗、流脑疫苗、水痘疫苗。

常见的出国留学人员推荐接种的疫苗包括：甲肝疫苗、乙肝疫苗、23价肺炎球菌多糖疫苗、脊髓灰质炎疫苗、伤寒疫苗、流感疫苗、b型流感嗜血杆菌结合疫苗、人乳头瘤病毒（HPV）疫苗、乙脑疫苗、黄热病疫苗、霍乱疫苗、轮状病毒疫苗等。可以根据出国留学人员的身体状况、目的地疾病的流行情况进行选择性接种。

黄热病是目前世界卫生组织唯一要求强制免疫的疾病，出入感染国或从感染国到非感染国时，必须出示黄热病预防接种证书。

控制传染性疾病最主要的手段是预防，最行之有效的措施是接种疫苗。人的体质不同，抗体的种类不同，抗体在人体内存活时间也不同，因此接种了疫苗不等于终身获得该病的豁免权。结合不同年龄人群的免疫状况和传染病的流行情况、各种生物制品的性能和免疫期限，科学地安排预防接种，可以提高机体的免疫力，达到控制和消灭传染病的目的。

第二章

老年病用药

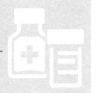

第一节 脑卒中

了解脑卒中

● 沈洁

脑卒中包括脑出血和脑梗死，是指脑血管破裂或堵塞引起脑组织损伤及脑功能障碍。我国是世界脑卒中重灾区，该病具有高发病率、高致残率、高死亡率、高复发率、高经济负担五大特点。脑卒中是造成我国居民寿命损失的第一位病因，据统计，每5位死亡者中至少1人死于脑卒中。在现实生活中，老百姓视之如虎，多少人因为缺乏认识而贻误病情，多少人因为存在误区屡次与死神擦肩而过。因此，认清脑卒中真相，消除认识误区是防治脑卒中的重中之重。

研究发现，与脑卒中息息相关的因素有：高血压、吸烟、糖尿病、房颤、心脏疾病、血脂异常、颈动脉狭窄、饮食习惯不良、缺乏运动、肥胖、饮酒、口服避孕药等。这些危险因素可以通过药物治疗或改变生活方式来预防，为"可干预因素"。其他的因素包括年龄、性别、种族、遗传因素等，是客观存在因素，无法治疗，又称"不可干预因素"。

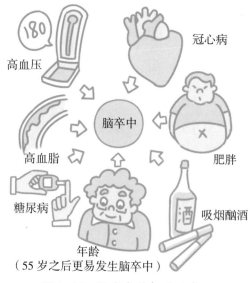

图1-26 脑卒中的相关因素

 贴心药师

常见问题1："我没有脑卒中，体检发现一些毛病，医生就交代我吃药，还让我坚持吃药，这是怎么回事？"

这里提到一个概念：脑卒中的"一级预防"，就是在没有发病的时候，开始注意预防上述危险因素的发生，对已发生的危险因素进行长期规范控制，从而降低发生脑卒中的风险，防患于未然。"一级预防"是脑卒中防控最有效的方式。

常见问题2："我因脑卒中住院了，住院期间吃了药，后来身体恢复挺好的，为什么还要吃药呢？是药三分毒，我需要坚持吃吗？不吃会怎么样？"

这里说到另一个概念："二级预防"，指的是脑卒中发生之后才开始注意预防危险因素，目的在于防止脑卒中复发。据统计，脑卒中一年内再次发生的概率高达17.1%，坚持合理用药以及改变不良生活饮食方式，可以显著降低脑卒中复发率。

总的说来，脑卒中可防可治，且防大于治。

脑卒中的治疗药物

● 沈洁

■ 溶栓药物

溶栓药物是治疗脑梗死最重要的药物，溶栓治疗急性脑梗死具有划时代意义，颠覆了过去脑梗死无药可治的局面。溶栓说白了就是溶解血栓，使血管再通，脑神经功能恢复。目前临床上常用的药物有阿替普酶和尿激酶。

能用上这类药的患者，可谓集合了"天时地利人和"，为什么这么说呢？

首先，溶栓药物不是任何时间都能用。"时间就是大脑"，越早治疗效果越好，发病后 4.5 小时之内使用效果最好，时间再长的话，风险可能增加。所以，当您发现有脑卒中的症状时（如口角歪斜、肢体无力、言语不清），需要在第一时间内迅速求救，由专业医生判断是否"急性脑梗死"，是否需要及时溶栓。多数的三甲综合性医院在急诊科设有"卒中中心"，患者可直接通过急诊绿色通道快速进行初步诊断。

其次，不是所有人都适用溶栓药物。如近期有严重头颅外伤，颅内出血病史或其他活动性出血情况，收缩压 ≥ 180mmHg，或舒张压 ≥ 100mmHg，凝血功能 INR > 1.7，或 CT 提示颅脑多部位梗死等，这些人群不可以接受溶栓治疗。

再次，溶栓药物不是用完就完事了，为了能够及时发现溶栓药是否引起出血不良事件，用药期间需要密切测量血压和评估神经功能。

溶栓药常见的副作用为出血，表现为皮肤瘀斑、注射部位出血、胃肠道出血，严重的患者可能出现梗死部位出血。年龄大于 65 岁、发生过脑血管疾病、高血压患者更容易发生出血。

说到底，溶栓药物"利"大于"弊"，仍然是治疗急性脑梗死的"杀手锏"，是实现血管再通的良药。

■ 抗血小板药

抗血小板药是防治脑梗死的基石。研究发现，脑梗死患者服用阿司匹林可使严重心血管事件发生率降低 25%，显著降低病死率和残疾率，减少复发。因为抗血小板药物可减少血小板聚集，减少血栓发生，保持血管通畅。

抗血小板药物很多，其中阿司匹林和氯吡格雷是主流品种，两种药都有经过临床试验并被医学界认可。

阿司匹林

阿司匹林的剂量一般为每日 100mg（市面上的阿司匹林有多种规格，如 25mg、40mg、50mg、100mg，以及大剂量的用于解热镇痛的 300mg 和 500mg，大家要注意区分），有观点认为 18~24 点是人体血小板生成的活跃时间段，晚上服用阿司匹林可使其抗血小板作用发挥更好。但是，目前没有临床研究证明睡前服用可以减少更多的心脑血管事件发生率，对于依从性差的患者，建议固定一个时间段服用，如果买到的是肠溶剂型，需空腹整粒吞服。

阿司匹林常见不良反应有胃肠道不适、出血，治疗期间注意监测血小板计数，观察是否存在出血情况，例如尿液颜色、粪便颜色是否改变，皮肤是否出现瘀斑，是否出现眼部出血、鼻出血等。对已发生脑梗死，没有其他禁忌的患者，应终身服用阿司匹林。

氯吡格雷

另一种抗血小板"大腕"就是氯吡格雷，不能耐受阿司匹林的患者可以选择氯吡格雷。一些特殊类型的脑梗死患者需要用到两种抗血小板药，就是阿司匹林联合氯吡格雷。市面上，氯吡格雷的规格有 25mg 和 75mg，用哪一种，用多少剂量，视个人情况而定。该药同样会引起消化道出血的副作用，要特别注意。

对于患有胃溃疡或者有胃出血病史的患者，医生开具这两个药时可能会加用保胃药。服用氯吡格雷的患者不建议合用奥美拉唑或艾司奥美拉唑，因为两者存在相互作用，可能使氯吡格雷的抗栓效果减弱，可以选择泮托拉唑或雷贝拉唑。

■ 降压药

高血压是脑卒中最重要的危险因素，70% 脑梗死患者诊断有高血压。研究发现，长期坚持服用降压药的患者，脑卒中复发风险降低 30%。各个国家的降压目标比较一致，定为小于 140/90mmHg。实际上，不同病因、不同年龄的患者降压目标会有差别，如糖尿病合并高血压患者的降压目标应低于 130/80mmHg。

降压治疗减少脑卒中发病风险来源于降压本身，常用的各类降压药物都可以作为治疗选择，没有哪一种药更有效，只有哪一种药更适合自己。多数脑卒中患者需要联用 2 种甚至更多的降压药，也可选择新型复方制剂。

■ 他汀类药物

血脂异常是脑梗死的重要危险因素，血清胆固醇每增加 1mmol/L，风险增加 25%。他汀类药物是目前抗动脉粥样硬化治疗最好的药物，能稳定血管斑块，减少脑卒中再发。

目前临床上应用较多的他汀类药物有阿托伐他汀、瑞舒伐他汀、氟伐他汀、辛伐他汀等。夜间是胆固醇合成的高峰时间，因此，建议睡前服用他汀类降脂药物。但长效的或做成缓释制剂的他汀类药物不需要强调睡前服药，可固定一天中的任意时段服用，如阿托伐他汀钙、瑞舒伐他汀钙等。他汀服用剂量需要个体化。

他汀类药物的常见副作用有肝功能异常、肌肉酸痛和肌酶升高。总的来说，发生率比较低，安全性好。对于老年人，在合并使用多种药物、大剂量服药、自身有肝炎、肝硬化基础病时要特别关注不良反应，建议定期监测肝功能、肌酶，观察是否有肌痛等不适。

对于动脉粥样硬化脑梗死的患者，建议使用他汀类药物，降脂目标为低密度脂蛋白降低至 2.6mmol/L，伴随多种危险因素的极高危患者目标为 1.8mmol/L，或低于基础血脂 50%。

那么胆固醇水平正常、没有冠心病的患者，需要接受他汀类药物治疗吗？如果考虑脑梗死是因为动脉粥样硬化，即使血脂正常，长期服用他汀类药物治疗仍然可以降低脑血管事件发生风险，所以建议服用他汀类药物。

他汀类药物应长期服用，不能耐受他汀类药物的患者，可使用烟酸类、贝特类及胆固醇吸收抑制剂等药物。

一些保健品宣称也有调脂功效，但不能代替他汀类药物的作用，因为他汀类药物的作用很广泛，不仅降脂，还有稳定斑块、抗炎等，这些作用保健品无法做到。

■ 控制血糖药物

脑梗死人群中，糖尿病的患病率高达 45.8%，而被大家忽视的糖耐量异常、空腹血糖升高也是引发脑卒中的"帮凶"。糖尿病相对于高血压，筛查率和知晓率更低，治疗效果更差，也是大家容易忽视的薄弱环节。

糖尿病患者通过改变不良生活方式，坚持药物治疗可以降低脑卒中事件，治疗目标是 HbA1c（糖化血红蛋白）小于 7%。患者适合什么样的降糖方案，与多种因素有关，比如患者疾病特点、药物安全性、经济情况等，不是千篇一律的，千万不要套用别人的治疗方案。

■ 神经保护药物

发生脑卒中，老百姓最爱提的就是，用用通血管的药啊，用用保护脑神经的药啊，这些药到底有没有效果？目前临床实践证明，很多神经保护药的疗效和安全性不确定。某些药物像依达拉奉、胞二磷胆碱、吡拉西坦等经过临床研究，证明有一定的疗效，可作为脑梗死的辅助治疗，仍然需要根据具体情况个体化使用。

贴心药师

总而言之，脑卒中防治没有捷径，不会一蹴而就，唯有正确的指引和不懈的坚持。希望大家都可以做到：

通血管，调血脂；

稳血压，控血糖；

防中风，勤查体；

管住嘴，迈开腿；

信科学，不迷信。

第二节	帕金森病

帕金森病的药物治疗

● 沈洁

　　帕金森病早在 1817 年就被人们发现，人类的"抗帕"历史长达两百年。很遗憾，目前仍然无法根治帕金森病。一旦确诊为帕金森病，整个治疗就是个"持久战"。治疗帕金森病的方法包括药物、手术和康复等，药物是最主要的治疗手段。

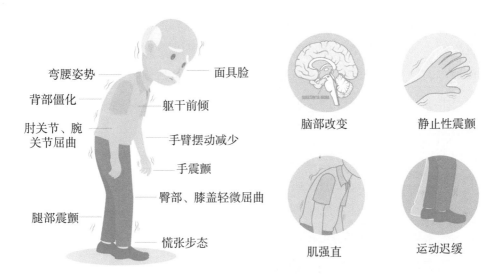

弯腰姿势
背部僵化
肘关节、腕关节屈曲
腿部震颤

面具脸
躯干前倾
手臂摆动减少
手震颤
臀部、膝盖轻微屈曲
慌张步态

脑部改变　　静止性震颤

肌强直　　运动迟缓

图 1-27　帕金森病

■ 帕金森病药物治疗的原则

说到这一点，每一位清醒的帕金森病患者以及家人、照护者都需要对帕金森病这个疾病以及用于治疗帕金森病的药心里有数。必须明白下面几点：

（1）刚开始不要太"贪心"。不能一开始就把药物治疗用到足量，一步到位，这样容易出现副作用，而且可能很严重。应该细水长流，从小剂量开始服用，感觉症状有改善，一般的工作生活能力不受影响即可。

（2）坚持服药。根据自身的情况，定期去医院调整药物治疗方案。不要因为出现副作用，就放弃治疗，或者减少用量，这样做非常危险。有报道长期服用左旋多巴的患者突然停止服药，会出现"撤药恶性综合征"，严重者威胁生命。平时要注意药物是不是快吃完了，并提前准备好。

（3）坚持写日记。记录一天中服用药物的时间、剂量、服药期间身体变化情况、运动症状等。对于晚期伴随有运动障碍的患者，这一点很重要。因为这份日记反映了患者服用药物后的治疗效果及不良反应，有利于医生判断是否增减用量，还是换用其他药物。借助日记，医生能够更快速、准确地判断病情，调整后的治疗方案更完美。

（4）告诉医生您正在服用的所有药物。抗帕治疗非常漫长，贯彻疾病始终。很多患者不仅单纯患有帕金森病，可能还有高血压、糖尿病、脑梗死等，这时候吃的药可不是一种两种，这些药物跟帕金森病治疗药物可能存在药物相互作用，此时需要调整药物剂量，避免药物过量或不足影响治疗效果。

（5）及时调整药物。到了疾病晚期，运动和非运动并发症都可能出现，此时患者应跟自己的主治医生充分沟通，告诉他又出现了什么新症状，讨论要怎么用药，怎么调整药物剂量和服药时间。不要自己选药，因为很多治疗并发症的药物不是想象的那么简单，很多并发症需要判断，必须由有经验的医生选择最适合的药物去治疗。

（6）不要过于轻信"进口药、海淘药、特效药"。最安全最有效的方式就是与医生共同讨论整个治疗方案，让专业的医生来解决专业的问题。

■ 帕金森病程分级与药物治疗

分级是为了更好的治疗。1967 年，帕金森病 Hoehn-Yahr 分级标准被提出，1~2.5 级定义为早期，表现为单侧或双侧肢体受影响，但能够自行恢复平衡。3~5 级定义为中晚期，病情更严重，平衡不能控制，不能自己走动和站立，甚至要坐轮椅或躺床。

早期症状比较轻，药物治疗效果好。一旦确诊，应尽早治疗。治疗并不一定要吃药，可以通过运动锻炼建立自信心，也可以服用一种抗帕药，让病情进展慢些。

中晚期帕金森病患者，服用帕金森病治疗药物后往往表现出一些副作用，效果差，这时候就要用两种或两种以上药物，若仍无法控制可以考虑手术治疗。

■ 帕金森病常用治疗药物

帕金森病是因为脑内多巴胺神经元进行性退化，乙酰胆碱递质平衡失调引起的。所以，帕金森病治疗的"金标准"就是补充多巴胺，其他药物包括多巴胺受体激动剂、儿茶酚胺氧位甲基转移酶（COMT）抑制剂、单胺氧化酶 B（MAO-B）抑制剂、抗胆碱药物、金刚烷胺等。

复方多巴胺制剂

常用的有左旋多巴 / 苄丝肼、左旋多巴 / 卡比多巴。服用这类药的注意事项包括：

（1）按医嘱用药，从小剂量开始使用，定期到医院就诊，根据病情需要调整用量。切勿擅自增减用量。

（2）建议餐前 1 小时或餐后 1.5 小时服药，因为饮食中的蛋白质会减弱药物疗效，服药期间坚持低蛋白饮食，特别是不要多喝牛奶。

刚开始可能会出现胃肠道不适，如恶心、呕吐等，这些都是正常现象，可以用药物对症治疗。用过一段时间后，身体会耐受，逐渐适应。这类药物对血压有影响，会增加降压药的降压作用，建议咨询专业的医生或药师，同时在日常生活中注意监测血压。如果出现直立性低血压（从卧位或蹲位突然起立，血压明显下降导致头晕），建议服药后卧床休息20~30分钟。

多巴胺受体激动剂

代表药物包括普拉克索、吡贝地尔缓释片等。这类药物的治疗地位不断提高，成为治疗帕金森病的一线药物。疾病早期，能够保护多巴胺神经元。疾病晚期，能够减轻多巴胺制剂引起的运动波动和异动症等副作用。这些药物胃肠道副作用多，建议进餐结束时服用。吡贝地尔缓释片不能掰开、嚼碎，用半杯水吞服。治疗期间，密切关注药物疗效及可能出现的副作用，与医生保持联系，密切随访。

儿茶酚胺氧位甲基转移酶（COMT）抑制剂

代表药物为恩他卡朋，其作用特点为减少多巴胺的降解，提高多巴胺血药浓度，与复方多巴胺制剂合用，用于治疗晚期帕金森病患者的运动并发症。该药可能引起胃肠道反应、转氨酶升高，应注意监测。

单胺氧化酶B（MAO-B）抑制剂

代表药物有司来吉兰、雷沙吉兰，特点同恩他卡朋。建议早上、中午服用，勿在傍晚或晚上服用，以免引起失眠。有胃溃疡的患者要注意，可能加重溃疡。饮食上注意不要摄取过多含"酪胺"的食物，如奶酪、香蕉、豆浆、啤酒、腌肉、咸鱼等，会引起血压升高。

抗胆碱药物

代表药物为苯海索，作用特点为减少中枢系统乙酰胆碱，适用于年龄较轻、伴有震颤的患者。由于该药会引起认知功能下降，一旦发现就要停用。该药还可引起排尿困难，所以不宜用于前列腺增生患者。

金刚烷胺

金刚烷胺可促进多巴胺释放，还有抗胆碱作用。这类药见效快，药效减退也快，一般用到6个月，就会出现耐受。该药能够改善早期帕金森病患者少动、强直、震颤症状。每日最后一次服药应在下午4时前，以避免失眠。

帕金森病本身不是一种致命的疾病，合理治疗后一般不影响寿命。经过规范合理的治疗，患病 15~20 年后仍可保持生活自理能力。虽然"抗帕"之路漫漫，但通过综合治疗，科学管控，实现品质生活就不是梦。

 贴心药师

"抗帕药物"副作用这么多，还要不要吃

有一个患者，5 年前因肌肉僵直、动作迟缓被诊断为帕金森病，那时候她很难过，感觉天都要塌下来了，听说治帕金森病的药副作用多，吃了还治不好病，干脆就不吃了，想一直拖着，直到受不了再吃。这种做法对不对呢？

这里就要说说药物治疗的好处。各项研究都表明，药物治疗可以改善症状，提高生活质量，减少疾病的并发症，甚至能够延缓病情的进展。特别是坚持长期服用左旋多巴，患者活动能力及生活质量大大改善，疗效明显。虽然早期症状不明显，可能熬一熬就过去了，但是早期进展是很快的，此时多巴胺神经元已经被严重损害，如果不考虑药物治疗，病情恶化速度就更快。疾病早期开始药物治疗，一定程度上可以保护残留的多巴胺神经元，还能减慢晚期的一些严重症状出现。何乐而不为呢？

第三节　骨质疏松

邻居王大娘总是腰背疼，医生做了检查后说她骨质疏松。她问我，现在 65 岁的她治疗还来得及吗？我说：对您来讲，最好的预防时间是 30 年前，治疗的最佳时机是现在。

了解骨质疏松

● 刘宣彤

骨质疏松最常见的原因就是随年龄增长，骨骼钙质流失。特别是女性绝经以后雌激素水平明显降低会加速骨质疏松。值得注意的是，骨质疏松已不再只钟情于老年人，年轻人也容易"中招"。有研究表明某些生活习惯也与骨质疏松有关，如吸烟、饮酒、药物摄入（如长期大量摄入糖皮质激素）。此外，缺乏运动者，饮食不均衡导致钙摄入减少者，体重轻、营养不良者也是好发人群。

骨质疏松最可怕的是会引起病理性骨折，即受到相对轻微的外力就出现骨折，骨折的部位可能是四肢，也可能是脊柱、髋骨等，对身心健康都会产生很大影响。骨质疏松患者骨折愈合相对较慢，严重影响生活质量。

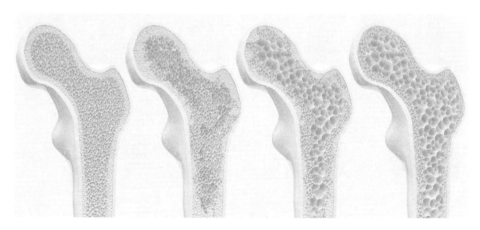

图 1-28　骨质疏松的演变

■ 预防治疗骨质疏松的误区

误区 1：喝骨头汤可以预防骨质疏松

中国人讲究"以形补形"。骨质疏松就是身体缺"骨头"了，就要喝骨头汤来补。很多人认为骨头汤里含有非常多的钙，实际上这是不对的。其实，骨头汤里的含钙量是非常低的，却含有大量的嘌呤，喝骨头汤不但起不到补钙的效果，反而因其含有大量嘌呤容易引起痛风。喝骨头汤补钙不如合理膳食管用，可以吃一些含钙比较多的食物，包括乳制品、海产品、豆制品等。

误区 2：多吃钙片可以预防骨质疏松

这点是很多人的盲区，最新的研究表明，健康人群补充钙剂不但无益，钙剂与维生素 D 二者联合补充会显著增加肾结石、心肌梗死的风险，并且有增加脑卒中、猝死的趋势。更多的关于补钙的知识可以阅读本书的第 2 篇 "见'剂'行事"中"老年人的补钙常识"。

误区 3：骨质疏松后不可以喝茶

有人说茶叶中含有草酸、单宁和咖啡因，喝多了会骨质疏松。这纯属谣言。目前已有许多研究指出，有喝茶习惯的人并不会导致骨质疏松，相反的，许多动物与人体实验结果显示，绿茶和红茶的萃取物，能帮助改善骨密度、减少骨骼相关发炎疾病，有效降低骨质疏松的风险。因为茶饮中含有一种物质叫"黄酮类化合物"，它能抑制破骨细胞在骨骼产生的骨质解离作用。除此之外，绿茶中的茶多酚，有活化骨骼钙化作用中骨细胞的活性，也有抑制破骨细胞活性的功能，能有效减少骨质解离的情况。

总之，虽然没有大规模的人体干预研究，但现有证据表明喝茶不会导致骨质疏松。茶叶里的确含有影响钙利用的草酸、单宁和咖啡因，但它所提供的钾元素和多种物质对保护骨骼的效果更为卓著。

骨质疏松的治疗

刘宣彤

首先，骨质疏松患者需要面对一个现实，那就是：骨质疏松是慢性病，迄今为止尚无可治愈的药物。一旦确诊为骨质疏松，那么治疗它将是一场长期的战役，并且目前没有一种方法能够治疗所有类型的骨质疏松，任何治疗方法都需要定期评价疗效。骨质疏松的治疗分为两大方面：基础治疗和药物治疗。

■ 基础治疗

强调的是调整生活方式

（1）加强营养、均衡膳食：建议摄入富含钙质、低盐和适量蛋白质的均衡膳食，推荐每日蛋白质摄入量为 0.8~1.0g/kg，并每日摄入牛奶300ml 或相当量的奶制品。

（2）保证充足日照：建议上午 10 点至下午 3 点之间，尽可能多地暴露皮肤于阳光下 15~30 分钟（取决于日照时间、纬度、季节等因素）。

（3）坚持规律运动：适合骨质疏松症患者的运动包括负重运动及抗阻运动，推荐规律地进行负重及肌肉力量练习，以减少跌倒和骨折风险。

（4）要戒烟、限酒，避免过量饮用咖啡和碳酸饮料。

（5）尽量避免或少用影响骨代谢的药物。

骨健康基本补充剂

有效的抗骨质疏松症的治疗应在充足的钙剂和维生素 D 补充的基础上进行：50 岁以下的成人建议每日钙摄入 800mg，维生素 D 摄入400mg；50 岁以上的人群包括老年人和骨质疏松的人群建议每日钙摄入1000~1200mg，维生素 D 摄入 600mg。

需要指出的是，每日钙的摄入尽可能通过饮食摄入，饮食摄入不足时，可予钙剂补充。碳酸钙含钙量高，吸收率也高，但容易发生便秘和胃部不适，枸橼酸钙含钙量低，但胃肠道不良反应小，肾结石的风险较低，可以用于胃酸缺乏和有肾结石风险的人群。但钙剂的补充不能代替其他抗骨质疏松的药物治疗。

但是，目前也有观点认为，健康人群额外补充钙剂并不能减少骨折发生的风险。

不建议一年单次较大剂量补充普通维生素 D，肾功能正常的患者也不建议用活性维生素 D 纠正维生素 D 缺乏。

■ 骨质疏松的药物治疗

抗骨质疏松症药物包括：骨吸收抑制剂如双膦酸盐类药物、降钙素、雌激素；骨形成促进剂指的是甲状旁腺激素类似物；活性维生素 D 及其类似物等。

（1）双膦酸盐类药物有阿仑膦酸钠、唑来膦酸、利塞膦酸钠、伊班膦酸钠、氯膦酸二钠等。双膦酸盐类药物一般用于绝经后骨质疏松症、男性骨质疏松症，有些国家还批准用于糖皮质激素诱发的骨质疏松症。

（2）降钙素包括依降钙素和鲑鱼降钙素，总体安全性良好，少数有面部潮红、恶心、过敏的现象。

（3）雌激素类药物作用于围绝经期和绝经后女性，特别是有绝经相关症状（如潮热、出汗等），泌尿生殖道萎缩症状，以及希望预防绝经后骨质疏松症的妇女。绝经期妇女服用雌激素类药物应遵循医生的医嘱，期间需要定期检查乳腺，以降低由于雌激素服用过多引起的乳腺癌发生的风险。

（4）甲状旁腺激素类似物特立帕肽可以被称作是抗骨质疏松药中的战斗机，它适用于高骨折风险的绝经后骨质疏松症。临床实验发现，特立帕肽对骨密度的增加和降低骨折风险都有很强的效果，但是目前并不作为一线用药。

（5）活性维生素 D 及其类似物有阿法骨化醇和骨化三醇，它们可用于绝经后及老年性骨质疏松症。但注意的是这两种药物孕妇禁服，育龄期女性选择时要注意。不宜同时补充大剂量的钙剂，建议同时监测血钙和尿钙水平。

第四节　血栓栓塞性疾病

抗栓药华法林

● 沈洁

■ 华法林的前世今生

华法林在临床上用了 70 多年了，是全球公认的应用最广泛的抗栓药，又称抗凝剂，是一种"血液稀释剂"。

华法林的发现要追溯到 20 世纪 20 年代，在遥远的加拿大牧场，人们发现许多牛羊得了一种"怪病"，外伤或小手术后出现流血不止，查明真相后发现是因为吃了腐烂变质的三叶草（也称苜蓿）。原来，三叶草霉变后会生成一种双香豆素类物质，这就是导致牛羊出血的"元凶"。后来，化学家把它提取出来，并进行结构改造，成功做成"老鼠药"。老鼠服用后，并不会立即死去，而是过几天之后流血身亡，所以警惕的老鼠不会察觉"毒药"的存在，灭鼠效果还是很理想的。1948 年，聪明的科学家根据这种药物作用合成了新型"老鼠药"——华法林。

在人类疾病领域，华法林的主要作用是对抗人体里的血栓，通过抑制身体里的凝血因子，防止血栓形成及血栓扩大。血栓一旦脱落，随着血流进入各器官，可能造成心脑血管阻塞、肺栓塞、下肢静脉栓塞等一系列麻烦事。

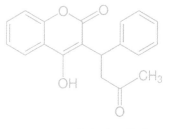

图 1-29　华法林结构式

■ 华法林的丰功伟业

对于心房颤动的患者，医生可能会让其服用华法林。因为房颤发作时，心脏快速而不规则地颤动，左心耳内的血流速度减慢，使得凝血因子、血小板、红细胞等大量聚集，容易形成血栓。华法林可预防血栓形成，降低脑梗死的发生率。

对于人造瓣膜置换术的患者，华法林可用于预防瓣膜上血栓的形成。由于人造瓣膜及成形环表面没有光滑的内皮细胞覆盖，容易激活人体的凝血机制，在其周围形成血栓，甚至会卡住人造瓣膜，导致心衰或猝死，血栓脱落可造成脑梗死、下肢静脉栓塞等。

对于下肢静脉栓塞和肺栓塞的患者，华法林是用来预防血栓复发的，减少再次发生下肢静脉和肺栓塞的风险。

■ 华法林的"冤家"与"朋友"们

华法林、维生素 K 和血栓的关系

人的体内有很多凝血因子，在维生素 K 和其他物质的帮助下，血液就会凝固，血栓就会形成。华法林能够对抗维生素 K 的合成，导致凝血因子不能好好工作，血液就不会凝固，血栓就不会形成，但是用量太大的话容易出现流血不止。

华法林与维生素 K 的恩恩怨怨

每次的抗栓都是华法林与维生素 K 的"战斗"，如果华法林打赢了，血栓受到抑制，体内"循环之路"畅通无阻，这是一件好事。可是，如果

华法林过于强大，把维生素 K 打得片甲不留，那么悲剧可能发生，出现"流血事件"。反过来，维生素 K 等凝血部队过于强大，华法林没法打赢，"抗栓"失败了，血栓就会生成，危害健康。

所以，华法林与维生素 K 互相依存，又互相对抗，是一对不折不扣的"小冤家"啊！

华法林与食物中的维生素 K

食物中含有维生素 K，这些食物会降低华法林的疗效，比如绿叶蔬菜、动物肝脏等。还有一些食物如蔓越莓汁、柚子等可能会增加华法林的疗效。不仅如此，华法林与保健品、中药材也有交集。

所以，我们建议应用华法林治疗的患者每天定量食用这些食物，保持均衡规律饮食，避免饮食结构变化太大，同时不用刻意地偏食或禁食某种食物。

其他"冤家"与"朋友"

服药期间不建议服用成分不明确的保健品或中药材。一些药物也会影响华法林的效果，当患者需要服用其他药物或者停用正在服用的药物时，如抗生素、中草药、营养品等，请一定告诉药师或医生，医生会告知增加相关检查的频率。

服药期间尽量避免吸烟和饮酒，因为吸烟和饮酒会加快华法林的代谢，影响抗凝效果。

■ 华法林最常见的不良反应

出血分成轻微出血和严重出血。轻微出血包括鼻出血、牙龈出血、皮肤黏膜瘀斑、月经过多等；严重出血表现为肉眼血尿、消化道出血（呕血、便血），最严重的可发生颅内出血。

其他不良反应包括有可能导致动脉粥样硬化斑块出血引发微小栓

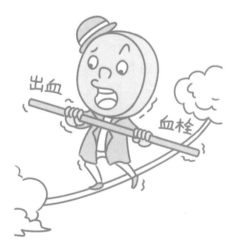

图 1-30　使用华法林的风险

塞，以及皮肤坏死和肢体坏疽，临床少见；还可能导致胎儿发育异常，孕妇需要特别注意。

■ 华法林的用药原则

很多患者担心出血，尽量服用最低剂量，觉得这样安全，这种做法是错误的，因为虽然出血副作用没有了，但栓塞事件来了，表现为肺栓塞（胸痛、呼吸急促）、脑梗死（口角歪斜、肢体无力、面瘫、无法说话等）、肢体静脉栓塞（肢体红肿、热、痛）等。

所以，为了用药准确、安全，可以通过监测凝血酶原时间（PT）、INR 来预测抗栓疗效和出血风险。

■ 定期监测 INR

INR，就是国际标准化比值的缩写，一般来说，华法林治疗的最佳 INR 的抗凝强度是 2.0~3.0，此时，出血和血栓栓塞的危险都最低，但不同的疾病以及合并不同的危险因素，控制的范围还不同，需要具体咨询专业的医生或药师。

INR 没有达标，说明抗凝作用不足，容易有血栓风险；INR 超标了，说明存在出血风险，两种情况都可能需要调整剂量。

华法林的作用受到很多因素的影响，如基因、体重、饮食、合用药物、合并疾病等，所以不同患者所需要的华法林剂量是不同的，患者需定期抽血检查 INR 来调整剂量，尽量使 INR 保持在目标范围内，使华法林发挥抗凝效果的同时，减少药物不良反应的发生。

医生或药师会根据 INR 值调整药物剂量，患者切莫自行增减剂量。

■ 出现出血时的处理方法

（1）如果患者合并高血压，请一定要积极控制高血压，血压过高的情况下，使用华法林可能导致严重的脑出血。

（2）如果患者需要拔牙、做胃镜、纤支镜等有创检查时，请一定要告诉医生正在服用华法林，医生可能会告知在手术或治疗前停止服用华法林或改变华法林的剂量。

（3）为了预防出血，在生活中注意避免受伤，避免易受伤的活动或者运动；一旦出现外伤，若仅是皮外伤出血，则多压迫止血，压迫的时间要长一些。

（4）使用软毛牙刷和牙线，尽量不要使用牙签；刷牙时动作应轻柔，避免刷到牙龈，降低牙龈出血的风险。

（5）用电动剃须刀代替刮胡刀，避免刮伤；保持大便通畅，预防便秘；使用锋利的工具时，请戴上手套，防止误伤。

（6）女性孕产：女性患者在服用华法林期间必须使用有效的避孕措施。如果在服用华法林期间怀孕了，应立即联系医生，因为华法林可能会导致胎儿畸形。

■ 用药时间

每天固定时间服药，饭前和饭后都可以。

■ 漏服的处理方法

如果忘记服药 4 小时内想起，请尽快补服；超过 4 小时，不要补服，第二天正常服用，切勿服用双倍的药量。

■ 尽量服用同一厂家的华法林制剂

不同厂家的药品存在差异，尽可能使用同一个药厂的药物，更换厂家后应注意监测 INR 值。华法林的厂家有很多，不同厂家的华法林，规格和片剂的颜色也不同。进口的华法林，例如芬兰奥利安的每片剂量是 3mg，颜色是蓝色的。而国产的华法林，例如齐鲁制药和上海信谊的每片剂量是 2.5mg，颜色是白色的。请尽量服用同一厂家的药品，如果有更换，切记保证剂量一致，而不是片数一致。

■ 服药小工具

使用 7 天药盒或者定时闹钟提醒您服药，可以避免漏服药物。如果您需要切割药片，建议使用药片分割器，可以防止药片切割不均匀。

■ 服药后检查

抗凝的效果可以通过定期抽血来考察，抽血时间尽量在上午 10 点之前到当地医院抽血检查 PT 和 INR，不需要空腹。

监测频率：一般来说，刚开始吃时需要 2~3 天监测一次，出院后每周复查一次，连续 2~3 次。INR 值均在目标范围内则可以延长至两周复查一次。连续 2~3 次 INR 值均稳定，可以每月一次。建议抽血间隔的最长时间不要超过一个月，终身要复查。如果调整剂量，需每周复查一次 PT 和 INR。

 贴心药师

定期随访，遵医嘱用药，遵医嘱检查

自己是疾病管理最好的老师，建议用药的患者或者家属每天做好小笔记，记录服药时间、剂量、有无不适症状、INR 值、是否更换或增加其他药品、饮食方面有无改变等小细节，这些举手之劳对于准确调整药物剂量非常有帮助。

为达到最佳抗凝效果，需要通过监测 PT、INR，不断地调整药物的剂量。

抗栓治疗是一把"双刃剑"，好药还需规范用。

记住四点：规律服药、定期监测、警惕出血、均衡饮食。

第三章

女性与儿童用药

第一节　　　　女性用药

孕期用药知识

● 林琦

全面开放二孩政策出台后，越来越多的女性成为或即将成为"伟大的母亲"，虽然准妈妈们的衣食住行各方面都会格外小心，然而总会有发生意外的时候。当身体出现不适时，究竟能不能用药呢？用药会不会影响到宝宝呢？

孕期是一个特殊的时期，孕期的用药安全对母婴至关重要，孕妇用药直接关系到下一代的健康。

由于伦理问题，药物上市前的临床试验排除了孕妇这一特殊人群，导致妊娠期用药缺少相应的证据。但妊娠期用药往往不可避免，有研究显示，60%~90% 的妊娠期妇女需要使用药物，平均用药 2~4 种，最多达 8 种。

各位准妈妈不免疑问：孕期用药对胎儿的影响究竟有多大？

药物对胎儿的影响主要与两个因素有关，一个是用药时的胎龄；另一个是药物本身的性质，如药物容不容易进入胎盘、药物进入胎儿体内对胎儿的影响等。

根据用药时胎儿对药物的敏感性，我们可以把孕期分为细胞增殖早期、器官形成期与胎儿期。

■ 细胞增殖早期（停经 28 天内）用药问答

问题：一个患者因为支原体阴道炎使用了强力霉素（多西环素），患者当时没有怀孕的计划，就连续用药治疗，直到月经未如期来潮才发现自己怀孕了，这个孩子还能不能要呢？

药师答疑：多西环素会影响胎儿牙齿和骨骼的发育，已经有动物实验证实有致畸作用。因此这个药物可能会对胎儿造成很大影响。而这个孩子会不会致畸还要考虑用药时胎龄的大小，也就是孕周。这个患者是在停经 28 天内使用药物，这个时期宝宝还是一团细胞的形态，还在子宫内寻找肥沃的"土壤"来扎根，即细胞增殖早期（也就是受精卵着床于子宫内膜前这段时间）。此期胚胎对药物高度敏感，如受到药物损害严重，其结果往往是导致胚胎死亡，从而导致流产。如果药物对胚胎无影响则能发育成正常个体，为"全或无"期。

通俗点讲，就是这个阶段用了药，如果对胚胎有影响，那影响就一定很大，大到胚胎不能存活，甚至可能还没发现"它"的存在，"它"就消失在这个世界了，这个结局就是"全"；如果胚胎能够存活，就说明药物对胚胎未起任何作用，这个胚胎能和其他此时期未受药物影响的胚胎一样正常发育，这就是"无"。

这个过程也是自然界优胜劣汰的过程，在这一时期用药，几乎见不到药物的致畸作用。

所以对这个患者来说，也不用特别处理，遵循正常的产检程序，这个胚胎如果能正常"扎根"生长，就说明这次用药对胎儿无影响。9 个月后这个患者生下一个健康活泼的宝宝，也证明了这次的用药对胎儿未产生任何影响。

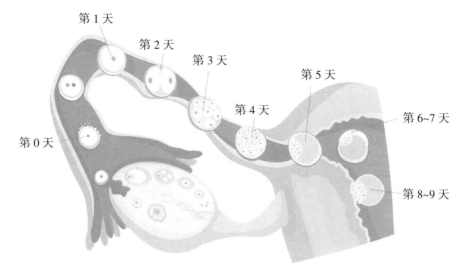

第 1 天

第 2 天

第 3 天

第 5 天

第 4 天

第 6~7 天

第 0 天

第 8~9 天

图 1-31　卵子受精到着床的过程

■ 器官形成期用药问答

问题：停经 4~5 周的患者，想治疗幽门螺杆菌感染需使用艾司奥美拉唑、胶体果胶铋等，这些药对胎儿会不会有影响？

药师答疑：我们常常说怀孕前 3 个月是对药物最敏感的时期，这个时期用药最容易对胎儿产生影响。其实更准确来说，这个最敏感时期应该是指细胞增殖早期和器官形成期，细胞增殖早期在上一个问答已经具体阐述了，现在我们来说说器官形成期用药对胎儿的影响。

患者此时处在胎儿的器官形成期，也就是受精后 3~8 周，即末次月经的 28~70 天。这段时间是主要器官发育的时期，例如：脑在受精后 15~27 天发育，眼在受精后 24~29 天发育，心脏在受精后 20~29 天发育。此时如接触不良药物最易发生先天畸形，为药物致畸的敏感期。

治疗幽门螺杆菌的药物中，铋剂属于妊娠期禁用的药物，如果孕妇处于妊娠前 3 个月不慎使用，虽然目前并无证据表明它对人类有明确的致畸作用，但还是有可能造成胎儿的畸形，只是发生率并不是百分之百，孕妇不一定需要终止妊娠或进行侵入性的检查。而是应该在妊娠 4~6 个月时进行详细的胎儿超声检查来评估胎儿形态学发育情况。

器官形成期用药的危险性比较大，在这个时期，应尽量避免使用药物，例如根治幽门螺杆菌感染等可以延后治疗的疾病，应尽量在妊娠期结束后进行治疗。

像高血压、癫痫、哮喘等疾病，如不及时治疗，对母亲及胎儿造成的危险性更大。此时应积极治疗疾病，在医师和药师的指导下，尽量选用目前已知的较安全的药物，避免使用容易导致胎儿畸形的药物。对致畸性尚未充分了解的新药，一般也应避免使用。例如治疗癫痫时尽量避免使用丙戊酸钠，因为该药在各类抗癫痫药物中的致畸率最高。

如无法避免使用致畸率较高的药物时，应积极进行产检及胎儿超声检查等相应的胎儿形态学检查，以便及时评估药物对胎儿的影响。

■ 胎儿期用药问答

问题：度过了孕期的前 3 个月，之后的时间内用药对胎儿的影响会不会就没那么大了呢？

药师答疑：其实也不尽然，孕期后 7 个月又称胎儿期，是指受精后第 9 周至足月（即末次月经 70 天至娩出）这段时间。此阶段是胎儿生长、器官发育、功能完善的阶段，神经系统、生殖器官和牙齿仍在继续分化，特别是神经系统分化、发育在妊娠晚期和新生儿期达最高峰。在此期间受到药物作用后，由于肝酶结合功能差及血脑屏障通透性高，易使胎儿受损，表现为胎儿生长受限，低出生体重或功能、行为异常，早产率亦有所增加。

通俗来讲，在这一阶段用药，药物引起胎儿畸形的概率比器官形成期要低，但出现器官功能异常的概率增加。所以，选药时还是应尽量选用安全性高的药物。

在胎儿期用药要特别注意在分娩前 2 周内这个时期，因为有的药物会影响新生儿的呼吸、造血功能等，例如分娩前 2 周内孕妇使用异丙嗪，可诱发婴儿严重的黄疸与椎体外系症状（肌肉痉挛、呼吸运动障碍、吞咽困难等），有时甚至会导致胎儿死亡。异丙嗪是常见的抗组胺药，在一些复方镇咳药里含有这一成分，所以在分娩前 2 周如需使用镇咳药时，应避免使用含有异丙嗪成分的药物。

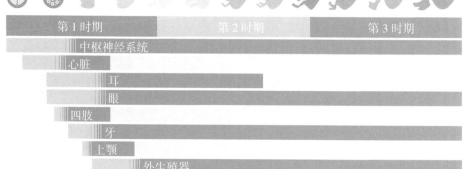

图 1-32　胚胎发育过程

注: 第 1 时期: 受精后 1~2 周; 第 2 时期: 受精后 3~8 周; 第 3 时期: 受精后 9~40 周。

■ 孕妇用药 5 字母风险分类法

1979 年, FDA 根据动物实验和临床用药经验得到的药物是否对胎儿致畸的安全性数据, 建立了 5 级风险分类法, 将药物分为 A、B、C、D、X 五级, 协助医生为孕妇提供安全的药物处方。这就是所谓的 "5 字母系统 (five-letter system) ", 其中 A 级、B 级的药物在妊娠期一般情况下是可以安全使用的, C 级药物应权衡利弊后使用, D 级药物在威胁生命时或严重疾病状态下且无安全性药物时可供使用, X 级药物禁用于妊娠或可能妊娠的妇女。

■ 只讲药物不讲剂量是盲目的行为

在美国不到 1% 的药属于 A 级, 例如左甲状腺素钠、叶酸、维生素 A 属于 A 级药物。就算是 A 类药物, 也应在正常剂量范围内使用, 如维生素 A 使用正常剂量时为 A 级, 但每日剂量 20000U 时是 X 级。

■ 药物的分类并不是一成不变的

随着胎龄的变化, 有些药物的分类级别会相应变化, 如常见的退热药布洛芬属于 B 级药物，但在妊娠晚期或邻近分娩时用药为 D 级，因为妊娠晚期使用该药时，会导致胎儿心血管畸形——动脉导管早闭，从而引发胎儿肺动脉高压、胎儿水肿甚至死亡。

■ 警惕 X 级药物

X 级药物有明确的研究证实可造成胎儿异常，例如 1957 年妊娠早期妇女服用沙利度胺（反应停）后发生近万例海豹肢畸胎，引起世界各国对药物致畸作用的重视。这类药物应禁用于妊娠或可能妊娠的妇女。如所需治疗的疾病影响到孕妇生命，应权衡利弊后使用并终止妊娠。

部分 X 级药物容易在体内蓄积，有超长的代谢期，例如利巴韦林。为优生优育考虑，使用这类药物后应间隔 6 个月再进行妊娠。

■ 新的妊娠 / 哺乳期用药规则

5 字母分级看似非常简单易行，但据 FDA 收到的反馈显示：由于该分类系统过于简单，并不能反映出有效的可用信息，未能有效地传递妊娠期、哺乳期及潜在备孕男女的用药风险，常令医疗决策者感到困惑，且会导致错误的用药处方。

基于以上事实，FDA 希望妊娠 / 哺乳期女性及相关医务人员能够更加及时、有效地获取最新的药品信息，以指导妊娠期处方决策。为实现这一目的，FDA 制定了新的妊娠 / 哺乳期用药规则（PLLR）。

新规则要求药品生产商需在其药品说明书中提供妊娠期、哺乳期妇女药物风险及获益的详细相关信息。

新修订的说明书将删除妊娠期用药"5 字母分级系统"，针对孕妇、胎儿及哺乳期婴儿提供更多的有效信息，包括药物是否分泌进入乳汁、是否影响婴儿等。

同时，新说明书还将加入"备孕的男性与女性"条目，就药物对妊娠测试、避孕及生育的影响注明相关信息。

■ 如何获得药物安全性的数据

对于大部分人来说，药品说明书是一个很好的途径，在药品说明书的妊娠及哺乳期妇女用药项下，有提示慎用、禁用等字眼，新修改的说明书还有具体的妊娠期、哺乳期妇女药物风险及获益的详细相关信息。可以做到一药一查，具体指导患者用药。

除了说明书，还可以查阅相关的专业工具书，如《国家处方集》《妊娠与哺乳期用药指导》等专业书籍，可以查到具体药物相关实验数据，还可以使用手机 App 查找相关说明书等资料，更专业的人士可以查阅一些相关的专业网站，以获得更多的数据支持。

作为普通大众，用药前看药品说明书，有疑惑咨询医生或药师，根据专业人士的建议并结合自身的情况做出决定是最正确的做法。

孕期补充叶酸的常见问题

● 陈娟

"药师，您好，我想咨询下孕妇到底要吃多少叶酸啊？有人跟我说要吃 0.4mg、有人说要吃 0.8mg、有人说要吃 1mg、还有人说要吃 5mg……我都不知道怎么选择了！"

"好的，您请坐，我给您好好解释下。"

■ 为什么备孕与孕期需要补充叶酸

怀孕女性体内叶酸缺乏可引起胎儿畸形，我们建议计划怀孕前 3 个月就要额外补充叶酸。叶酸缺乏可引起胎儿神经管缺陷，又称神经管畸形，是由于胚胎发育早期神经管闭合不全所引起的一类先天缺陷，主要临床类型包括无脑、脊柱裂、脑膨出、唇腭裂等。故常规补充叶酸是为了预防新生儿神经管畸形。

■ 为什么计划怀孕前 3 个月就要开始补充叶酸

因为胎儿神经管在孕妇末次月经后一个月就基本形成，等知道怀孕后再补充叶酸预防神经管畸形的效果不如孕前即补充来得理想。即使在日常饮食中多食用富含叶酸的食物，但天然叶酸的生物利用率低，只有人工合成叶酸的 60％ 左右，所以孕前 3 个月就要额外补充叶酸。

■ 叶酸是否吃得越多越好

叶酸又称维生素 B_9，在人体内不能合成，只能外源性摄入。研究证明，叶酸的用药剂量越大，机体内叶酸越快达到预防神经管缺陷所需的有效水平。妊娠期从增补剂或强化食品获取的叶酸可耐受最高摄入量为每日 1mg，也就是说小于 1mg 对一般人群中的几乎所有个体都不至于产生健康损害。但对于高危因素妇女每日服用 4~5mg 叶酸是安全的。

鉴于国内没有 4mg 的叶酸剂型，高危妇女可以用 5mg 的叶酸来代替，也是安全的。常见的不同人群应补充的叶酸剂量参见表 1-14。

表 1-14　不同人群应补充的叶酸剂量

人群类别		服用时间	每日服用剂量（mg）	备注
无高危因素		可能怀孕或孕前至少 3 个月一直服用至妊娠满 3 个月	0.4 或 0.8	可持续整个孕期，甚至延至产后4~6周，或持续整个哺乳期
高危因素	①有神经管缺陷生育史的妇女或夫妻一方患神经管缺陷；②服用抗癫痫药物（如丙戊酸、苯巴比妥、苯妥英钠、卡马西平等）的女性	可能怀孕或孕前至少 1 个月一直服用至妊娠满 3 个月	4 或 5	大剂量增补至妊娠满 12 周后，每日继续增补 0.4~1mg 至分娩，并可进一步增补至产后4-6周或持续整个哺乳期

续表

人群类别		服用时间	每日服用剂量（mg）	备注
高危因素	①患先天性脑积水、先天性心脏病、肢体缺陷、泌尿系统缺陷，或有上述缺陷家族史，或一、二级直系亲属中有神经管缺陷生育史的妇女；②患糖尿病、肥胖或癫痫的妇女；③正在服用增加胎儿神经管缺陷风险药物（扑米酮、二甲双胍、甲氨蝶呤、柳氮磺胺吡啶、甲氧苄啶、氨苯蝶啶、考来烯胺等）的妇女；④患胃肠道吸收不良性疾病的妇女	可能怀孕或孕前至少3个月一直服用至妊娠满3个月	0.8~1.0	大剂量增补至妊娠满12周后，每日继续增补0.4~1mg至分娩，并可进一步增补至产后4~6周或持续整个哺乳期
	高同型半胱氨酸血症妇女	每日增补至少5mg叶酸，直至血液同型半胱氨酸水平降至正常后，再考虑受孕一直服用至妊娠满3个月	5	

葵花籽
227mcg*(100g)

欧芹
110mcg(100g)

甜椒
53mcg(100g)

红鱼子酱
50mcg(100g)

玉米
46mcg(100g)

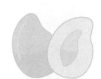

杧果
43mcg(100g)

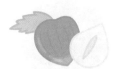

榛子
68mcg(100g)

牛油果
89mcg(100g)

图1-33 食品中叶酸的含量

＊mcg（微克）是一种计量单位，指1克的百万分之一，或毫克的千分之一。1mg=1000mcg。

■ 孕妇补充叶酸时饮食需要注意吗

建议增补叶酸的同时，多食用富含叶酸的食物，如深绿色蔬菜、柑橘类水果、豆类、坚果、动物肝脏等食物富含天然叶酸。

■ 准爸爸也需要补充叶酸吗

准爸爸也需要补充叶酸。男性叶酸摄入不足，体内叶酸水平偏低，可导致精子密度低、活性下降、染色体异常以及勃起功能障碍等问题。如因为精液中携带的染色体数量异常（过多或过少，即精子中出现"非整倍体"），引起唐氏综合征或流产。

■ 如何购买到合适的叶酸补充剂

市面上很多孕期营养补充剂，大家购买时注意其中成分以及含量。一般的叶酸片规格为每片 5mg，价格便宜；复合的营养补充剂多数叶酸的含量是每片 0.4~0.8mg，价格偏高。对于无高危因素的妇女可以选择叶酸含量 0.4~0.8mg 的叶酸补充剂，但对于高危人群，就需要查看成分含量表，选用叶酸含量 4~5mg 的叶酸片。我国于 2009 年 6 月启动了"增补叶酸预防神经管缺陷"重大公共卫生项目，为有生育计划的妇女免费提供叶酸增补剂，可在社区卫生服务中心或乡镇卫生院免费领取。

哺乳期用药

● 林琦

每个妈妈都想把最好的东西给宝宝，母乳是宝宝最好的口粮，可当妈妈们身体不适时，要怎么办呢？是咬牙硬扛不吃药，还是吃药时不给宝宝喂奶呢？

虽然对大多数药物而言，妈妈服药后只有极少量药物能够通过乳腺分泌进入乳汁，其影响微乎其微。但是，还是有部分药物服用后经乳汁传递给婴儿，会对婴儿的生长发育造成一定的影响，尤其在年幼或发育不成熟的新生儿体内，这种影响会更大。

所以，在给哺乳期妈妈们选药时一定要注意，尽量选择对婴儿安全性高的药物，我们在评价哺乳期药品安全性方面，经常会以哺乳期用药的 L 分级来说明。

■ 哺乳期用药分级

L 分级将哺乳期药物分成了 5 级，L1~L5，药物安全性是越来越差。

L1 级最安全，哺乳期妈妈可以放心地使用。例如退热药中的布洛芬和对乙酰氨基酚。

L2 级比较安全，说明哺乳期妈妈使用后对婴儿产生危害的可能性比较小。例如抗菌药物头孢克洛和头孢曲松，哺乳期妈妈也可以使用。

L3 级可能安全，但哺乳期妈妈用药后还是有可能对婴儿造成危害。例如抗过敏药物氯苯那敏，哺乳期妈妈使用后，婴儿可能会有嗜睡的反应。

L4 级可能有害，说明哺乳期妈妈用药后对婴儿会造成一定的影响，例如抗肿瘤药物甲氨蝶呤等，只有在妈妈处在危及生命或严重疾病的情况下，而其他较安全的药物不能使用或无效时使用。

L5 级有害，就是已经证实哺乳期妈妈使用这些药物会对婴儿产生危害，说明这些药物对婴儿是非常危险的，例如雄激素制剂达那唑，应禁止用于哺乳期妈妈。

在给哺乳期妈妈选药时，应尽量选用 L1~L2 级别的药物，而且应选择药效持续时间较短的剂型，例如药物有普通片剂和缓释剂两种选择时，应选用普通片剂，这样药效持续时间较短，可较快恢复哺乳。

■ 哺乳期用药常见问题

问题 1：感冒发热是很常见的症状，哺乳期妈妈感冒发热了能吃退热药吗？吃了药还能哺乳吗

常用的退热药布洛芬及对乙酰氨基酚，这两个药物的分级都是 L1 级，

哺乳期妈妈都能安全使用，尤其是布洛芬，几乎不从乳汁分泌，哺乳期妈妈使用后，仍然可以按需哺乳。对乙酰氨基酚虽然会从乳汁分泌，但目前研究表明哺乳期妈妈使用时对婴儿无明显毒副作用，也是可以使用的，但使用时最好选择好服药及哺乳时机。

问题 2：哺乳期感冒药怎么吃

市面上常见的抗感冒药多是缓解感冒症状的复方制剂，这些药哺乳分级多数在 L1~L3（伪麻黄碱短期使用 L3 级，长期使用 L4 级；右美沙芬 L3 级，马来酸氯苯那敏 L3 级，咖啡因 L2 级，对乙酰氨基酚 L1 级，布洛芬 L1 级）。普通感冒其实是自限性疾病，就算不吃药，5~7 天也能痊愈。如果哺乳期妈妈需要服用药物的话，最好选择单方制剂，对症用药，以最少的药物控制病情。复方制剂中成分复杂，其中可能有某一成分会对婴儿产生影响。例如有些感冒药含有咖啡因，哺乳期妈妈服药后可能会导致婴儿过度兴奋。

对于哺乳期妈妈来说，如果生病的话，应当及时就医，由专业医生判断是否需要服用药物。

问题 3：哺乳期妈妈在服药后多久可以哺乳

哺乳期妈妈用药后须采取一定措施，将药物对婴儿的影响降至最低，也就是尽量在血药浓度比较低时哺乳。具体措施如下：

（1）应当注意尽量在用药前哺乳。此时，母亲体内药物浓度最低，对婴儿的影响也最小。

（2）要避免在血药浓度高峰的时候哺乳。例如对乙酰氨基酚，服药以后半个小时到两个小时左右，血药浓度达到高峰，应该避免在这一段时间进行哺乳。尽量把哺乳时间安排在下一次给药之前。

（3）对于安全性较差的药物，而母亲又必须用药，那么应停止哺乳，采用人工喂养。应尽量在药物从体内全部消除后恢复哺乳。药物进入体内后，基本上经过 5 个半衰期 *，血浆中的药物可以完全消除。这个时候药物基本不会再分泌进入乳汁中，可以安全地给婴儿喂奶。哺乳过程中

＊半衰期（$t_{1/2}$）是指药物在体内消除 50% 所需时间，这个时间可以在药品说明书的药代动力学项目下找到。

第 1 篇「药」涨知识：药师教你安全用药 第 2 篇 第 3 篇 第 4 篇 第 5 篇 跋

应注意观察婴儿的症状或体征，出现不良反应，要停止哺乳，及时就诊。

■ 哺乳期用药原则

（1）应建议母亲只有在万不得已的情况下才服用药物。

（2）选用已有一定依据证明对婴儿无明显损害的药物。

（3）选用药物代谢特点比较明确，向婴儿转运较少的药物。

（4）告知可能发生的任何不良反应。一旦发生不良反应应及时向医生报告。婴儿的毒性反应与成人不同，如不能肯定婴儿身体变化是否与乳汁中药物有关，应暂停授乳。

（5）必要时测定母乳内和婴儿血中药物浓度，有助于判断婴儿的变化是否与乳汁中的药物有关。

（6）如母亲正在接受抗凝治疗，而婴儿因某种原因须接受手术治疗，必须在手术前测定婴儿凝血酶原时间。

（7）应选择下一次服药前哺乳，或在服药后尽可能长的时间后哺乳。

（8）严格掌握适应证，控制用药剂量，限制用药时间。

通过乳汁给宝宝喂药可行吗

林琦

相传，每个能活到宫斗剧大结局的主角背后，都有一个医生朋友神助攻，所以主角在"打怪"过程中就像开了外挂，每次都能逢凶化吉。

可是，除了他们给出的神助攻，部分剧情也给广大观众造成了误导。

《甄嬛传》中有一集，静和公主生病一直啼哭，不肯吃药。甄嬛就命令乳母吃药，通过乳汁将药传递给婴儿。

这一招被许多妈妈们看在眼里，仿佛打开了一扇通往新世界的大门：要知道，不肯乖乖吃药的宝宝有多招人烦。

蓉蓉是个新妈妈，也是个电视剧迷，因为蓉蓉还在哺乳期，这个场景就给她留下了深刻印象。

不巧，这些天宝宝生病发热了，但就是不配合吃药，急得蓉蓉一身的汗。着急中，她心想我也可以效仿电视上的做法啊。可是，吃多少这她拿不准了，如果吃医生开的药量，这是给婴儿的量，会不会太少了呢，大概要吃成人的量吧？

由乳母来吃药，通过乳汁喂药给婴儿是不合适的，有下面几个原因。

（1）达不到有效治疗剂量。

事实上，电视剧里这种喂药方式对观众是个误导。对于哺乳期妇女，服药后确实会有一部分药物进入乳汁，电视剧里的说法倒也不是空穴来风。

可是大家都知道，要让药物发挥作用，得达到治疗的剂量。但根据有关资料证实，母乳中大多数药物的浓度远远低于婴儿的治疗剂量，是无法治病的。

举例：常用的解热镇痛药对乙酰氨基酚（扑热息痛），即使母亲以650mg的成人退热剂量用药后，乳汁中测到的最大药物浓度是15mg/L。

经过测算，婴儿在单次哺乳中摄入的药量为0.45mg/kg。这差不多是婴儿期体重相关剂量的4%（对乙酰氨基酚儿科推荐剂量：口服一次10~15mg/kg）。显然，对婴儿来说这么小的量根本无法达到退热的目的。

（2）要有效果则容易中毒。

要想通过母乳喂养，达到婴儿所需的量，多数药物需要母亲服用20倍以上的成人剂量，这样的剂量可能导致妈妈中毒甚至致死。所以，指望乳母吃药，婴儿治病是不现实的。

尿路感染

刘宣彤

由于女性的尿道口位于外阴部，临近阴道口和肛门，容易被阴道分泌物和粪便中的细菌污染。再加上女性尿道比较直、宽而且短，只有3~5cm长，尿道括约肌也较弱，细菌一旦侵入，很容易从尿道上升至膀胱。据统计，女性患尿路感染的概率是男性的10倍。

■ 典型症状

尿频：排尿次数增多，尿量减少，每天总尿量正常。

尿急：一有尿意就需要立即排尿，多数还伴有尿频。

尿痛：排尿时膀胱区和尿道内有挛缩样疼痛或烧灼样疼痛。偶尔有血尿。发展至全身感染会出现寒战、发热、头痛、恶心、呕吐、食欲不振等。

■ 预防方法

（1）多喝热水。多喝水，勤喝水，多排尿。养成良好饮水习惯是预防尿路感染的最简易方法。多饮水、多排尿对尿路起到冲刷作用，可使入侵尿路的微量细菌随尿液排出体外。一般以每2~3小时排尿1次为宜。

（2）不要憋尿。过度憋尿会使尿液浓缩，刺激膀胱黏膜，引发尿路感染。

（3）养成良好的卫生习惯。每日淋浴清水洗会阴即可，不用肥皂等碱性液，以避免尿道口分泌的酸性液屏障作用受到破坏；每日更换内裤（纯棉为好）；从前（外生殖器）到后（肛门）顺序擦拭，不要擦反了。

■ 药物治疗

尿路感染者不应自行吃药，有尿路感染症状或疑似症状者，应选择看泌尿外科。医生会让您做尿常规、尿培养，然后根据尿培养的结果选择相应的治疗药物。

以下为尿路感染的常用药物，需要强调的是，一定要在医生的诊断指导下用药。

轻中度患者或初始经验治疗首先选择氟喹诺酮类药物（近期未用过氟喹诺酮类药物的情况下），可选择左氧氟沙星（500mg 静脉或口服，每日1次）。因左氧氟沙星具有高尿液浓度的特点，且其抗菌谱可以广泛覆盖尿路感染常见病原菌。此外，也可使用环丙沙星（200mg 静滴或 0.25g 口服，每日2次）。如果儿童尿路感染或者有不能服用氟喹诺酮情况的患者，可选择头孢菌素，如头孢克洛或头孢地尼等。

如果医生诊断是复杂性尿路感染则需排除引起或加重尿路感染的其他因素，如泌尿系结石等，必要时甚至需要外科手术治疗，切不可盲目自行长期服用抗菌药物。

■ 用药监护

为避免不良反应，应注意以下几点。

（1）服用喹诺酮类药物之后如果出现恶心等胃肠道反应，建议在餐后服药比较好。如果出现头疼或更严重的中枢系统症状，建议停药后更换其他药物。儿童不能用氟喹诺酮类药物。

（2）在服用头孢类药物的过程中一定注意不可饮酒。

（3）如果是老年人服药，注意肾功能，有条件的情况下可以根据肾功能情况计算所需药量。

■ 服药时间

下尿路感染：如急性单纯性膀胱炎，口服抗菌药物，3~7 天即可缓解。

上尿路感染：如急性肾盂肾炎，治疗时间就需要 7~14 天。而且初始治疗多选用静脉用药，病情稳定后可酌情改为口服给药。

尿路感染能不能吃蔓越莓胶囊治疗

长期以来人们都认为蔓越莓产品能预防尿路感染，也因为这个原因厂家大力推广各种蔓越莓产品，包括胶囊、片剂和粉剂。但《美国医学会杂志》（JAMA）发表的一项研究表明，住在养老院的老年女性服用蔓越莓胶囊一年，存在菌尿和脓尿的患者比例与安慰剂组相比无明显差异，提示两组受试者这一年内尿路感染的发生次数也无明显差异。

同时，蔓越莓胶囊虽然是保健品，但不是谁都可以吃，它是有禁忌和注意事项的。服用华法林的患者不可服用蔓越莓，因为蔓越莓类植物自然成分中含有水杨酸，可以诱发华法林相关的出血（尤其是携带 VKORC1，CYP2C9 基因的人）。

蔓越莓因为含有水杨酸成分，注意不能和阿司匹林同时食用；因为含有较多糖分，糖尿病患者慎用；因为蔓越莓明显升高草酸水平，所以肾结石患者慎用。怀孕和哺乳期妇女可以食用，但是不推荐作为日常食谱。

痛经用药

● 陈娟、曾凡湘

"药师，药师，我女儿每次来月经都脸色苍白，痛得四处打滚。为了不影响她高考，我跟医生说想延迟她的月经。结果医生就开了这个药，我上网一查居然是避孕药。是不是开错了？我女儿还没结婚呢，会不会影响她今后的生育能力啊？"

原来，这患者取到药时，看到"去氧孕烯炔雌醇片"的说明书上写着"避孕"二字，开始质疑医生是不是开错药了。

■ 痛经典型表现

痛经指行经前后或月经期出现下腹部疼痛、坠胀，伴有腰酸或其他不适。症状严重者影响生活或工作。痛经可分为原发性痛经和继发性痛经。

原发性痛经：指生殖器官无器质性病变的痛经，占痛经90%以上，主要与月经来潮时子宫内膜前列腺素含量增高有关。前列腺素增高可引起子宫平滑肌过强收缩、血管挛缩，造成子宫缺血、缺氧状态。原发性痛经在青春期多见，疼痛一般发生在月经开始前或月经开始，以行经第1日或第2日疼痛最剧烈，可向腰背部或大腿放射，持续2~3日后缓解，可伴有恶心、呕吐、腹泻、乏力等症状，妇科检查无异常发现。

继发性痛经：指由盆腔器质性疾病引起的痛经，例如子宫内膜异位症及子宫腺肌病等。

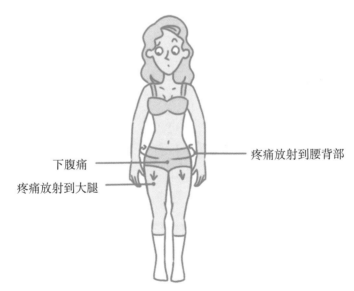

图1-34　痛经的典型疼痛部位

■ 控制月经的常用药物

复方口服避孕药是原发性痛经的一线治疗药物，通过抑制下丘脑—

垂体—卵巢轴，抑制排卵，抑制子宫内膜生长，降低前列腺素水平，有效缓解痛经，有效率为 90% 以上。

复方短效口服避孕药指孕激素 + 雌激素的复合制剂，例如：去氧孕烯炔雌醇、屈螺酮炔雌醇。

■ 预防考试痛经用药

在面临人生中重要的考试时，如果遭遇痛经的严重困扰无疑会非常影响应试状态，因此有部分患者会求助于药物防治痛经的方式。盲目通过服用药物避开月经期的做法其实是不科学的，我们并不推荐。如果应试的女性月经期没有明显的异常，没有必要进行月经周期调整，消除紧张和焦虑可平稳渡过。

周期性用药方案

模拟月经模式，即服药 21 天，停药 7 天，一般停药 3~7 天内出现撤退性出血。

为保证疗效，最好在考试前 3~6 个月就开始周期性服用口服避孕药，逐渐缩短停药期，最终在考前或考后来月经，避开考试期间来月经，这样也可以早发现、早处理药品的不良反应。

连续用药方案

如果临近考试，最迟可以在考试前一个月采用连续给药方案。在月经开始的第 2~5 天开始用药，每日 1 片，吃完一个疗程不停药接着下一个疗程。不停药则不来月经。连续用药的注意事项如下。

（1）来月经第 2 天服药，既能明确是真正的月经以排除极少数女性意外妊娠先兆流产所致阴道流血，又能更充分地（一般连续服用 7 天）抑制性腺轴，抑制机体本身的卵泡发育，控制月经更有效。

（2）连续用药多数不需要超过 42 天，可能出现不规则的点滴出血。此方法既避开考试又缓解痛经，效果可能比周期性用药好，但突破性出血的发生率较高。

（3）痛经可以先周期性用药，如果效果不够理想，在需要避开考试的那个月可改成连续用药。

其他改变月经周期的药物方案

（1）提前来潮

在考试之前注射或者口服孕酮制剂。让月经提前来潮，要精心计算使用药物的具体时间，还要根据以往月经来潮的实际天数加以确定。

常用药物：黄体酮注射液20mg，每日1次，肌内注射，连续3天，停止使用后3~5天月经来潮。如果月经周期临近来潮，这种方法常常不可靠。

（2）推迟月经

在现实生活中比较常用的是月经推迟法，这种方法也是使用孕激素，常用的方法是口服地屈孕酮，具体的服药时间与个人的月经周期及体质等有关，需在医生指导下使用。

孕激素可延迟子宫内膜脱落而推迟月经的来潮。在停药数天后，子宫内膜失去孕激素的支持而脱落，月经来潮。但此方法也常常不可靠。

 贴心药师

人为改变月经周期其实是"无奈"之举，以下是药师为您整理出的您关心的以及要注意的问题。

问题1：复方口服避孕药有哪些不良反应

复方口服避孕药本身可能会引起恶心、呕吐、食欲缺乏、乏力、头晕、体重增加、乳房胀痛、不规则阴道流血、停经、皮肤褐斑、皮疹、瘙痒等不良反应。同时，与静脉血栓栓塞、脑卒中和心肌梗死等心血管疾病风险增加相关。

如何处理呢？多数女性不良反应较轻，可耐受。晚上睡前服用，可减轻恶心、呕吐等胃肠道反应。为避免调经失败，注意不要漏服药物，每天服药时间宜固定，可设闹钟提醒。

问题2：避孕药是否可以随意购买

需注意，是复方短效口服避孕药，不是紧急避孕药！

复方短效避孕药虽为非处方药，仅为避孕且无禁忌证的适龄女性可提供自行购药服务。但当用药目的不是避孕，而是控制月经时，必须在妇科内分泌专科医师或性腺轴激素用药专业药师的指导下，尽量短期用药，不推荐频繁采用。考试过后，遵嘱停药。

同时建议严重痛经、平时月经不规律、月经量大导致贫血的女生，提前就诊妇科内分泌专科医生和性腺轴激素药学门诊。

对于已经确诊子宫内膜异位症、多囊卵巢综合征、排卵障碍性异常子宫出血等疾病，尽早处理，考试期间沿用原药物治疗，不宜擅自停药。

问题 3：口服避孕药是否影响生育

国内外研究显示，服用复方短效口服避孕药停药后妊娠，不增加胎儿畸形的发生率，停药后即可妊娠。不孕症患者常单用或联用复方短效口服避孕药抑制垂体功能，次月进行促排卵助孕治疗。

■ 比较适合使用复方口服避孕药的人群

（1）严重痛经者，用常规止痛药难以完全缓解。

（2）平时月经不规律；月经量大导致贫血者。

（3）经前期综合征，特别是出现焦虑、抑郁等情绪者。

（4）以往考试遇上经期，曾影响正常发挥者。

另外，平时月经规律，每次考试就月经紊乱，可在专科医生和或专科药师指导下服用天然孕激素，同时注意头晕等不良反应。

■ 不适宜使用复方口服避孕药的人群

（1）年龄大于 35 岁，每日吸烟 ≥ 15 支。

（2）动脉性心血管疾病等多种危险因素（如年龄偏大、吸烟、糖尿病和高血压）。

（3）高血压（收缩期 ≥ 160mmHg 或舒张压 ≥ 100mmHg）。

（4）静脉血栓栓塞症。

（5）已知的凝血因子突变。

（6）已知的缺血性心脏病。

（7）脑卒中史。

（8）有并发症的心脏瓣膜病（肺动脉高压、心房颤动风险、亚急性细菌性心内膜炎史）。

（9）系统性红斑狼疮（抗磷脂抗体阳性或未知）。

（10）任何年龄的先兆偏头痛。

（11）乳腺癌。

（12）肝硬化。

（13）肝细胞腺瘤或肝脏恶性肿瘤。

| 第二节 | 儿童用药 |

儿童补钙

● 庄茜

儿童生长发育迅速，新陈代谢旺盛，很多家长都认为补钙是促进他们骨骼生长发育的头等大事，但殊不知盲目补钙事倍功半，家长们还需要了解怎么补钙、补多少钙、补什么钙效果最好。接下来我们就从5个"W"，一个"H"来聊聊关于儿童补钙的那些事。

■ "WHY"：为什么儿童要补钙

人体钙的来源全部依赖于经口摄入，几乎所有的生命过程均需要钙的参与，钙同时又是骨骼、牙齿最主要的矿物成分，与人体骨骼健康关系密切，补钙不足容易导致骨质疏松和骨折。

按照《中国居民膳食营养素参考摄入量（2013版）》的建议，钙摄入量因年龄而异，详见表1-15。

表1-15 不同年龄建议钙的摄入量

年龄	钙（mg/d）
0~6 月	200
7~12 月	250
1~4 岁	600
4~7 岁	800
7~11 岁	1000
11~14 岁	1200
14~18 岁	1000

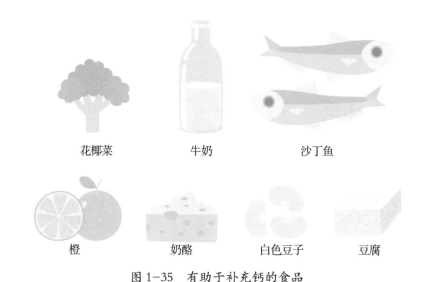

花椰菜　　　　牛奶　　　　沙丁鱼

橙　　　　奶酪　　　　白色豆子　　　　豆腐

图1-35 有助于补充钙的食品

然而，全国抽样调查数据中，2~11岁儿童的每日钙摄入量平均不到300mg，11~18岁儿童的每日钙摄入量最高也不到380mg，达到适宜摄入量的儿童仅有10%左右。尽管学龄前期儿童的钙摄入量总体优于其他年龄组，但也仅接近膳食营养素推荐摄入量标准的50%。儿童时期摄入足量的钙不仅能保障骨骼健康发育，还能减少日后发生骨质疏松和骨折的风险。

■ "WHO"：谁最需要补钙

身体健康、饮食正常的儿童是不需要额外补充钙剂的。

早产儿和低出生体重儿需按每日 70~120mg/kg 补钙，并同时补充维生素 D。

佝偻病儿童在强调补充维生素 D 的同时也需每日补充 500mg 以上钙。

有慢性消化道疾病或吸收功能障碍的儿童也需要额外补充。

不同年龄段儿童日常钙摄入量低者，可根据实际需要补充，但是否缺钙需要专业医生来判断。

但并非所有婴儿都需补钙，以下情况可无需额外"补钙"：① 6 个月以下的婴儿无论是母乳还是奶粉喂养，喂养正常的情况下，一般无需额外补钙；② 7 个月 ~3 岁健康婴儿如果每日能补充 300~400g 奶制品，也无需额外补钙。

■ "WHAT"：儿童应该补什么钙

这是许多家长们非常关心的一个问题。尽管奶类是儿童期最主要也是最好的钙源，但受饮食文化的影响，国内儿童往往未食用足够的奶制品，因此家长们常选用补钙产品。市面上的补钙产品一般分为两种：

药品：具有"药准字号"的药品每日推荐量较大，主要针对疾病的预防和治疗，最好在医生指导下服用。

保健食品：其设计的出发点主要是补充膳食的营养不足，每日推荐量较小，不容易补充过量，且对多大的儿童食用量多少标识明确。还有一些复方制剂，同时含有维生素 D 或铁、锌等营养素，可以根据儿童的具体情况选择不同的产品，但不宜同时服用两种以上补钙产品，避免因含有相同的营养素而导致过量。

■ "WHICH"：哪一类补钙药物的效果好

给儿童补钙时应选用钙含量多、胃肠易吸收、安全性高、口感好、服用方便的钙制剂，但应关注婴幼儿（包括早产儿、低出生体重儿和营养性佝偻病患儿等）消化系统发育尚未成熟的生理特点。

以下是经国家药品监督管理局批准的常用钙制剂。在选择的时候不仅要注重口感，更重要的是含钙量以及溶解度等参数。例如：对于营养性佝偻病等需要较大量补钙的患儿，应尽量选用含钙量高、易溶的碳酸钙制剂；葡萄糖酸钙和乳酸钙含钙量较低，适用于已有一定量（但未达标）奶制品摄入的健康儿童（见表1-16）。

表1-16　常用钙制剂特点

通用名	含钙量（%）	溶解度	口感	其他成分
复方碳酸钙颗粒	40	易溶	淡柠檬味	络合钙、维生素 D_3
碳酸钙 D_3（片剂/颗粒剂）	40	难溶	无味、咸涩	含维生素 D_3
碳酸钙（片剂/颗粒剂）	40	难溶	无味、咸涩	无
葡萄糖酸钙（口服液）	9	易溶于热水	微甜	无
醋酸钙（颗粒剂）	25	极易溶于水	醋酸味	无
乳酸钙（片剂）	13	极易溶于热水	乳酸味	无

■ "WHEN"：什么时候补钙

有以下情况时就要考虑开始补钙了：①饮食摄入不均衡或者严重挑食的儿童，例如营养评估发现食物中钙和维生素 D 摄入不足，补钙量一般每日 200~400mg；②患有某些特殊疾病或者因为特殊饮食导致钙摄入不足的儿童，例如急慢性腹泻等；③钙需求量过大，比如短期内身高增长迅速的孩子，建议绘制成长曲线，记录每个月身高和体重。

■ "HOW"：儿童除了补钙以外还需注意什么

钙是骨骼构成的原料之一，但是构建骨骼还需要其他原料，因此，不能只是单纯补钙，还需要考虑骨骼的受力情况及维生素 D 等其他因素。

例如，长期卧床患者的骨密度降低，补多少钙也没有用，因为没有了重力和身体活动让骨骼受力，用进废退，出现"高钙低密度"的变化。可以通过测量骨密度来帮助判断身体是否缺钙。

除了基本的日常活动外，维生素 D 能帮助肠道中的钙沉积到骨骼当中，从而预防佝偻病。所以儿科学教科书和相关指南均建议从出生后立即开始补维生素 D（鱼肝油），一直补到 1 岁左右，或保证每日行日光浴 2 小时左右。但要注意婴儿晒太阳时不能包裹太严，否则皮肤就不能接触到阳光，无法合成维生素 D。无论是中国居民膳食指南还是美国儿科学会都建议婴儿从出生 2 周后开始，每日补充 400 单位维生素 D。中国的膳食指南中建议补充到 2 岁，美国则建议持续整个儿童青少年阶段。

 贴心药师

大家往往只知补钙的好处，却忽视了其潜在的风险，而有的不良事件可能是数十年后才体现出来。因此，不能盲目追求"补"，适可而止才是正确的选择。

《中国儿童钙营养专家共识（2019 版）》指出：一般而言，钙吸收率受机体钙营养状况的影响较大，机体钙营养状况差时，钙吸收率相对较高，反之，机体钙营养状况良好时，吸收率相对较低。

补钙并非补得越多吸收就越好。有研究表明：当钙的摄入量为每日 200mg 时的吸收率为 45%，而当钙的摄入量大于每日 2000mg 时，吸收率仅为 15%。

过量的钙会增加肾脏负担，干扰钠等元素排泄的平衡，对肾功能及肾的发育不利，还会增加肾结石的风险；同时，过量的钙也会减少铁和锌等营养素的吸收，缺锌导致生长迟缓，缺铁导致贫血；此外，还有可能发生钙碱综合征、肾结石、软组织钙化、便秘等。

同时也有研究发现补钙与某些疾病风险增加有关，一项包括 65000 余人的研究发现，补钙会轻度增加前列腺癌的风险。2010 年国际医学十大新闻之一：补钙会使心肌梗死的发病率增加 31%。

总而言之，儿童补钙任重而道远，家长们不能一味地盲补，应科学地评估孩子的每日进食钙量，对比指南推荐量，为孩子制订一个个体化的补钙方案。让我们为孩子们的健康加油助力，合理补钙吧。

儿童补充维生素 D₃

● 刘宣彤

前天有个宝妈朋友向我求助：她给她家 5 个月 7.5kg 重的闺女一次喂了 10 倍正常剂量的维生素 D₃ 滴剂。她觉得闺女最近晚上哭闹是因为缺钙引起的，闺女很爱这种草莓味的，每次都吃得发出"吧唧吧唧"的声音，自己觉得量不够，所以一次就多喂了很多，连续一周后又担心不妥。

她这么说完我也吓了一跳，这么小的孩子给了 10 倍剂量的药物可不是闹着玩的。而且她连续一周，每日都给了 10 倍的剂量。5 个月的小宝宝可以承受得了吗？会有什么不良影响？接下去该怎么办？

■ 问题

该药药品说明书【用法用量】每日的推荐剂量是 0.5ml（即 200U 维生素 D₃）。这位妈妈给予孩子的剂量是每日 5ml，即 2000U 维生素 D₃。这样的剂量对于 5 个月的孩子会不会中毒？

■ 思考

检索查阅文献发现：婴幼儿每日摄入维生素 D 2 万 ~5 万 U，数周之后可能会出现中毒症状。维生素 D 2 万 ~5 万 U 也就相当于维生素 D₃ 2 万 ~5 万 U。

这样推算，这个孩子维生素 D₃ 的用量远低于中毒剂量。

■ 回答

我又询问了孩子目前的状态，有没有维生素 D₃ 中毒症状：如恶心、呕吐、烦渴、多尿、食欲减退，这个孩子都没有出现。

最终我给这个宝妈的回答是：服用的剂量并没有达到中毒剂量，并且孩子也没有发现维生素 D_3 中毒的症状，但以后不要随意给孩子加大剂量补充维生素 D_3。

贴心药师

（1）指南推荐对于健康 1 岁以下婴幼儿每日补充维生素 D 400U 即可。

（2）1 岁以上儿童补充的剂量，国内指南已经更新到预防剂量为每日 400~800U，1 岁以上 2 岁以下儿童如果科学晒太阳，可以按照国外指南推荐，不额外从药物中补充维生素 D；也可以按照国内指南补充 400U 至 2 岁。

（3）晒太阳的时间：建议晒太阳的时间是 10:00~15:00，我们黄皮肤人种晒太阳时间大约在 30 分钟以上，西藏地区可能需要晒 1 小时以上。季节上，冬天建议儿童每日室外活动 2 小时以上。再记住晒太阳的地点：空旷、没有高楼遮挡的树荫下或向阳的屋檐下。

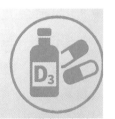

阳光直晒　　奶制品、鸡蛋及红肉　　富含脂肪的鱼　　膳食补充剂

图 1-36　如何补充维生素 D_3

如何给孩子喂药

● 李瑛瑛

您是否曾因为生病的孩子不肯吃药而心急如焚？

您是否有过给孩子强行灌药后反而引起孩子呛咳呕吐的糟心经历？

如果您有过上述经历，那么这篇文章或许可以给您一些帮助。

■ 喂药人的选择

孩子一生病全家就乱成一团，孩子的哭闹，父母的紧张再加上爷爷奶奶的焦急，孩子是可以感受到父母以及周边人情绪的，如果家长有一个淡定平和的情绪，孩子对药品的接受度会高些，喂药也容易些。

给孩子喂药，首先要确认喂药人的理解能力和执行能力，注意判断家中老人是否真正理解了医嘱。经常听到妈妈们抱怨：家里老人把 1/4 片喂成 1 片；把掰好的 6 个半片全部喂进去，妈妈上班前喂了药，不一会儿家里的老人又给孩子喂了一次药等。

所以家长尽量全过程亲自喂药，药品不是食品，更需要谨慎的态度。

■ 喂药误区

误区 1：强行喂药

捏鼻子、捏脸颊、压舌头，在孩子哭闹、挣扎等毫无准备的情况下，直接将药倒入咽部，这些都可能导致药物误入气管发生呛咳，导致吸入性肺炎的发生，甚至可能会堵塞呼吸道，引起窒息危及生命。

在喂药过程中，如果发生呛咳，应立即停止喂药，抱起宝宝轻轻拍后背，以免药液继续呛入气管。

误区 2：哄骗喂药

有的家长为了哄孩子吃药，骗孩子说药是好吃的"糖"，其实，这样做更容易埋下安全隐患，孩子会趁家长不注意偷吃药！家长应如实告诉孩子："这是药，是用来打败身体里的小怪兽的，不能乱吃的。"从而避免误食药物造成的严重事故。特别注意那些为了提高孩子用药依从性而设计的水果味的药物。

对于所有年龄的儿童在服药时的配合，都应该给予积极鼓励和表扬，并适当给予孩子喜好的奖励。家长如果承诺奖励，一定要兑现，防止孩子由于家长没有兑现而形成下次吃药的抵触心理，也对家长丧失信任。

■ 喂药前准备

看

看说明书、医生处方，确认药名、药品质量、所需剂量、服药间隔、给药途径。

核

要求每一次喂药前都要进行核对。因为孩子生病时家长的焦虑、疲惫可能会记错、喂错药物。

洗

双手和所需的喂药辅助工具都要清洗干净备用。

辅助工具

奶瓶：新生儿、小月龄宝宝，将药物兑温水装于奶瓶中喂。

汤匙：将小药片兑少量温水溶解在汤匙中一次送服。

药杯：大龄儿童学着自己服药。

喂药针筒、滴管：可以将药液装入其中贴着面颊喂入，这样可以降低舌头对异味的敏感度，也可以防止呛咳。

根据自己孩子习惯、喜欢的辅助工具进行辅助喂药。

预备

准备好所有药品，放在喂药人容易拿到的地方，吃完一种药马上能切换到另一种药。许多爸妈第一次给孩子喂药时没有经验，吃好一种再去准备另一种药，孩子就不耐烦了，会增加喂药的难度。

同时温水、纸巾，还有哄娃玩具也要提前准备好。

■ 喂药技巧

婴幼儿及不能吞咽药片的儿童

用毯子或大毛巾约束孩子的胳膊和腿，抱于怀中，托起头部成半卧位。用拇指和食指轻轻按压孩子双侧颊部，使口张开，用小勺或喂药器慢慢将药液从嘴角灌入，一次给予少量（1~2ml）药物，直至咽下。或者药液装在空奶瓶中吮吸。

喂药后，继续喂水20~30ml，将口腔及食管内积存的药物送入胃内，同时帮助孩子减轻残留的药味。

较大的儿童

首先鼓励其自己吃药。对于年龄较大的儿童，父母们应鼓励其主动吃药，耐心地告诉孩子，药物可以战胜疾病这个恶魔，服药后就可以同从前一样和小朋友在一起玩了，从心理上消除孩子对药物的恐惧。

必要时强制喂药，用拇指及食指紧按两颊，使上下颌分开，将匙留在上下牙之间，直至将药咽下为止。

不应将药物交给较大患儿让其自己掌握，以免发生误服或隐瞒不服的情况。

■ 儿童用药剂量的计算方法

儿童，特别是新生儿，对药物的反应不同于成年人，因此儿童用药剂量较成年人更需准确。首先应按药品说明书推荐的儿童剂量用药，如说明书无儿童剂量，可根据儿童年龄、体重、体表面积及成人剂量换算。其计算方法有以下 3 种：

按儿童年龄计算

（1）一岁以内剂量 =0.01×（月龄 +3）× 成人剂量。

（2）一岁以上剂量 =0.05×（年龄 +2）× 成人剂量。

这种方法不太实用，适用于对剂量要求不太精确的药物。

按儿童体重计算

（1）每次（日）剂量 = 儿童体重 × 每次（日）药量 /kg。

此方法科学方便，为临床常用。

（2）儿童剂量 = 成人剂量 × 儿童体重 /70kg。

此方法对年幼儿剂量偏小，对年长儿尤其是过重儿剂量偏大。

按体表面积计算

（1）药品说明书按体表面积推荐儿童药量：

儿童剂量 = 儿童体表面积（m^2）× 每次（日）剂量 /m^2。

（2）药品说明书未提供按体表面积推荐儿童药量的，可以按以下公式计算：

儿童剂量 = 成人剂量 × 儿童体表面积（m²）/1.73m²。

按体表面积计算最为合理，适用于各个年龄段的儿童，适用于安全范围窄、毒性较大的药物，如抗肿瘤药、激素等。

为方便患者快速得出不同年龄阶段的儿童体重与体表面积（BSA），省去计算的麻烦，我们根据体表面积计算公式 BSA（m²）=0.035（m²/kg）× 体重（kg）+ 0.1（m²）得出一览表，体重超过 30kg 的儿童，体重每增加 5kg，BSA 增加 0.1m²；体重超过 50kg 时，则体重每增加 10kg，BSA 增加 0.1m²（见表 1-17）。

表 1-17　儿童年龄、体重与体表面积

年龄	体重（kg）	体表面积（m²）	年龄	体重（kg）	体表面积（m²）
出生	3	0.21	10 月龄	8.5	0.40
1 月龄	4	0.24	11 月龄	9	0.42
2 月龄	4.5	0.26	12 月龄	10	0.44
3 月龄	5	0.27	2 岁	12	0.52
4 月龄	5.5	0.28	3 岁	14	0.59
5 月龄	6	0.31	4 岁	16	0.66
6 月龄	6.5	0.33	5 岁	18	0.73
7 月龄	7	0.35	6 岁	20	0.80
8 月龄	7.5	0.36	7 岁	22	0.89
9 月龄	8	0.38	8 岁	24	0.94
9 岁	26	1.00	14 岁	40	1.33
10 岁	28	1.08	15 岁	45	1.43
11 岁	30	1.15	16 岁	50	1.50
12 岁	33	1.19	17 岁	55	1.55
13 岁	36	1.26	18 岁	60	1.60

■ 喂药注意事项

（1）应使用儿童药品（专用剂型和规格），严格按照说明书用法用量使用，避免将成人药品随意减量给儿童使用。

（2）对于液体口服制剂，在提供的量器中一般不要加其他任何药物或食物（如牛奶或果汁），除非医嘱允许，以免产生相互作用或影响剂量准确性。

（3）部分药品不能用热水服用：助消化的酶类（多酶片、酵母片等）、活疫苗（脊髓灰质炎减毒活疫苗等）和含活性菌类（妈咪爱、合生元等）等。

（4）新生儿需要温水稀释才能服用止咳糖浆，由于止咳糖浆中糖分太高易引起新生儿尤其是早产儿肠道内高渗透压而损伤肠黏膜，甚至引起肠坏死。

（5）如孩子哭闹导致呕吐时，如果看到喂进去的药立马被吐出，应及时适当补服适量药物。但如果呕吐发生在药品已经基本吸收后，不需要补服药物，具体药物吸收时间不同，需要咨询药师。

（6）喂药时间一般选择在饭前 0.5~1 小时，对胃肠道有刺激的药物宜饭后 0.5~1 小时服，因喂药哭闹后不宜马上喂奶，以免引起呕吐。

（7）许多药厂为了方便儿童服药，生产了具有水果香味的口服药剂，家长可以选用。喂药后放到儿童不能拿到处，防止当作零食误服。

（8）药品不同剂型服用方法：普通片剂可以剪成小片或溶解为药液喂服，特殊的剂型应该先咨询医师或药师是否可以碾碎，例如肠溶片、缓释片、控释片就不能碾碎；咀嚼片可咀嚼后吞服；口服滴剂可用滴管量取，直接服用；口服溶液可用量杯量取直接服用或是用水送服；混悬液需摇匀后服用；干混悬剂或颗粒剂要用温水调成混悬液服用。

贴心药师

注意果汁与药物相互作用

很多家长为了让孩子吃药，常用果汁配药服用。许多水果（如葡萄、柚、蓝莓、石榴、苹果）的果汁中含有黄酮类化合物及其他成分，可能会影响某几类药物的生物利用度以及人体代谢过程中多种酶或转运蛋白的活性。

这里特别指出西柚汁，西柚中的某种成分可抑制肝药酶，从而使其他经肝药酶代谢的药物代谢减慢，血液中药物的浓度增加，当血液里药物浓度超出正常水平，药物不良反应也相应增强，对人体十分危险。

因此，服药期间能否服用果汁，一定要慎重，注意看药品说明书，不确定的时候应该及时咨询医生或者药师，千万不能因为孩子怕苦就随便用果汁配药服用。

儿童药品正确保存

张金

儿童免疫力较低，患病的概率也更高，有孩子的家庭，多多少少会储备一些常用药品。儿童药品常见的剂型有糖浆剂、溶液剂、混悬液、颗粒剂、栓剂等，在保存方面与常见的口服片剂有一定区别。

■ 儿童药品存放要点

远离儿童

将药品放在儿童拿不到的地方，最好加锁保存，以免误服。

不要丢弃药品说明书

家庭药箱中的儿童用药有很大一部分是家长自行到药店购买，甚至通过海淘购买的，因此在给儿童用药前务必仔细阅读说明书。它不但介绍了药品的用法用量，还写明了用药期间可能出现的副作用，以及药品的保存方法，如随意丢弃，等到急用时则需重新购买。

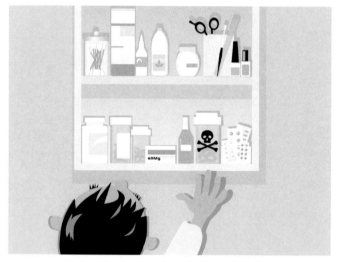

图 1-37　药品放在儿童拿不到的地方

■ 儿童药品常见剂型保存方法

糖浆剂

糖浆剂是含有糖分的口服制剂，一旦开封就失去了密闭的无菌环境，容易滋生细菌而发生变质，因此开封后不宜久放。在服用糖浆剂时，切忌把糖浆剂瓶口直接与嘴接触，否则容易受口腔细菌污染而变质。如配有剂量滴管，每次使用后都必须清洗干净、晾干后再放入糖浆剂中。不建议用滴管取药后直接喂进孩子嘴里，然后再将滴管伸进药瓶取一次接着喂，这样会将口腔中细菌带入药瓶，污染整瓶药液。糖浆剂在未受污染的情况下，可以室温保存1~3个月，一般冬天不超过3个月，夏天不超过1个月。短时间内不再服用，也可放置在冰箱中冷藏（2~10℃）贮存。再次服用时，需对着光线观察药液是否依然澄清，如出现大量气泡、絮状混悬物、沉淀物、变色、结晶或闻及异臭、酸败等，则不能再服用。

口服溶液、混悬液

口服溶液、混悬液便于分剂量，是儿童药品常见剂型。通常配有剂量滴管，每次使用后都必须清洗干净、晾干后再使用。不建议用滴管取药后直接喂进孩子嘴里，然后再将滴管伸进药瓶取一次接着喂，这样会将口腔中细菌带入药瓶，污染整瓶药液。在未受污染的情况下，可以室温保存2个月。短时间内不再服用，也可放置在冰箱中冷藏（2~10℃）贮存。再次服用时，需要观察药品性状是否发生变化，如变色、变味则不可再服用。可对着光线观察溶液剂药液是否依然澄清，混悬液久置后出现沉淀、分层是正常现象，服用前摇匀即可。

颗粒剂

颗粒剂通常都有独立包装，放在阴凉干燥处保存即可。但儿童尤其是婴幼儿，常常单次服用量不到一包，剩下的颗粒剂开封后容易受潮，可放置在密封袋中按照说明书的要求，放置在阴凉干燥处保存，最长不超过1个月，如出现吸潮、变色、结块等现象就不可再继续使用。

栓剂

儿童药品常见的栓剂为退热栓，如右旋布洛芬栓、对乙酰氨基酚栓等。栓剂必须贮存于阴凉处。在天气炎热时，栓剂会变软而不易使用，在保证药品包装完好的情况下可将其放入冰箱、凉水杯或流动的凉水中几分钟，直到变硬为止。使用前请认真检查药品，如过期或已开始整体溶解均不宜使用。

退热贴剂

退热贴通常是独立包装，室温下贮存，也可放入冰箱冷藏（不可冷冻），效果更佳。注意避免高温，应在阴凉、避光、儿童不易触及的地方贮存。退热贴里含有大量水分子，开封后应尽早使用。

"聪明药"能使孩子更聪明吗

● 刘宣彤

A："唉，又要考试了。学习好难啊，听说现在有一种聪明药，吃了之后学习效率特别高，真想吃一片试试。"

药师："千万不要尝试，不要和魔鬼做交易。"

"聪明药"主要包括三个药：哌甲酯、苯丙胺、莫达非尼。

哌甲酯

也称哌醋甲酯，是治疗注意缺陷多动障碍症（ADHD），也就是俗称"多动症"的药物。哌甲酯只能通过兴奋中枢来提高注意力，却不能增进人的记忆力和分析能力。长期滥用会导致明显的耐受性和精神依赖，并伴随不同程度的行为失常。长期滥用后停药也可能发生严重的抑郁症。

需要特别注意的是，哌甲酯只能由专科有资质的医生开处方购买。每张处方也有一定的数量限制。欺骗医生或私自到黑市购买哌甲酯可构成违法行为，大家千万不要以身试法。

苯丙胺

这个药物更加了不得，苯丙胺是安非他命的化学名称。有人会问，安非他命是什么，它是一种中枢兴奋药及抗抑郁症药。具有成瘾性。只要改变一点点安非他命的化学结构，它就变成了冰毒。

莫达非尼

莫达非尼是一种觉醒促进剂，主要用于治疗发作性睡病。它可以缩短睡眠时间，延长觉醒时间，从而延长学习、工作时间。在军事领域也有所使用，比如一些需要长期清醒的岗位，如飞行员、观察兵等。虽然莫达非尼能够促进觉醒，缩短睡眠时间，但身体本身需要一定的睡眠、休息时间。长期剥夺睡眠，生物钟规律紊乱，会引起情绪不稳、抑郁、狂躁、焦虑等精神症状。

■ "聪明药"并不使人聪明

看看，这三个"聪明药"并不能使人变聪明，反而有可能使人深陷泥潭，不能自拔。

现在很多家长为了让孩子提高成绩，不惜高价在网上或者托人从海外代购这些"聪明药"，最终的结果往往是孩子的精神和身体都被毁掉了。不禁让人唏嘘。

其实这些"聪明药"在真正需要它们治疗的人眼中是救命的，但因为被无知的人滥用，使得这些药物购买难上加难。药品本身无罪，有罪的是人性的贪婪。

聪明药，始终只是一个虚构世界中的幻想。劝大家不要被谣言诱惑，想要学有所成，还是要靠自己努力。

白血病患儿高锰酸钾坐浴

● 杨木英

高锰酸钾是一种非常便宜且用途广泛的药。我在门诊药房 20 年了，有听过把这药误服入口导致食管灼伤溃疡的，有听过屁股被灼伤的，也有听过用后皮肤变成黄褐色就不敢使用。问的最多的是该药怎么配制，怎么使用。

白血病患儿在进行化疗时，抵抗力会下降，而肛门是机体排泄秽物的出口，由于肛门周边多为皱褶，为细菌的隐藏创造了有利条件，此处若出现微小的破损或护理不当，便可引起肛周感染，甚至肛周脓肿，家长们千万不要忽略患儿阴部和肛周的护理。医生们常会交代用一些药物来治疗或预防感染，常见的就是高锰酸钾。

■ 如何正确使用高锰酸钾

记住：这种药只能泡成稀溶液外用，千万不要被孩子误服入口或直接接触皮肤、黏膜。这种药具有强氧化性，会灼伤皮肤和黏膜的，药粉也千万不要溅入眼睛！

有糊涂的监护人把药品放入水中后没用筷子搅拌均匀就让孩子屁股坐下，还没化开的高锰酸钾片粘在屁股上，把孩子的屁股灼伤了。

有的家长走了极端，担心灼伤皮肤只放一小粒结晶颗粒，以致于浓度太稀达不到杀菌抑菌的作用。

科学、正确地使用高锰酸钾应做到以下几点。

选择合适剂型

最常用最便宜最好用的是高锰酸钾外用片剂，也有颗粒剂，但片剂比颗粒剂好用，容易掌握配制的方法。

注意片剂的规格：有每片 0.1g 和每片 0.2g，为黑紫色结晶体。

正确保管

高锰酸钾是强氧化剂，注意密封保存并防潮，不可和乙醇、糖、碘、甘油等混在一起，以防爆炸和燃烧。

正确取药

取时应保持干燥，以免手或接触物被氧化，氧化后产生的褐色斑会逐渐淡去，不需要特殊处理，也可用维生素 C 或过氧化氢拭去。同样，坐浴后屁股也会变成黄褐色，不用担心，也不需要特殊处理。

单独使用

如果与别的药物放在一起泡水使用，会让别的药物氧化失效的，要单独使用。

现配现用

每次临用前才配制，并且要等药品完全溶化后再使用。新鲜配制的液体为均匀的紫红色。一般放置 2 小时后水溶液变成褐色或砖头色，即失去效力，不可再用。加温后会迅速失效。

正确配制

临用前配制成 1∶5000~1∶4000 的溶液。

每片 0.1g：取 1 片加 40℃的温水 400~500ml。

每片 0.2g：取 1 片加 40℃的温水 800~1000ml。

有一个聪明的家长用矿泉水瓶当量杯，装上温开水加入药品摇匀，观察药品完全溶解了再倒入盆中给孩子坐浴，既准确又方便。

药液量

如果是坐浴，需要看坐浴盆的大小以及孩子屁股的大小，以配制后的溶液能够没过会阴部和肛门为宜。

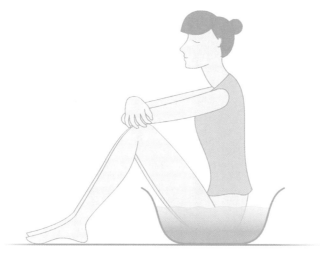

图 1-38　坐浴的方法

使用方法

视病情每日可坐浴 2~3 次，在每次大便后以及睡觉前坐浴 15~30 分钟。坐浴时间太短起不到很好的效果。

但如果过了化疗的危险期，患者恢复免疫力后不主张长期自行使用，因为会阴部和肛门处都有自己特定的正常菌群，长期用药液坐浴清洗反而打破固有菌群平衡，容易感染或产生不舒服的感觉。

■ 高锰酸钾坐浴常见问题

问题 1：无法坐浴怎么办

如果因为病情虚弱，不能起身坐浴，监护人可以将泡好的药液用纱布湿敷肛周或会阴部 15 分钟，或者用注射器反复冲洗肛周也是可行的护理方法。

问题 2：已经有溃疡了怎么办

可以用复方紫草油或磺胺嘧啶银软膏外涂。具体的用药注意事项参见本书的"烫伤烧伤后的用药不可掉以轻心"那一部分。

问题 3：用后肛门周围皮肤干燥开裂怎么办

由于高锰酸钾溶液长期反复应用，易导致肛门周围皮肤干燥、开裂，为了避免出现此情况，可在高锰酸钾坐浴后加用马应龙痔疮膏外涂，由于马应龙痔疮膏具有消肿、解毒、收敛、止血、去腐生肌、抗菌消炎等作用，油性物质又可以很好地对肛门周围的皮肤产生湿润作用并形成一层保护膜，作用时间更持久、恒定。

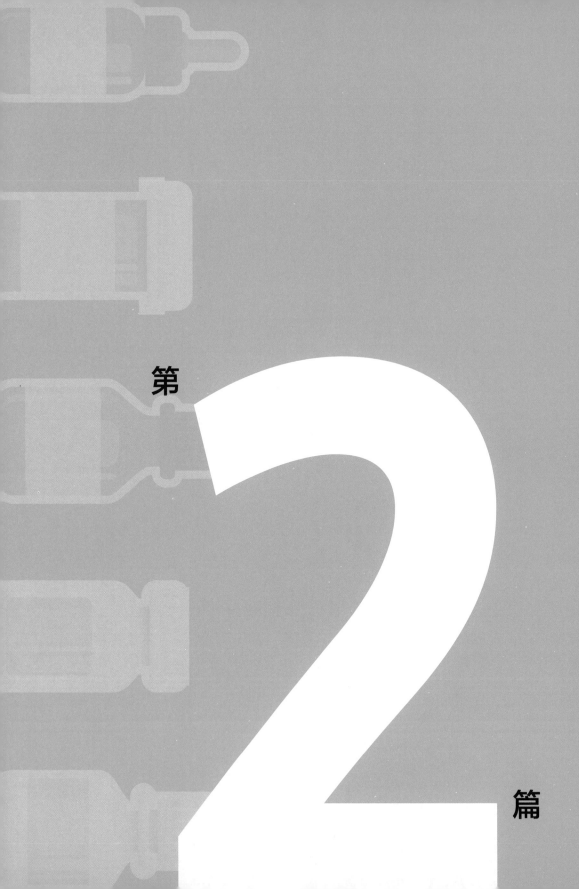

第 2 篇

见『剂』行事：

不同剂型的药物各有用法

第一章

口服剂型

不同的口服药，服法各有讲究

● 吴雪梅

口服药给药方便、经济、安全，是最常用的给药剂型。不同的口服剂型有不同的给药注意事项，掌握正确的口服给药方法可提高疗效，避免药物治疗失败。

■ 普通片剂

普通片也叫素片，可以掰开或研粉服用，通常用150~200ml水送服即可，饮水太多会稀释胃液，加速胃排空，一些需要在胃部发挥作用的药物或在胃部吸收量较大的药物可能受到影响。

■ 包衣片

包衣片指在普通片外包了一层糖衣或薄膜衣（多为高分子材料）。包衣后不仅可以增加药物的稳定性与掩盖不良的味道或气味，并且能改善外观，方便服用。一般应整片吞服，特殊情况下嚼碎服用会破坏包衣材料或药片的内部结构，可能加重药物对胃的刺激。

■ 多层片

多层片中每层的组分或配方不同，有的是为了隔开不同药物，增加稳定性，避免相互作用；也有的是分别含有速效和长效作用的不同成分。因此，服用时应整片吞服。

■ 缓、控释片与肠溶剂型

详细的内容请查阅第 189 页"注意口服药中的特殊剂型"。

■ 泡腾片

一般宜用 100~150ml 凉开水或温水浸泡，待药片完全溶解、气泡消失后再饮用。严禁直接服用或口含。药液中出现不溶物、沉淀、絮状物时不宜服用。泡腾片特别适合儿童、老人及吞服药片有困难的患者。

■ 口崩片

服用口崩片时，将药片置于舌上用唾液润湿，药片可迅速崩解，崩解后随唾液吞服或以少量温水送服即可。

■ 分散片

加温开水分散后形成混悬液即可饮用（一般在水中 3 分钟即可崩解分散），也可咀嚼、掰开、口中含服或直接吞服。

■ 咀嚼片

在口腔内充分咀嚼后用少量温开水送服。需要嚼碎的药物包括各种咀嚼片，如铝碳酸镁片（达喜）、复方氢氧化铝片（胃舒平）等。部分药物在急救时可嚼碎后使用，如硝酸甘油片用于心绞痛急性发作时嚼碎后舌下含服；阿司匹林肠溶片用于急性心肌梗死时需要捣碎或嚼碎后服用。

■ 胶囊

胶囊壳遇水会变软变黏，服用后易附着在食管壁上，造成损伤甚至溃疡，所以送服胶囊时要多喝水，饮水量最好不少于 300ml，以保证药物送达胃部。此外，咽下时应稍稍低头，促进胶囊更顺利地服下。

■ 合剂、混悬剂和乳剂

溶液型的合剂、混悬剂和乳剂在服用前需摇匀，以免成分分布不均，影响用药效果；干混悬剂在临用时需加水振荡形成均匀的混悬液或溶液后再服用。

■ 颗粒剂、干混悬剂

将药品倒入杯中，加入适量温开水，摇匀后口服，注意把底部的药品溶解完全后再服用，保证剂量的准确性。根据说明书，部分颗粒剂也可直接入口吞服，但要注意防止呛咳。部分含糖的颗粒剂，适当提高水温可以促进颗粒剂溶解得更完全。

■ 滴剂

使用前摇匀，根据剂量表用刻度滴管量取后直接服用，也可加入水中或说明书允许的液体中混匀后服用。使用后注意清洗滴管。

使用滴管量取药液时，应注意视线与药液的凹面齐平，药液凹面所指示的剂量为准确剂量。

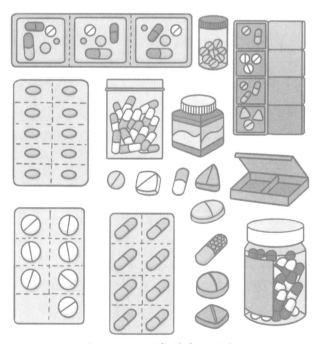

图 2-1　不同类型的口服药

注意口服药中的特殊剂型

● 吴雪梅

老王最近被诊断为高血压，医生开了硝苯地平控释片，服药后血压得到了较好的控制。不过在一次排便时，老王无意中发现，在粪便中竟然有一粒药片，他很是担心，跑来咨询药师："你们医院卖的药是不是假药啊？我怎么在大便里发现一粒药片，这药会不会没吸收啊？"

那么老王服用的究竟是不是假药呢？什么样的药品会出现这种情况呢？

想要回答这个问题，我们首先要了解口服药中几种比较特殊的剂型，包括缓释、控释剂型以及肠溶剂型。

■ 缓释和控释剂型

缓释剂型与控释剂型指可以缓慢释放药物或者控制药物释放速度的一类剂型，包括渗透泵型、膜控型、骨架型、胃内漂浮控释剂型、缓释胶囊、缓释微丸等。

这类剂型减少了患者的服药次数，同时维持了血药浓度的稳定性，可以提高患者依从性，从而增强药物治疗效果。

■ 缓释剂型与控释剂型种类

双层渗透泵控释片

故事中的案例说的是渗透泵型控释片。这是一种特殊的剂型，其外壳是不溶解的，正是这层不溶解的外壳，使药片会在粪便中出现。它的下层为吸水后会膨胀的推动层，可以推进药物从激光打出来的释放小孔中缓慢持续地释放出来。

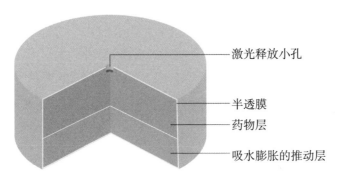

激光释放小孔

半透膜
药物层
吸水膨胀的推动层

图 2-2　双层渗透泵控释片

图 2-2 是临床上常用的渗透泵型控释片的结构图，主要由以下几个部分组成：

半透膜：半透膜由不溶性高分子材料制成，上面分布着一些极微小的孔洞，水分可以通过小孔，进入药片中。

释药孔：药厂通过激光或机械方式，在半透膜上制成大小适宜的释药孔，药物可以通过这个孔道释放出来。

助推剂：这部分含有渗透活性物质，遇水后可膨胀进而产生较高的压力，推动上层的药物通过释药孔释放。

含药层：主要是药物，遇水后可溶解或形成药物混悬液。

由于半透膜不能溶解，服药后就会形成不可吸收的外壳，因此当药物缓慢释放并被人体吸收后，完整的药片中填满了膨胀后的助推剂，这个不含治疗药物的空药片可能在粪便中出现。这就是患者老王在粪便中发现药片的原因。

为什么不建议咀嚼或者研碎这种双层渗透泵结构的药片？

多数的缓控释制剂的药量是普通制剂的两倍以上，通过缓慢释放药物可以减少服药次数。

例如硝苯地平普通片的用法是一天 3 次，一次 10mg，而做成的控释片，每一粒就含有硝苯地平 30mg，一天只要服用 1 次，一次 1 粒就可以了。如果研碎服用等同于 30mg 的药量一下子释放出来，致使血中的药物浓度过高，进而导致血管过度扩张并引起低血压，这是非常危险的。

薄膜包衣的缓释剂型

薄膜包衣的缓释剂型是通过控释膜来控制药物的扩散释放速度。如果这种控释膜被研碎或者破坏，也会导致一次的药量过大，无法达到药物稳定释放、持续作用的效果。

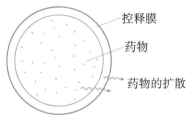

控释膜
药物
药物的扩散

图 2-3　薄膜包衣的缓释剂型

亲水凝胶骨架片

其组成包括药物颗粒、亲水基质以及润滑剂等。其中亲水基质非常重要，不同类型的亲水基质具有不同的黏度，如不同黏度的羟丙甲纤维素按一定的比例配制后可以使药物获得较为理想的释放速度，进而缓慢释放药物，起到长效的目的。

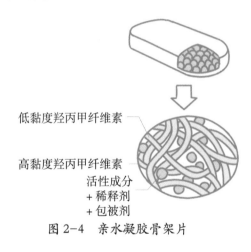

低黏度羟丙甲纤维素

高黏度羟丙甲纤维素
活性成分
＋稀释剂
＋包被剂

图 2-4　亲水凝胶骨架片

缓释微丸压制的缓释片

由缓释微丸压制而成的缓释片含有数百个至数千个微丸，每一个微丸都是独立的，具有恒速释放的特性。

当药片接触到液体崩解后，药片中的这些微丸就分散到胃肠道巨大的表面上，并以几乎恒定的速度释放。

服用该剂型后，可使血药浓度平稳，作用时间延长。此外，服用该剂型时可以掰开服用，但是不能咀嚼或者压碎药片，以免破坏微丸的缓

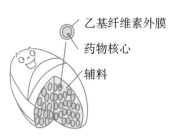

图 2-5　缓释微丸压制的缓释片

释作用。

含几种不同释药速度的小丸

有些微丸型胶囊中含有几种不同释药速度的小丸，有些小丸可以快速释放药物，有些小丸则有缓释效果。这种剂型既可以快速起效，又有持续治疗作用，不仅减少了服药次数，还能够维持有效的血药浓度。

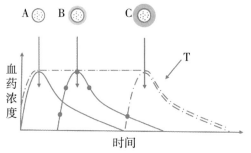

A. 不包衣小丸　B. 包较薄衣层的小丸　C. 包较厚衣层的小丸
T. A、B、C 相加的血药浓度 – 时间曲线示意图

图 2-6　含几种不同释药速度的小丸

贴心药师

缓释药物的服用方法

当看到药品名称中出现"缓释"与"控释"时，应特别注意服用方法。

首先，这类制剂都是不允许研碎服用的，研碎服用不安全。缓释、控释制剂一般价格比较贵，如果把这类剂型研碎后分剂量服用是不经济的。

其次，对于某些特殊疾病，如果需要根据个体情况精细调整给药剂量，则不宜选择缓控释制剂进行治疗。

最后，当病情急性发作时，应选择普通剂型治疗。多数缓控释制剂中不含有速释的成分，所以不适合用于疾病的急性发作或者需要紧急控制的疾病。

■ 肠溶剂型

所谓肠溶，可以理解为药物在肠道中崩解释放。众所周知，人体的胃液是强酸性的，而肠液是碱性的。

肠溶剂型是指用肠溶的聚合物处理胶囊壳或者填充物，使胶囊或者内容物在酸性的胃液中不崩解不释放，但能够在碱性的肠液中崩解并释放活性成分。

这样处理可以避免某些药物被胃酸破坏，或是避免药物对胃黏膜的刺激。此外，需要在肠道中发挥治疗作用的药物，也可以做成肠溶剂型。

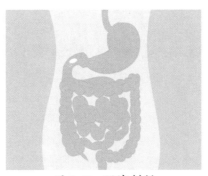

图 2-7　肠溶制剂

肠溶制剂分类

最常见的肠溶制剂是肠溶胶囊和肠溶片。

胶囊的外壳或者片剂的外壳是用适宜的肠溶材料制备的，服用时必须整粒吞服，不能掰开或者破坏外壳。

肠溶制剂中还有一种特殊的类型叫做肠溶微丸胶囊，外面的胶囊壳是普通的外壳，里面的颗粒或者小丸是使用肠溶材料处理过的。服用的时候可以打开外胶囊，倒出微丸吞服，但是不可以咀嚼或者研碎小微丸。

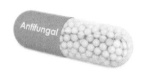
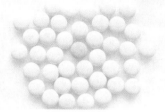

图 2-8　肠溶胶囊和肠溶片

贴心药师

　　大家在服用药物时，应特别注意肠溶、缓释、控释型制剂正确的服用方法。这类药的共同点是不能把胶囊与药片碾碎或者咀嚼服用，否则会破坏这些特殊的制剂工艺。如此，不仅起不到肠溶、缓释、控释的效果，还可能导致严重的后果。

　　至于能不能把胶囊打开，倒出胶囊里面的颗粒服用，或者是否可以沿着药片的刻痕掰开服用，需注意看说明书的"用法用量"项，因为不同厂家或不同品种，其制剂工艺和原理是不同的。如果患者无法从药品说明书获取相应药品制剂的信息，可咨询药师或厂家，了解服药的注意事项，以期掌握相应剂型正确的服药方法。

舌下吸收的剂型

● 杨木英

　　这天，杨药师正一边剥着板栗往嘴巴塞，一边看热播电视剧《大明风华》。演到刺杀朱棣那一幕，孙愚给每个人一颗小药丸。说道："来，都过来，把这药丸含到舌头下面，碰到紧急关头，把它吞下去，三步之内，就会没了心跳。"

这句话的药学专业问题可是漏洞百出呀！

解释一下：一个药丸含在舌头底下经历刺杀者埋伏、搏斗的过程，不被吞下、咀嚼、意外吐出，可见这含药者"功力非凡"。关键是药丸在舌下这么长时间不被融化崩解，肯定崩解度是极差的，或者就是药丸外壳经过了特殊处理，如裹了一层蜡，让药丸不被崩解。可这么"坚固"的药丸被吞下去，不到三步，就立马起效让含药者没了心跳，前后矛盾呀。所以台词中补一句"咬碎药丸"或许会更合理些。

再说说平时大家吞下药丸后药物起效的过程，药丸要先经过食管到达胃，多数药物还需要经十二指肠（小肠的起始部位）到达小肠才能被肠黏膜吸收进入血液循环，而后到达靶器官（比如本电视剧中的心脏）发挥作用。其间药丸首先要崩解成小颗粒，再溶解后被吸收入血，如此漫长的"路程"岂是走三步的时间就能完成的？

杨药师如果是导演，会把台词改为："碰到紧急关头，咬碎药丸，含于舌下，三步之内，就会没了心跳。"

大家对着镜子翘舌，会发现舌头底下以及颊部分布着非常多深颜色的"小树枝"，这些"小树枝"就是血管，包括舌深静脉和舌深动脉。有的药物可以通过舌下黏膜和颊部的毛细血管吸收入血，进入颈静脉和上腔静脉，通过心脏泵入全身血液循环发挥作用。

舌下或颊部对药物的吸收速度很快，直接入血，一般 3~5 分钟即可起效。由于药物不经过肝脏即可到达靶器官，既不会被肝脏的代谢酶破坏或代谢，也不会被胃酸和消化酶破坏。

舌下给药是一种特殊的给药方式，只有少数的药物采用这种给药方式会有作用，常见如紧急降压的硝苯地平，缓解心绞痛急性发作的硝酸甘油，止痛的丁丙诺啡，还有治疗粉尘螨过敏的粉尘螨滴剂以及复方丹参滴丸、速效救心丸等。

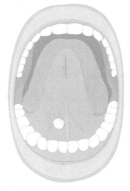

图 2-9　舌下给药

■ 舌下给药的具体步骤

先喝几口水润湿干燥的口腔或直接把药放入舌下。

对于药片或滴丸，先咬碎再放入舌下，药物疗效会更好。舌下滴剂或舌下喷雾剂，可直接对着舌下滴入或喷入医嘱剂量。

用药后需闭嘴，同时尽可能在舌下或颊部长时间地保留一些唾液以帮助药片溶解吸收。

含服时间至少 1 分钟，以保证药物充分吸收，含服时不吞咽药物，保持安静，不宜多说话。

含后至少 5 分钟不宜饮水、吸烟、进食、咀嚼口香糖等。

口腔黏膜瘙痒和刺激是舌下给药最常见的局部反应，通常在第一次给药后 10~60 分钟内发生，但无需过度担心，因为这些反应会随着持续的治疗逐渐减少，并会促使机体在 1~2 周内适应这种刺激。

知识加油站

硝酸甘油是心绞痛患者随身常备药品，也是最常见的舌下给药的药物之一。

给药方法：心绞痛发作时，可将 1 片硝酸甘油（0.5mg）或半片含于舌下，自然溶化，在还未完全溶化前不可将其咽下，否则影响疗效。由于舌下的毛细血管十分丰富，药物吸收很快，嚼碎后含于舌下，吸收会更快，故一般用药后 2~5 分钟即可见效，局部表现为麻刺感，心绞痛缓解。如果用药 5 分钟后仍然没有明显效果，可再加服 1 片，10 分钟后若疼痛继续存在，还可再加服 1 片。到 15 分钟时仍无明显效果者，应立即就医。

不可口服：硝酸甘油含服可立即吸收，生物利用度达 80%，但如果直接吞服因肝脏的首过效应，生物利用度仅为 8%，所以不可直接吞服，采用舌下给药才有效果。心绞痛缓解后，倘若口内仍然有余药，则应将其吐出。

注意体位：含服时患者最好采用坐位或半卧位的姿势，站着容易引起直立性低血压，出现头晕目眩甚至昏厥，发生摔倒等意外事件。

此外，建议患者服药后休息 15~20 分钟，再慢慢恢复活动。

注意副作用：初次使用者可先含服半片，观察服药后反应，确认其敏感性。常见的副作用是剧烈或持续性的头痛，通常服药后会立即发生，以及面部潮红、恶心、呕吐、出汗、眩晕、虚弱、心悸或其他体位性低血压的表现。症状轻微者，一般无需作任何处理；症状较重者，需进行对症处理。

防止变质：硝酸甘油的挥发性较强，遇光遇热都不稳定，平时应放在棕色玻璃瓶内，旋紧瓶盖，放在阴凉处（温度低于20℃）密封保存，或放在冰箱内保存。

携带时切勿放在贴身的口袋里，以免药物受到体温的影响而降低药效。随身携带备用的药物建议 3~6 个月更换一次。

每次取药时应快开快盖，取药后应立即将瓶盖旋紧，但反复开瓶盖会影响药物的有效期。同时，药物的有效期因不同的保管条件会有不同程度的缩短，所以不可遵照有效期。有文献显示置于棕色瓶的硝酸甘油片于冰箱冷藏，如果一周开瓶一次，那么 5 个月左右药物就会失效。因此，作为急救药品的硝酸甘油片，建议开盖后半年就丢弃，并重新再备一份。

此外，患者在购买和使用硝酸甘油时，也必须注意药物的有效期与药品的性状。如果硝酸甘油片是易碎的或舌下含服几分钟都不溶化，可能是药物的质量不符合要求。

其他在口腔作用的药物

● 杨木英

在我还没开始研究药物的时候，我也是个用药小白：

含片对我来说只是好吃的小糖果而已，咀嚼一下，在嘴巴周游一圈就吞下去了。或者把含片和香蕉一起咀嚼，发明出"药味香蕉"。

漱口水对我来说，就是"怪味消毒水"，用清水漱口或者吃点美味的零食来掩盖其怪味。

常见的在口腔发挥作用的药物有口腔含片、含漱剂、口腔溃疡贴膜等，可起到局部镇痛、消炎、杀菌的作用。

■ 含漱剂

含漱剂即老百姓常说的漱口水，在口腔或咽喉部位起着清洗、去臭、收敛、止痛和消炎的作用。

含漱剂常为水溶液，含少量甘油和乙醇，溶液中常加适量着色剂，以示外用漱口，不可咽下。有时剂量较大，可制成浓溶液，用时稀释；也可制成固体粉末，用时溶解。含漱剂要求微碱性，有利于除去口腔中的微酸性分泌物，以及溶解黏液蛋白。

含漱剂一般分为保健性和治疗性两种。保健性含漱剂口感比较舒适，主要成分是口腔清新剂，用于去除口臭、清新口气等；治疗性含漱剂如醋酸氯己定溶液、3% 硼酸溶液、复方硼酸溶液、呋喃西林漱口液、西吡氯铵含漱液、浓替硝唑含漱液等，有抗菌、消炎的作用。

含漱方法：含 5~10ml 含漱剂后保持仰头，使其在咽喉部停留 30 秒，然后在口腔内停留 1~2 分钟，并鼓动两颊，让含漱剂与口腔黏膜充分接触后吐出，不可咽下。每日含漱一般不少于 5 次，即晨起、睡前及三餐后进行含漱，每次含漱时间不少于 1 分钟，含漱前可用清水漱口使口腔清洁，含漱后数分钟内暂不饮水、进食，以免食物与药物发生中和作用，或饮水后影响疗效。

刷牙后不要立即使用洗必泰漱口水，因为牙膏中的表面活性剂会抑制洗必泰的抗菌作用。

■ 口腔含片

口腔含片主要用于治疗口腔炎、口腔溃疡、咽炎及喉炎等。含片含有在口腔中释放的药物成分，能起到缓解喉咙疼痛、止咳或抗菌的作用，如溶菌酶含片、西地碘含片、地喹氯铵含片、克霉唑含片。

还有中成药口含片，如金嗓清音丸、双黄连含片、西瓜霜润喉片等，有清热解毒、化痰利咽、消肿止痛的功效。

将含片置于口腔内含服。应让含片在口中缓慢溶解，含服的时间越长，局部药物保持作用的时间越长，疗效就越好，所以使用口腔含片时不应咀嚼，也不宜将药物直接吞服。

■ 喉部喷雾剂

喉部喷雾剂主要有金喉健喷雾剂、西瓜霜喷剂等，有清热解毒、消肿止痛的作用。喉部喷雾剂直接喷于溃疡处或喉部。使用粉剂的喷雾剂时，用前应振摇，同时避免将嘴对着喷口呼气，以免药物因呼出的潮湿气体而结块，导致药物难以喷出。将黏附在喉部的喷雾剂吞咽并没有害处，但如果出现胃部不适，则不要咽下。

■ 口腔溃疡贴膜或口腔溃疡散

口腔用膜剂常用的有复方庆大霉素膜、甲硝唑膜、地塞米松口腔贴片等，有抗菌、消炎、止痛的作用。

口腔溃疡贴膜使用时取略大于溃疡面积的药膜，贴于患处即可。口腔溃疡散喷于溃疡面。药膜敷贴后，如果舌尖或口腔黏膜处有轻微麻木的感觉，那是药物的正常作用，作用过后即消失。

地塞米松口腔贴片频繁应用可引起局部组织萎缩，由皮肤、黏膜等部位侵入的病原菌不能得到控制，可引起继发的真菌感染等，因此，对口腔内有真菌感染者禁用。

■ 凝胶剂

凝胶剂，常用的有重组人表皮生长因子凝胶、重组牛碱性成纤维生长因子凝胶、重组干扰素凝胶等，使用时遵医嘱要求涂于患处即可。

贴心药师

口腔或咽喉部位给药时应该注意，口腔溃疡贴膜、溃疡散、凝胶剂等使用前用棉签擦拭口腔内患处表面的分泌物及口水，可以提高药物与黏膜表面接触作用。这类药物在口腔局部作用的时间越长，效果就越好，较长时间地保留局部药物的高浓度有助于提高疗效。因此，建议用药后 30 分钟内不能用清水漱口，也不宜喝水或进食，否则会降低局部的药物浓度，进而影响治疗效果。

知识加油站

健康人的口腔里存在一些正常菌群，长期局部使用治疗性的药物如抗菌类药物，会引起口腔内菌群失调，不利于口腔健康，甚至引起味觉降低，抑制唾液分泌，造成口干、灼痛等不适症状。因此，口腔或咽喉部位的药物需要在医生的指导下有选择地使用，不能自行长期频繁使用。

对于口腔溃疡及慢性咽炎等疾病，不建议患者擅自使用口服或注射的抗菌药物，必须在医生指导下明确感染后使用，以免引起耐药及二重感染。

为了防止口腔疾病的发生，还应注意祛除各种诱发因素，保持口腔清洁卫生，规律作息，调节情绪，均衡饮食，戒除烟酒，避免食用刺激性食物，避免粉尘及有害气体，积极治疗鼻咽部慢性炎症，纠正便秘和消化不良，治疗全身性疾病以增强抵抗力，这些方面对防治口腔疾病发生同样重要。

如果口腔溃疡经久不愈、反复发作且溃疡处或口腔内组织有糜烂、硬化等情况，或者在身体其他部位，如颈、背部、生殖器附近也有溃疡发生，就一定要及时就医，不可自行诊断随意用药，以免耽误病情。

第二章

外用剂型

眼药水：别让它伤了您的眼

● 杨木英

有位患者和我聊起他得药物性青光眼的经历：几年前他得了结膜炎，医生开的是只能短期使用的含糖皮质激素的眼药水，他用几天后症状立马改善了。由于他是个电脑程序员，经常用眼过度，导致视疲劳，一不舒服他就上药店买这种自认为的"神奇眼药水"。久而久之，他眼睛越来越痛，写程序又是费眼神的工作，他痛苦万分。后来一查，眼压高了，被医生诊断为"药物性青光眼"。

■ 为什么会得药物性青光眼

含糖皮质激素的眼药水（如醋酸可的松、氟米龙、妥布霉素地塞米松、醋酸泼尼松龙等眼药水）只能短期用于对激素敏感的某些眼部炎症，这需要专业的眼科医生的诊断。长期滥用可能导致眼压增高、视神经损害、视野缺损、眼球穿孔等，甚至导致失明。

这位患者惨痛的经历告诉我们：不要凭自身的感觉随意购药和用药！同时，药店人员也要加强糖皮质激素的管理，包括糖皮质激素的眼用剂型。

建议所有使用糖皮质激素眼用制剂的患者都应该进行全面的眼科检查。

这是一个很常见的自我药疗的悲剧，但完全可以避免。

■ 眼科用药有哪些注意点呢

眼药水滴入的部位

患者头稍向后仰，眼向上看，用一只手的食指或中指轻轻将下眼睑往下拉，暴露结膜囊，形成一袋状，另一只手将药液滴入下穹隆的结膜囊内。

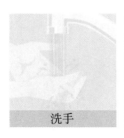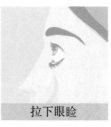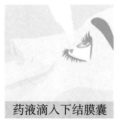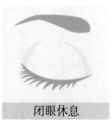

| 洗手 | 拉下眼睑 | 药液滴入下结膜囊 | 闭眼休息 |

图 2-10　眼药水滴入下穹隆结膜囊内

注意，不要将药瓶嘴接触眼睑或睫毛，也不要让药液直接滴入角膜（黑眼球），以免引起刺激导致眨眼，因为眨眼可能导致药液无法滴入，也会增加药液流失。

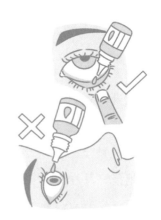

图 2-11　眼药水滴入的部位

眼药水滴入后还需注意什么

增加疗效：闭眼后轻提上睑，转动几下眼球，使药液充分弥散，闭眼休息 3 分钟。

若想增强疗效，还可以遵医嘱增加滴眼的次数，眼科急性炎症时，医生会交代患者，每 1~2 小时滴眼药水一次。

减少副作用：滴眼药水后在内眦部压迫鼻泪管 3 分钟。这样可防止药物进入鼻泪管，减少鼻黏膜吸收药物后所引起的全身副作用，从而提高在特殊人群（特别对于孕妇及哺乳期妇女）中使用的安全性。

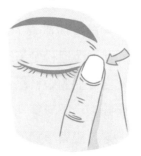

图 2-12　按压鼻泪管

眼药水一次滴多少

一次滴 1 滴就够了。

正常结膜囊最多可容纳 30μl 液体，其中本身就有的泪液为 7~9μl，因此最多可容纳约 20μl 的药液。市售的滴眼剂药滴大小平均为 39μl，超过了正常结膜囊容量，因此 1 滴眼药水约有一半的药液会从结膜囊溢出，想一次多滴几滴提高效果纯属浪费。

眼药膏或眼用凝胶怎么用

头部后仰，眼向上望，用食指或中指轻轻将下眼睑往下拉，暴露下结膜囊，形成一袋状，将眼膏或凝胶挤进下穹隆结膜囊内。

眼药膏或眼用凝胶使用后轻轻闭眼并转动几次眼球，闭眼休息，可以增加疗效。在临睡前使用眼药膏，不但可以增加眼药膏的作用时间，还可以避免黏稠的药膏影响日常活动。

若医生同时开了眼药水与眼药膏该怎么用

先滴眼药水，隔 10 分钟后再涂眼药膏。因眼药膏会妨碍眼药水与眼球接触而影响吸收。眼药膏可遵医嘱在临睡前涂敷，这样附着眼部时间长，药效作用持久。

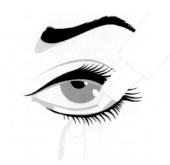

若医生同时开了两种眼药水该怎么用

两种滴眼液至少要间隔 5~10 分钟，以免第二种药把第一种药冲洗掉。

图 2-13　眼药膏或眼用凝胶的使用方法

其他提醒

提醒 1：有效期不等于保质期

开启前：按包装上注明的有效期限保存，一般为 2~3 年。

开启后：一般只能保存 1 个月，因为药液容易被污染，导致变质失效，开启超过 1 个月，应丢弃至有害垃圾桶。

有些不含防腐剂的眼药水，需要在更短的时间内用完，如单剂量包装的人造泪液，需要在开启后 24 小时内用完。

药师提醒：眼药水拆封后应用笔标示开启日期。

提醒 2：混悬液眼药水要摇匀后使用

遇到混悬液应摇匀后使用，保证药液浓度均匀。有的眼药水需要临时配置，如吡诺克辛、利福平滴眼液需将药片投入溶剂中，待溶剂将药片完全溶解后使用。

提醒 3：不能长期使用眼药水

由于绝大多数眼药水中含有防腐剂，如长期频繁使用眼药水，会引起眼红、畏光、流泪，导致干眼症。如果确实需要经常使用滴眼液，建议使用一次性的不含防腐剂的人造泪液。

提醒 4：用眼健康才是护眼的关键

现代生活，大家使用手机和电脑的时间越来越长，眼睛经常会疼痛酸胀，很多人问我有没有可以改善这些症状的眼药水。在日本，有几款网红眼药水销量很高，都说它改善视疲劳的效果很好，我却看到很多关于使用网红眼药水后得了干眼症的报道。近期在一些发达国家，开始禁止销售这类眼药水。更多的护眼知识以及关于日本网红眼药水的说明，可阅读本书"抗疲劳眼药水"一文。

喷鼻剂：小心药物性鼻炎

● 杨木英

姐姐天生聪颖贤惠，做得一手好菜，色香味俱全，只要她吃过的菜下次就会出现在家里的餐桌上，还改良不少，更为入味精致。

姐夫是个鼻炎患者，已经二三十年闻不到厨房飘来的香味，近年来，连味觉都受到了影响，还动不动说姐姐做的菜没味道。

委屈的姐姐没少到我这诉苦，问问有啥法子？

可我带姐夫看医生后，医生说姐夫这病是"药物性鼻炎"，鼻黏膜已经严重破坏了，不太可能恢复了。

原来，姐夫早年患有鼻炎，每次鼻塞时，总是到药店买药，如麻黄素滴鼻液、羟甲唑啉鼻喷剂等各种通鼻子的药。一开始还有效果，渐渐地就不管用了。

■ 导致药物性鼻炎的原因

因为慢性鼻炎、鼻窦炎发作时很难受且容易复发，为追求立竿见影的效果，一些患者长期随意使用减充血剂，如麻黄素、羟甲唑啉滴鼻液等，这类药可以收缩鼻黏膜，快速缓解鼻塞的症状。

大家认真看这类药的说明书多数有写到"连续使用不得超过7天"。因为长期使用会让鼻黏膜持续收缩，影响并破坏鼻纤毛与鼻黏膜的正常功能，导致鼻黏膜红肿、增厚、失去弹性、对减充血剂不再敏感，导致药物性鼻炎发生，使症状更加明显，并影响后续治疗。

■ 鼻部用药知识

先学学基础知识：

鼻炎、鼻窦炎是由于过敏、感染等因素导致鼻黏膜充血、肿胀，临床常通过鼻腔局部给药来治疗。

常见的鼻部用药有两种剂型：滴鼻液和鼻喷剂。

常见的药物包括：

糖皮质激素如布地奈德、丙酸氟替卡松、糠酸莫米松等；鼻黏膜收缩剂如麻黄素、羟甲唑啉等；抗过敏药如氮卓斯汀等。

干燥等因素导致鼻出血会用到复方薄荷脑、液体石蜡油等滴鼻液来滋润鼻腔。

■ 使用滴鼻液的体位

站着滴滴鼻液是不对的，会导致药液直接流到口咽部，无法充分作用于鼻腔。图 2-15 的这 3 种姿势都可以采用，要点是让鼻孔垂直朝上。

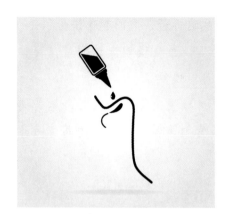

图 2-14　鼻孔垂直朝上滴入滴鼻液

　　建议的较为舒适而正确的姿势是：肩下垫枕头，头尽量后仰，下巴尽量上抬，让患者下巴与耳朵的连线垂直于床板，鼻孔垂直朝上。

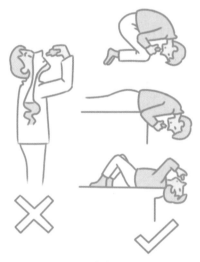

图 2-15　使用滴鼻液的正确体位

　　为什么要让鼻孔垂直朝上呢？

　　我们通过图 2-16 来了解一下鼻腔的解剖结构：鼻腔包括上鼻甲、中鼻甲、下鼻甲、咽鼓管咽口以及额窦、蝶窦、筛窦、上颌窦，这些部位是鼻炎、鼻窦炎好发之地。

　　结合图 2-16、图 2-17 我们可以看出，如果只是平躺，滴入的滴鼻液由于重力的作用，通过下鼻甲就直接到达咽部，而无法充分作用在整个鼻腔。

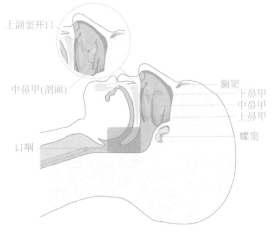

图 2-16　鼻腔的解剖结构

而正确的体位是鼻孔垂直朝上，药液能够充分弥散在整个鼻腔。特别是鼻窦炎患者，还可以通过体位的调整让药液到达相应的鼻窦窦口起作用。

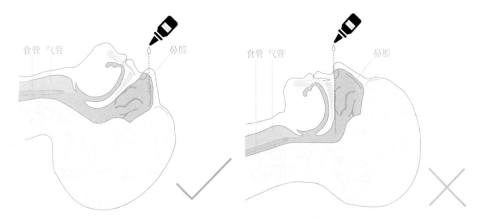

图 2-17　滴鼻液滴入的正确姿势

■ **使用鼻喷剂的体位**

患者站位或坐位，头可保持直立或头稍向前倾。

手持药瓶，将喷嘴放入一侧鼻孔，药瓶尾部稍抬起，喷压药液，喷药的同时轻轻地用鼻吸气 2~3 次。

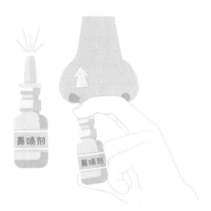

图 2-18　使用鼻喷剂的手势

大家需要注意喷嘴的方向：可以左手喷右侧鼻孔，右手喷左侧鼻孔，让瓶口对准眼内角方向，与鼻腔成直线。这些操作的要点是为了避免药液直接喷向鼻中隔，虽然鼻中隔穿孔的发生率很低，但注意这样的姿势同时，可以让鼻喷剂喷出的药液更为充分地弥散在整个鼻腔。

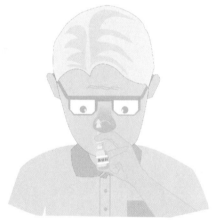

图 2-19　使用鼻喷剂时避免药液喷向鼻中隔

■ 如果同时使用几种滴鼻液或鼻喷剂怎么处理

同时使用几种鼻部外用药，需间隔 20~30 分钟。

若几种药中包括具有减充血作用的滴鼻液时，如麻黄素滴鼻液，应先使用具有减充血作用的滴鼻液，间隔 5 分钟后就可以再用其他鼻部外用药。这样做的目的是为了让每一种药液充分作用，以免第一种药被第二种药冲洗掉。

（1）使用鼻部外用制剂前，除特别医嘱外可先清理鼻腔内分泌物，擤出鼻涕或将鼻涕回吸后经口吐出，有利于药物发挥疗效。

（2）鼻喷剂在第一次使用时应先振摇药瓶，向空气中喷压数次，获得均匀的喷雾后再使用。制剂性状描述为混悬液的，每次用前都需振摇药瓶后使用，以获得浓度均匀的药液。

滴耳液使用小技巧，让您告别无效用药

● 杨木英

几年前我到临床学习，耳鼻喉科王主任看到我就说，指导患者正确用药真的是太重要了。有的患者，在别的医院用滴耳液治疗中耳炎治疗了7天都没好，王主任用同样的药只详细地教他几招使用滴耳液的"绝招"，三天后，这个患者的症状就消失了！

■ 耳部特殊的解剖结构

通过图 2-20 我们先学习一下耳部的解剖结构。

耳部常见的疾病有外耳道炎、中耳道炎及耵聍栓塞等。

治疗耳部疾病常见的有洗耳液和滴耳液两种。洗耳液有 3% 过氧化氢溶液等；滴耳液有硼酸酒精滴耳液、酚甘油滴耳液、左氧氟沙星滴耳液、氯霉素滴耳液、5% 碳酸氢钠滴耳液等。

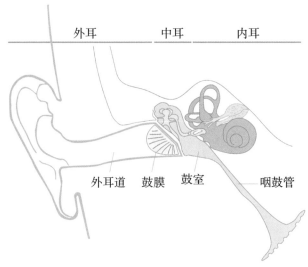

外耳　　　　中耳　　　　内耳

外耳道　　鼓膜　　鼓室　　　　咽鼓管

图 2-20　耳部结构图

■ 使用滴耳液时为什么要遵循特殊的用药原则

（1）外耳道全长为 2~3cm，呈"S"形弯曲，外耳道尽头由鼓膜封口，是一盲道。

（2）外耳道皮肤上有许多纤毛，不断向外摆动。

（3）外耳道上的皮脂腺不断分泌黄色、黏稠的耵聍，又叫耳屎。当患者患有外耳道炎或中耳炎时，各种黏稠的分泌物进一步增多。

（4）内耳结构精细，有敏感神经分布，耳道黏膜娇嫩，在选用药物时也要特别注意。

大家日常肯定有这样的经验，往一端密闭的小管里注水是比较困难的，在外耳道炎、中耳炎等病理状态下，要让药液充分作用于外耳道或者通过外耳道再穿过穿孔的鼓膜进入中耳起治疗作用，需要有特殊的技巧。

■ 耳部用药的"绝招"

洗耳液

已穿孔的化脓性中耳炎常常有流液或者流脓，医生会先用洗耳液清洗患耳，再使用滴耳液。

常见的洗耳液为 3% 过氧化氢溶液，是一种氧化剂，具有抗菌、清洁、除臭作用，清洗患耳后用干棉签拭干。

滴耳液

滴前：捂一捂。

用药前，最好将滴耳液用手捂热或放在温水中稍稍温一下，使其接近体温，过凉或过热容易刺激内耳，引起眩晕、恶心、呕吐等不适感。

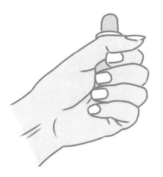

图 2-21　滴耳前捂热瓶身

滴时：拉一拉。

滴耳时患者取平卧位侧头或侧卧位为佳，也可取坐位，头偏向健侧，患耳朝上。成人滴耳时，将耳郭向后上方牵拉，充分暴露耳道。3 岁以下小儿滴耳时，耳郭应向后下方牵拉。

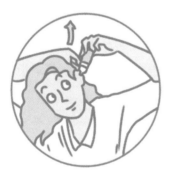
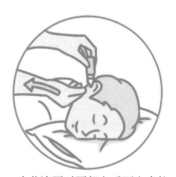

成人滴耳时将耳郭向后上方牵拉　　　小儿滴耳时耳郭向后下方牵拉

图 2-22　成人与小儿滴耳的区别

滴后：按一按。

向外耳道内滴入 3~5 滴药液，尽量避免瓶口碰触耳道。反复按压耳屏并拉耳郭数次，使药液容易充分作用在外耳道黏膜或可以流入中耳起治疗作用。

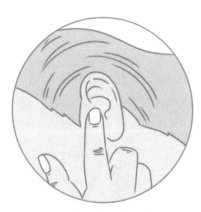

图 2-23　滴入滴耳液后按压耳屏

最后：停一停。

滴耳液使用后保持原体位停留休息 10 分钟，让药液在耳道内充分作用，即通常所说的"耳浴"，这样可增加滴耳液的局部作用时间，提高治疗效果。

■ 患者用药时常会遇到的问题

问题 1：医生说我耵聍栓塞，让我先用 5% 碳酸氢钠滴耳液滴耳，怎么使用呢

耵聍栓塞是由于外耳道内耵聍聚积过多，形成较硬的团块，阻塞于外耳道内，并可能与外耳道的黏膜紧密粘合，5% 碳酸氢钠滴耳液（俗称耵聍液）可以软化耵聍，等耵聍软化后再到医院用温水将耵聍冲出或用吸引器慢慢吸出。

5% 碳酸氢钠滴耳液一次滴 6~10 滴，每日滴 3~5 次，连续 3 天。滴药液后充分耳浴，浸泡耵聍 10 分钟左右。拉耳郭数次，利于松动耵聍栓，松动后可减少取耵聍时的疼痛。患者滴药后可能产生耳塞、闷胀、疼痛感等。

问题 2：我是分泌性中耳炎，为何医生给我开滴鼻的药水

分泌性中耳炎会导致咽鼓管部分或完全堵塞，引起听力下降，有疼痛、闷胀感等症状。而咽鼓管开口于下鼻甲后下方，麻黄素滴鼻液、羟甲唑啉鼻喷剂等可以收缩咽鼓管咽口处的黏膜，消除肿胀，保持咽鼓管通畅，

使中耳鼓室空腔内的分泌物得以引流，平衡鼓室内外的压力，起治疗分泌性中耳炎的作用。

问题 3：医生给我开了两种滴耳液，一种洗耳液，我该如何使用

先使用洗耳液，再用滴耳液。用两种或两种以上的滴耳液时，使用一种后需间隔 10~30 分钟再使用另一种。

问题 4：为何冬天使用滴耳液会导致头晕

内耳前庭器官对冷刺激非常敏感，当滴耳液的温度过低时，会打破内耳的温度平衡，内耳前庭器官受到冷刺激后，就会引起眩晕、恶心、不适等。孩子使用时要特别注意让药液接近体温，减少刺激。可用手捂热或放在温水中稍稍温热即可。

也要注意不能使滴耳液温度过高，一方面，耳道不适应高温液体，温度过高会烫伤耳内黏膜；另一方面，高温下滴耳液药物成分可能会分解，使药效降低。

问题 5：耳朵痛可以随意买一只滴耳液先用用看吗

耳朵痛的原因很多，建议到耳鼻喉科就诊，明确病因后再选择合适的药物。

通过耳鼻喉专科仪器可检查鼓膜是否穿孔，已有穿孔的禁用酚类制剂，如酚甘油滴耳液，因苯酚有一定的腐蚀性可损伤内耳黏膜；有脓的需要用洗耳液；耵聍栓塞引起的需要用碳酸氢钠滴耳液软化耵聍；有的耳病甚至必须进行手术才能解决问题。

问题 6：如何预防中耳炎

洗澡、游泳时避免污水流入外耳道，流入的污水应及时清理干净。哺乳时小儿头部要高一些，以防奶水经咽鼓管进入中耳而导致中耳炎。采用正确的擤鼻涕方式避免鼻腔细菌通过咽鼓管进入中耳：如回吸鼻涕后经口吐出，或者用手指按住一侧鼻孔，稍用力向外擤出另一侧鼻孔的鼻涕，避免同时捏住两侧鼻孔。

烫伤烧伤后的用药不可掉以轻心

● 林琦

今天带了一个高二的女孩看烧伤科，她十几天前在学校食堂被一碗刚煮出的面条烫到了，情急之下，没有及时脱去袜子，没有用冷水冲淋降温，而让热力持续地灼伤到皮肤，就等于虽然面条温度降到85℃，但因为接触的时间久了，比100℃的开水烫3秒钟还厉害。接诊的王主任说达到了Ⅲ度烫伤。十几天了，巴掌大的创面没有愈合好，每次换药女孩总是痛得哇哇直叫，让人看得心疼。

■ 烫伤烧伤及时处理最重要

在日常生活中不小心烫伤、烧伤是很常见的，如何正确地及时处理烫伤情况就显得特别重要。

烫伤烧伤后，要立即脱离热源，并用大量流动的清水冲淋烫伤部位，水不要开得太大，要连续冲淋20分钟左右，这样不仅可缓解疼痛，也可防止热力继续向深部作用，小面积烫伤可以将创面直接浸泡在冷水中。及时脱去衣物，可以借助剪刀，但尖口朝上，不要伤到皮肤，也不要弄破水疱，避免感染。

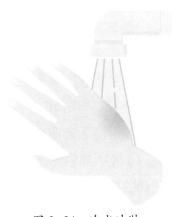

图 2-24　冷水冲淋

千万不要用牙膏、鱼露、酱油、花生油等土办法以及有色药物，如红汞、紫药水等处理伤口，这样不但容易引起伤口感染，还会影响医生对创面深浅的判断。

严重烧伤烫伤要立即到医院就诊。

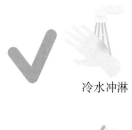
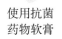
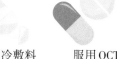

| 冷水冲淋 | 使用抗菌
药物软膏 | 冷敷料
包扎 | 服用 OCT
止痛药 | 涂抹芦荟
凝胶 |

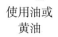
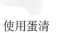

| 使用油或
黄油 | 使用蛋清 | 使用牙膏 | 戳破水疱 | 用冰块或
冰水 |

图 2-25　治疗皮肤烫伤

■ 如何使用烧伤烫伤的外用药

以下所提到的烫伤和烧伤的外用药其实都属于创面用药，烫伤、烧伤、压疮所使用药物的用药原则是差不多的，最常见的有外用生物制剂、抗菌药物软膏、外用中药制剂等。烫伤、烧伤创面易受细菌感染，局部用药一定要注意清洁干净，应保持创面清洁以及药物的洁净，避免污染。

外用生物制剂

这类制剂具有促进创面愈合的作用，如碱性或酸性成纤维细胞生长因子。

使用前应先清洁创面，注意碘酒、乙醇、过氧化氢、重金属等蛋白变性剂会影响其活性，建议用生理盐水冲洗创面后再使用生物制剂。可以将成纤维细胞生长因子直接喷于患处，或以适当大小消毒纱布敷于患处，充分均匀喷湿纱布，以药液不溢出为准。每日一次，适当包扎。对烧伤创面使用不得超过 3 周，应放冰箱保鲜层保存。

抗菌软膏

常用的有磺胺嘧啶银、磺胺嘧啶锌及莫匹罗星软膏等。特别是磺胺嘧啶银乳膏对多数细菌有抗菌作用，可使创面干燥结痂、早日愈合，是目前治疗烧伤创面常用的药物。

使用前清除表皮毛发及创面污染物，冲洗清洁创面。磺胺嘧啶银乳膏使用时可直接涂于创面，涂药厚度为 1.5~2mm，每日 1 次。或将磺胺嘧啶银乳膏制成软膏纱布，外敷包扎使用。每1~2日换药1次。严重感染时应每日换药。

外用中药制剂

有复方紫草油、烫伤油等，具有清热、解毒、止痛的作用。

使用时，以适当量的油剂薄薄地涂抹于患处，以将患处涂抹完全，药液不流淌为宜。也可制成紫草油纱布外敷，适当包扎即可。

药师说故事

一位患者首次使用烫伤或者烧伤常用的药物磺胺嘧啶银乳膏后，跟我抱怨说用药后出现了"化脓"的现象，感觉感染更严重了，说这个医生是不是乱开药。其实这是磺胺嘧啶银的银离子与创面的坏死组织或者分泌物结合形成的黄色的类似"脓"的物质，属于正常现象，根本不用担心。果然，几天后，家属很高兴地跟我说，伤口明显缩小了，新鲜的肉芽也长出来了。

作为药师或者医务人员提前做好用药指导，有助于消除患者疑虑，提高治疗效果，鼓励患者坚持用药。

皮肤外用药常见问题

● 曾晓芳

外用药包括外用的药膏、溶液或贴剂等，是治疗皮肤病的重要手段，外用药用好了，可以立竿见影，反之，可能加重病情或产生药物不良反应。使用外用药绝对需要"做足工夫"。以下是一些患者提出的皮肤外用药的常见问题。

■ 脸上起了红疹，能否给我推荐个药膏？家里有达克宁能不能用

药师答疑：皮肤病的治疗远不是贴贴"狗皮膏药"那么简单的事，有的皮损看似差不多，但选用的药物却完全不一样，这绝对是皮肤科医生的"看家本领"。所以在进药店买药膏之前，皮肤科医生的面诊是很重要的。同样是红疹子，有的是表浅的破损，可以自愈不需要用药；有的是蚊虫叮咬，也可以不用药；有的是细菌感染；有的是真菌侵入；有的甚至是免疫性疾病在皮肤的表现。

■ 医生开了两种药膏，如何判断哪一种先涂？该涂在什么部位

药师答疑：医生开两种药膏，有时候是为了增加疗效，可以在同一个皮损处交替使用，通常一个在晚上涂，一个在早上涂；而有的是针对不同皮损，不同的部位用不同的药膏，这就需要医生来交代患者具体用法。

■ 这两天皮肤很痒，去药店买了一支药膏来涂，是不是每次多涂一点，效果就会更好一点

药师答疑：一次涂抹过多并不能增加疗效，却可能因透皮吸收增加药物不良反应，同时造成浪费。

■ 在用药前，针对皮损要不要做预先处理

药师答疑：用药前最好要先清洗处理患部。对于痂皮，应先消毒并用食物油软化后拭去；对脓性分泌物多的患处，应先用生理盐水清洗，然后涂药；皮损处若见直径大于0.5cm的水疱，要用消毒空针筒抽出内容物，保留疱壁；有毛发的部位，用药前应先剃去毛发，然后再上药。

清洁局部涂药处，不宜用热水和肥皂，以免涂药处皮肤受刺激。如使用的是混悬剂，可用温水冲洗；如使用的是糊剂，可用油类擦去。

■ 乳膏和软膏的区别是什么

药师答疑：乳膏的渗透性较好，易于清洗，是目前最为常用的剂型。

适用于亚急性或慢性皮炎、湿疹等。

软膏相对乳膏来说较为油腻，有保护、润滑、软化痂皮的作用，渗透作用较乳膏强，适用于慢性湿疹、神经性皮炎、银屑病等的治疗。需要注意的是，有渗出的急性期皮损不宜用软膏。

■ 为什么我的皮损有渗出，总是湿漉漉的，医生还给我开液体药物让我湿敷

药师答疑：药物的水溶液有清洁、散热、消炎及促进上皮新生的作用，可用作湿敷、清洗。溶液涂擦与湿敷可保持创面的清洁，适用于有渗出的急性皮炎、湿疹或有小片糜烂、溃疡的皮肤损害。常用的有 2%~4% 硼酸溶液、0.02% 高锰酸钾溶液、0.1% 依沙吖啶溶液等。需注意在打开药瓶时，开口应远离自己，以防液体喷溅。

■ 医生让我用依沙吖啶溶液湿敷，怎么操作才是正确的

药师答疑：湿敷时应先用湿敷液或植物油将患处洗净，将 4~6 层纱布浸于药液中，取出挤去多余药液，挤至纱布湿润且不滴水，敷于患处（务必紧贴皮损），根据药液的蒸发情况，定时加浸药液，保持敷料潮湿和清洁，渗液多时底层纱布每日需更换 2~3 次。除非另有医嘱，通常不再包扎绷带。冷湿敷时面积不宜过大，不得超过全身面积的 1/3。天气冷时应注意保暖，防止着凉。面部湿敷时，两耳内应塞入棉球，以防药液进入耳内而引发中耳炎。

需注意的是，在取下纱布的时候可以先用溶液润湿敷料，以免干燥的敷料粘在皮损处，"粗鲁"地扯下敷料会破坏新生的肉芽组织。

■ 洗剂是用来清洗皮肤的吗？涂后要不要洗去？炉甘石洗剂使用时应注意什么

药师答疑：洗剂是指清洗或涂抹无破损皮肤的外用液体制剂，包括含药物的溶液、乳状液或混悬液。洗剂一般轻轻涂于皮肤或用纱布蘸取后敷于皮肤上，而不能按字面的意思"清洗"或用后再洗掉，否则就无法发挥药物的作用。

洗剂有消毒、消炎、止痒、收敛、保护等作用,可分为溶液型、混悬型、乳剂型,其中最常见的为混悬型。混悬型洗剂中的水分或乙醇在皮肤上蒸发,有冷却和收缩血管的作用,能减轻急性炎症,常加入甘油和助悬剂,当分散介质蒸发后可形成保护膜,保护皮肤免受刺激,如复方硫磺洗剂等。

炉甘石洗剂这类混悬型洗剂用前应充分振荡混匀。

■ 有的外用的药剂使用后出现"撕裂般"的疼痛,这是为什么

药师答疑:估计您是用了酊剂或醑剂,这类药物为乙醇溶液或浸液。酊剂或醑剂涂于皮肤后,乙醇挥发,溶于其中的药物均匀地分布在皮肤表面,发挥其药理作用。但破损皮肤及口腔周围忌用,否则会刺激伤口,导致"撕裂般"的疼痛。

■ 我的皮疹渗出很厉害,可以用氧化锌粉剂吗

药师答疑:散剂(粉剂)有干燥、保护、散热等作用,适用于无渗出的急性、亚急性皮炎。常用的有滑石粉、氧化锌粉等。散剂忌用于表皮糜烂及渗液处。

■ 使用贴剂有什么要注意的吗

药师答疑:将贴剂用于无毛发的或是刮净毛发的皮肤,避开伤口或结痂部位,选择一个不剧烈运动的部位粘贴。在关节活动部位贴贴剂时,为防止脱落,可用布带固定。如果贴剂的效力已尽,马上更换一张新的贴剂,以保持给药的连续性。

跌打扭伤后立即冷敷或用冷水冲洗(在皮肤无破损现象时)以减少局部肿胀。24小时后,再贴上治疗跌打损伤的止痛膏。粘贴前先摸准疼痛点,使止痛膏的中心能贴于最痛处,按部位大小选择或剪裁膏药。

■ 为何医生交代我维A酸软膏要在晚间使用

药师答疑:光感性皮炎、红斑狼疮、皮肌炎、着色性干皮病、卟啉病等发病与日光或紫外线有关,应注意避免阳光直接照射,某些敏感患者甚

第1篇 第2篇

见"剂"行事:不同剂型的药物各有用法

第3篇 第4篇 第5篇 跋

至应避免日光灯照射。同样一些药物需要在晚间给药，如日光可加重维 A 酸对皮肤的刺激导致维 A 酸分解，动物实验提示维 A 酸可增强紫外线致癌能力，因此维 A 酸乳膏宜在晚间应用，治疗过程应避免日晒，或采用遮光措施。

贴心药师

（1）皮肤病常有不同程度的瘙痒，晚间尤甚，可影响患者睡眠和情绪，应向患者耐心解释，尽量避免搔抓、搓、擦，并避免用热水洗烫来止痒。此外可酌情予以抗组胺类或镇静安眠类药物。

（2）外用的皮质类固醇激素制剂，禁用于化脓性和真菌感染性皮肤病，同时应注意外用的皮质类固醇激素制剂用药时间不宜过长，用药面积不宜过大，用药次数不宜过多。如面部不应选用强效制剂，而且只能短时使用，其他部位使用期限一般只限于 2~3 周或遵医嘱，以免引起皮肤萎缩、鱼鳞病样变化、毛细血管扩张、酒渣鼻样皮炎等不良反应。

（3）红汞与碘酒不能同时使用，也不能在同一部位先后使用，因为汞与碘相遇会产生有毒的碘化汞，它对皮肤、黏膜、组织均有强烈的刺激性，还会引起溃疡，甚至吸收中毒。

（4）涂布部位有瘙痒、发红、肿胀、出疹、灼热感、水疱、渗出等反应，应立即停药，将局部药物洗净，并到医院就诊。

（5）外用药物如果大面积使用，特别是用药浓度较高，使用面积较大、用药时间又长时，由于经皮吸收量大，药物可以进入血循环而产生全身性的不良反应，这种情况易出现在皮肤屏障功能较弱的婴幼儿或因皮炎湿疹等病变造成皮肤屏障功能受损的患者。

第三章

吸入剂型

吸入剂，是一种药品剂型，主要用于治疗哮喘、慢性阻塞性肺疾病（COPD）等呼吸道疾病。为了保证药物更多地通过"吸入"的动作到达肺部，吸入装置都设计得十分巧妙，没有专业医务人员的指导，很多患者无法正确使用这些药品，吸得云里雾里。吸入方法不对不但造成药品的浪费，还影响疾病的治疗。这些药品包括吸入用雾化溶液、气雾剂、干粉吸入剂和软雾吸入剂，是一类以肺部为靶器官直接给药的药物，具有起效快、局部药物浓度高、用药量少及全身不良反应少等优点，已成为呼吸系统相关疾病重要的治疗手段。

如何在家做雾化

● 张金、刘茂柏

每当春暖花开之季，儿科病房就会出现很多戴着面罩的小孩，他们可不是在吸氧，而是在雾化吸入药物溶液治疗疾病。现在也有越来越多的患者选择在家进行雾化治疗，然而却存在很多错误或危险的操作，因此，学会正确的雾化方法至关重要。

■ **雾化吸入的方法**

（1）遵医嘱将雾化药液（遵医嘱决定是否稀释）按正确方法加入雾化罐内。对于大多数雾化器，适当的药液量为2~4ml。

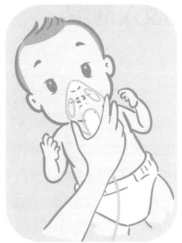

（2）取舒适的半卧位或坐位，颌下铺毛巾，接通电源，打开开关。

（3）气雾喷出时，将口含嘴放入患者口中，紧闭双唇，用口做深吸气、鼻呼气的方法进行雾化治疗。小儿可配合面罩装置进行治疗。

（4）治疗完毕，确保药杯中药液用尽，取下口含嘴或面罩，关闭雾化器电源。

（5）用水洗脸并漱口。

图 2-26　小儿面罩雾化

（6）按生产商的要求清洁雾化装置并晾干。

■ **雾化颗粒直径要求**

不是所有的药物都可以用来雾化。雾化吸入疗法的不规范使用不仅会直接影响治疗效果，且可能带来安全隐患，威胁患者的生命健康。

雾化颗粒直径对药物沉积位置有直接影响。要让药物能被吸入并沉积于呼吸道发挥治疗作用，有效的雾化颗粒直径应在0.5~5μm。如果雾化颗粒直径太大（＞5μm），则容易沉积于口咽部；雾化颗粒直径太小（＜0.5μm）容易被呼出体外或直接进入血液循环。因此我们在雾化时需使用雾化装置，使用专门的雾化溶液，以保证雾化颗粒直径能在有效的直径范围内，保证雾化的治疗效果。

■ **不推荐雾化的药物**

不推荐将静脉制剂替代雾化溶液剂使用。静脉制剂中常含有酚、亚硝酸盐等防腐剂，吸入后可诱发哮喘发作，而且非雾化吸入制剂的药物无法保证达到有效雾化颗粒直径要求，可能无法经呼吸道清除，会沉积在肺部，增加肺部感染的发生率。如大家常见的盐酸氨溴索注射液、地塞米松注射液、庆大霉素注射液等，这些制剂用于雾化在安全性和有效性上都无法得到保证。

不推荐雾化吸入中成药注射液。中成药注射液如鱼腥草注射液等，所含成分复杂，无法保证雾化治疗的安全性和有效性，目前无中成药雾化剂型。

碱性药液、高渗盐水可能引起气道痉挛，应避免用于配置雾化药液；油性制剂可能引起脂质性肺炎，不能用于配置雾化药液。

 贴心药师

（1）应按说明书要求贮存药品，使用前应仔细检查药品，确保药品在有效期内，且颜色性状均正常。雾化吸入制剂应在开瓶后立即使用，有的药物不能在同一容器中混合使用，应仔细阅读药品说明书。

（2）雾化吸入装置应该专人专用，避免互相污染。每次使用后需进行清洁并干燥存放，避免装置受到污染，以免吸入污染源，造成意外感染。

（3）雾化吸入治疗前清洁口腔分泌物和食物残渣。吸入前洗脸、不抹油性面膏，以免药物吸附在皮肤上。对于婴幼儿和儿童，为保持平静呼吸宜在安静或睡眠状态下治疗，雾化吸入治疗前 30 分钟内不应进食，以防雾化过程中气流刺激引起呕吐。

（4）将药液配置好放入雾化吸入器内，观察出雾情况，注意勿将药液溅入眼内，用嘴深吸气、鼻呼气方式进行深呼吸，使药液充分到达肺部。雾化过程中密切观察患者反应（面色、呼吸情况等）及时对症处理，以防意外。

（5）使用面罩者雾化后应及时洗脸，清洁口、鼻部，以防残留雾滴刺激口、鼻或面部皮肤引起皮肤过敏或受损。若药物中含有激素，要及时漱口，年幼儿童可用棉球蘸水擦拭口腔后，再适量喂水，以减少口咽部的激素沉积，减少口咽部真菌感染等不良反应的发生。

（6）小容量雾化器是目前最为常用的雾化吸入装置，其储液容量一般小于 10ml，可分为射流雾化器、超声雾化器和振动筛孔雾化器 3 种。超声雾化器会影响混悬液（如糖皮质激素雾化吸入制剂）的雾化释出比例，并可使容器内药液升温，影响蛋白质或肽类化合物的稳定性，因此混悬液或对热不稳定的药物不宜使用超声雾化器。超声雾化器的释雾量较大，但由于药物容量大，药雾微粒输出效能较低，因此也不适于哮喘等喘息性疾病的治疗。

救命的气雾剂

● 曾晓芳

看过美剧《生活大爆炸》吗？其中的男主角在紧张的时候拿出来喷吸的小药瓶是什么呢？它是一款缓解哮喘的气雾剂，如沙丁胺醇气雾剂，由于起效快，在 5 分钟左右起效，常作为哮喘急性发作时的急救用药。

气雾剂中药物粒子的最终目的地是患者的肺部，但并不是气雾剂随意往嘴里喷一下，药物粒子就会乖乖地跑到肺部去的，如何将药物有效地吸到肺部，最大程度地发挥疗效来救命呢？

气雾剂的使用方法

（1）移开喷口的盖，如图 27 所示拿着气雾剂，并用力摇匀。

（2）轻轻地呼气直到肺内不再有空气可以呼出。

（3）将喷口放在口内，合上嘴唇含着喷口。在开始口部深深地、缓慢地吸气时，马上按下药罐将药物释出，并继续深吸气。

（4）屏息 10 秒，或在没有不适的情况下尽量屏息久些，然后再缓慢呼气。用后，将盖套回喷口上。

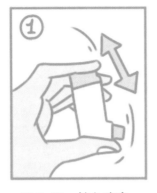 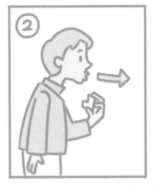

图 2-27　摇匀药液　　　图 2-28　尽量呼出肺内气体

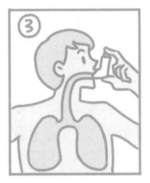 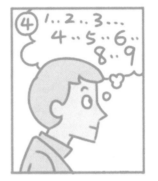

图 2-29　开始吸气的同时按压药　图 2-30　立马屏息 10 秒
　　　　　罐，并持续吸入

 贴心药师

　　（1）用药前将痰液咳出，清洁口腔分泌物和食物残渣。使用前先用力摇匀，确保吸入器内物质被充分混合。若需要多吸 1 剂，应等待至少 1 分钟再重复上述步骤。

　　（2）吸入气雾剂只能经口腔吸入，要点是做到"吸压同步"。年龄较大的儿童经过训练能掌握吸入要领；对于年龄较小的儿童，或对吸气和喷药同步有困难者可以借助储雾罐。用储雾罐可减慢气溶胶运行速度，减少微粒在口腔的沉降，不要求吸气和喷药的协调动作。

　　（3）气雾剂药罐中有一定的内压，遇热和受猛烈撞击有可能发生爆炸，储存时应注意避光、避热、避冷冻、避摔碰，即使药品已用完的容器也不可弄破、刺穿或燃烧。

总被说成是假药的都保

● 张金

如果您是一名哮喘患者，那您对都保这个装置一定不会陌生吧？

根据调查，很多哮喘患者不能完全正确使用这一药品。在我们药房的咨询窗口，见过患者各种"奇葩"的吸法：有把装置倒过来往嘴巴倒的、有用鼻子吸的，也有因为感觉不到药粉"咔嗒咔嗒"转好几次吸好几次的……

曾经有一个老年人，拿着信必可都保到窗口问："我都吸了快一个月了，怎么还是这么喘？医生给我开的这个药一点效果都没有！"我看都保指示窗还显示在初始状态"60"的位置，问患者是否每天都有吸，平时都是怎么吸的，患者在吸嘴处旋转后，就开始吸……原来，这将近一个月时间患者都没有把药吸进去呀！他仅仅是在转动吸嘴而已。

■ 都保的使用方法

（1）旋松保护瓶盖并拔出。

（2）握住瓶身，垂直竖立，将底座朝某一方向转到不能再转时原路返回，当听到"咔嗒"一声时，表明一次剂量的药粉已经装好。

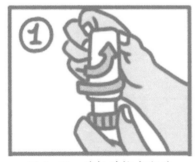 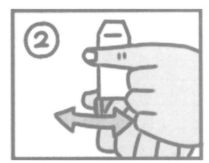

图 2-31　旋松并拔出瓶盖　　　图 2-32　转动底座再返回，其间可听
　　　　　　　　　　　　　　　　　　　　 到"咔嗒"声

（3）尽量呼出肺内气体（不要对着吸嘴呼气，以免呼出的气里的潮气进入药瓶，药粉粘在螺旋壁上）。

（4）把吸嘴轻放在上下牙齿之间，双唇包住吸嘴但不要用力咬吸嘴，注意不要包住进气口。

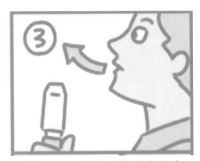
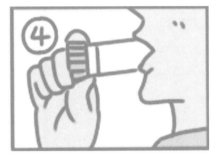

图 2-33　尽量呼出肺内气体　　　　图 2-34　双唇包住吸嘴

（5）持续深长有力地吸气。

（6）等到吸不动时，立马屏气，同时将装置从口中拿出，并屏气5~10秒钟，而后恢复正常呼吸。

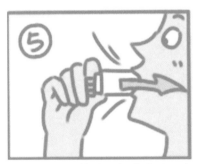
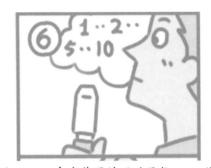

图 2-35　持续深长有力地吸气　　图 2-36　拿出装置的同时屏气 5~10 秒

（7）盖好保护瓶盖，然后用水反复漱口，漱液吐出，不要咽下。

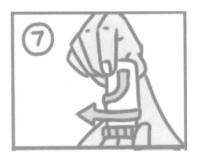
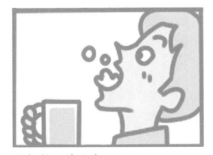

图 2-37　旋紧瓶盖，反复漱口并吐出

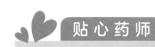

（1）初始化的问题。

新开封的装置第一次使用时，应先对都保进行初始化。旋松保护瓶盖并拔出，握住瓶身，垂直竖立，将底座朝某一方向转到不能再转时原路返回，可听到"咔嗒"一声；重复上述"步骤2"一次。

药师心得：每瓶都保只需初始化一次，也就是听到两声"咔嗒"声即可。要避免患者每次吸入都多转了两声"咔嗒"声。

（2）不要等着窗口的数字变为"59、58、57……"。

新打开的都保可以在指示窗看到数字"60"，但并不会"咔嗒"一声就变为"59"，窗口只会出现四个代表剩余剂量的刻度"60、40、20、0"。每转动20次，即听到20声的"咔嗒"后，指示窗才会依次出现"40、20、0"。当指示窗出现"20"的时候，就会开始出现红色，提示快没药了。

也不要去纠结"开"和"关"的过程，每次准备吸入时来回旋转底座红色转盘一次，以"咔嗒"声为标记，每听到"咔嗒"声就表示有一个剂量的药物已经准备好。吸入药物后，盖上盖子即可，把红色的底朝下竖着摆放药瓶。不要去摇晃药瓶，这将会导致部分剂量的药粉溢出。

（3）如何判断药品是否用完了？

方法一：看指示窗。如按照上述教的方法正确吸入，当红色记号"0"到达指示窗中部时，表示吸入器中没有药了，吸入器应该丢入"有害垃圾桶"中。

方法二：标注使用日期。在药盒上标注开始用药的日期，一瓶都保60吸，结合每日吸入的次数，计算用药天数，来配合判断药物是否用完。

很多患者摇动吸入器听到"沙沙"的声音以及感受到的重量不是药物产生的，而是干燥剂产生的。在药盒上注明日期是药师的经验所得，因为指示窗"0"到正中后不会再移动，提示不是很明显，但是吸入器还可"咔嗒咔嗒"转动，有些患者会误以为还有药物。标注日期可以让患者有明确的计数，只要平时不去摇晃药瓶，药粉不被溢出，严遵医嘱，可以保证每次转动时听到"咔嗒"声后可吸入有效的剂量。

（4）哮喘急性发作可以使用。

信必可都保中的福莫特罗是一个长效、速效的支气管扩张药，吸入后1~3分钟内起效。如果哮喘急性发作，身边没有急救药物（如沙丁胺醇气雾剂），可以使用信必可都保。在有症状出现的情况下，可额外吸入1吸。如果在使用几分钟后，症状仍然没有得到缓解，可再另加1吸，单次连续使用不得超过6吸，无缓解者需立即就医。但需要注意每吸320μg/9μg规格的信必可都保不可用作急性发作的缓解用药。

（5）此"都保"非彼"都保"。

都叫都保，但是此"都保"非彼"都保"。根据不同的药品成分，厂家注册不同的商品名，大家去购买时还需要注意药品成分及含量。如信必可都保，成分是布地奈德福莫特罗粉吸入剂（有每吸80μg/4.5μg、每吸160μg/4.5μg、每吸320μg/9μg 3种规格）；而普米克都保成分仅有布地奈德；奥克斯都保成分仅有福莫特罗。大家买药时一定要根据医生的要求购买，因为在不同的治疗阶段，所需要的药品成分和剂量都不一样。

总被不断浪费的准纳器

● 张金

我们咨询窗口曾经接待过这样一个患者，把准纳器的外壳推开后，看见有个推拉杆，就不停地上下推拉，导致药物全部浪费。是什么原因让患者不停推拉呢？患者解释，外壳推开后没看到药物，推拉一次后还是没看到药物，就停不下来了……各位患者，请不要在用药前不看说明书或靠想象用药。

■ **准纳器的正确使用步骤**

（1）打开外盖：用一手握住外壳，另一手的大拇指放在拇指柄上。拇指向外推动盖子直至完全打开。

（2）推开：握住准纳器使得吸嘴对着自己。向外推滑动杆直至发出"咔嗒"声，表明准纳器已备好药，可以吸了（不要随意拨动滑动杆以免造成药物的浪费）。

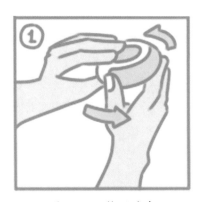
图 2-38　推开外壳

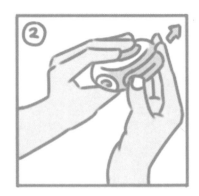
图 2-39　推动滑动杆，直到听到"咔嗒"声

（3）吸入药物：先将肺内气体尽量呼出（不要对着吸嘴呼气），再将吸嘴放入口中持续深长有力地吸入药物，切勿用鼻吸入。等到吸不动时将准纳器从口中拿出，同时屏气 5~10 秒钟，再慢慢恢复呼吸。

（4）关闭准纳器：将拇指放在外壳的拇指柄上，往回推外壳，发出"咔嗒"声表明准纳器已关闭，此时滑动杆自动复位。

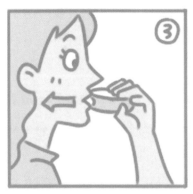
图 2-40　按步骤 3 吸入药物

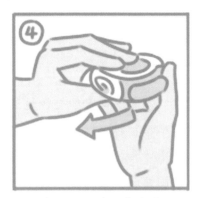
图 2-41　关闭准纳器

（1）每次用药后必须漱口。

如果药粉中含有激素如替卡松等，吸入后可能会有少量的激素残留在口咽部。若不及时清除干净，长此以往可能会导致声音沙哑、口咽部真菌感染等。所以，每次吸完沙美特罗替卡松粉吸入剂（舒利迭）后必须漱口，并将漱口水吐掉，不可咽下。

（2）不用的时候保持关闭状态。

每次用完需将外壳关上，防止粉尘等污染装置。

（3）只有在准备吸入药物前才可推动滑动杆。

准纳器中的药品是装在一个个的储药囊中，每推一次滑动杆，就有一颗储药囊被打开，药粉暴露，如果不吸入将造成浪费。因此只有在准备吸入药物前才可推动滑动杆。如果需要吸入 2 吸的剂量，必须吸完 1 吸后，直接上拨滑动杆，再向外推滑动杆直至发出"咔嗒"声；也可将外壳关上，再按照上述步骤打开外壳，向外推滑动杆直至发出"咔嗒"声，才开始吸第 2 吸。

（4）如何判断药品是否用完了？

准纳器上部的剂量指示窗口显示剩余药量。数目 5~0 将显示为红色，警告剩余剂量已不多，如需继续用药，请尽快准备新的药物。如果数字显示 0，表示药品已用完。

便利式干粉吸入器

● 曾晓芳

今天咨询窗口来了一位老人家，拿着"噻托溴铵吸入粉雾剂"，问"这个塑料蛋蛋拿来干吗用呀，这个写着吸入粉雾剂，我直接把胶囊打开用鼻子吸行不行啊？""老人家，您是不是喜欢看缉毒剧呀？""这个您怎么知道？""这个是治疗哮喘的药，要把胶囊装入装置中用嘴巴吸的，可不是像电视剧中吸毒分子那样用鼻子来吸。"

还有一位老人觉得吸药操作麻烦，索性就吃了半个月的"噻托溴铵吸入粉雾剂"，再复诊时抱怨医生开的胶囊吃了没有效果。

还有的老人不懂得打开装置，就把一半的胶囊壳或药粉直接倒入吸嘴。

■ 什么是便利式干粉吸入剂

这里说的塑料蛋蛋就是便利式干粉吸入器，使用起来算是比较直观的，至少患者可以看到胶囊里的药粉被吸干净了，觉得很有成就感。让我们一起来学习它的用法吧。

■ 便利式干粉吸入器使用方法

（1）临用前，打开防尘帽和吸嘴，取1粒胶囊放入刺孔槽（中央室）内，合上吸嘴直至听到一声"咔嗒"声。

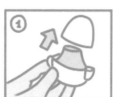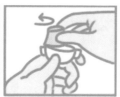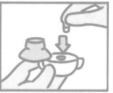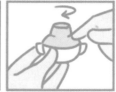

图 2-42　打开防尘帽和吸嘴，装入胶囊

（2）用手指按压刺孔按钮，将胶囊刺破。

（3）先完全呼气，再将吸嘴放入口中，持续深长有力地吸气，而后将吸入器从口中拿出，同时屏气5~10秒，然后恢复正常呼吸。若吸力较差或担心药粉没吸干净，可重复上述动作一次，一般胶囊中的药物即可完全吸出。

图 2-43　刺破胶囊

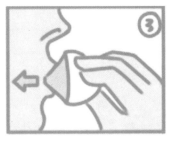

图 2-44　按步骤 3 吸入药粉

（4）打开吸嘴，倒出用过的胶囊，关闭吸嘴和防尘帽保存；吸入器可每月清洁 1 次，用温水淋洗、晾干，可反复使用 1 年。

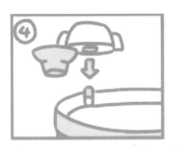

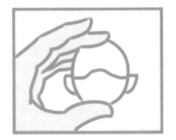

图 2-45　倒出胶囊，并闭吸嘴和防尘帽

　贴心药师

注意操作小细节

不同厂家生产的便利式干粉吸入器设计有所不同，防尘帽和吸嘴的打开方式也不同，注意胶囊放入的位置是刺孔槽，就是中央室内，刺孔槽内有刺针，可以把胶囊刺破，药粉才可以从胶囊中被吸出。按压按钮后注意手指离开按钮，拿住"吸入器"的前后面，以免吸入时按压按钮，刺针重新堵住刺破的空洞，造成药粉无法吸入。

胶囊仅供吸入，不能口服

并不是所有胶囊都是口服的！若不慎将该药品口服了，也无需太担心，因为噻托溴铵吸入粉雾剂，是属于局部用药，药品剂量小，口服生物利用度非常低，达不到治疗效果。同时避免将药物粉末弄入眼内，药粉误入眼内可能引起或加重窄角型青光眼，引起眼睛疼痛或不适、短暂视力模糊、视觉晕轮或彩色影像并伴有结膜充血引起的红眼和角膜水肿的症状。

噻托溴铵的使用不得超过一天 1 次

噻托溴铵消除半衰期很长。COPD 患者连续每日吸入 1 次，即可达到有效的治疗浓度，如果每日多次吸入可能引起药物过量。

胶囊应该随取随用

胶囊应该密封于囊泡中保存，仅在用药时取出，取出后应尽快使用，否则会降低药效，不小心长时间暴露于空气中的胶囊应丢弃。吸完后，可以将胶囊打开，看看是否有将药粉吸干净。

软雾吸入剂

● 杨木英

今天咨询窗口来了位老人家，拿着干粉吸入剂说，随着年纪增大，越来越没有力气，感觉吸不动了，问有没有主动喷雾的？

在我们指导患者的过程中也发现有的患者吸力非常弱，有的得了面瘫，一侧嘴唇周围肌肉无法收缩，没办法包住吸嘴。针对这类患者我们会建议用雾化溶液，也可以试试最新的软雾吸入剂来保证吸入治疗的效果。

■ **软雾吸入剂的使用方法**

（1）将透明底座按照标签红色箭头指示方向旋转半周，直至听到"咔嗒"声。

（2）完全打开防尘帽。

（3）先缓慢深呼一口气，然后含住口含器，按压给药按钮的同时缓慢地尽可能长时间地吸气，吸气后立马屏住呼吸 5~10 秒钟。

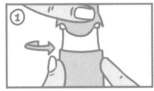 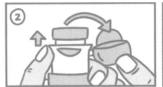 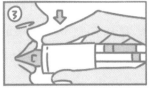

图 2-46　旋转底座　　　图 2-47　打开防尘帽　　图 2-48　按步骤 3 吸入药物

 贴 心 药 师

使用前——装药阶段

用药前需要进行装药。安装药品之前不能旋转装置，否则会导致药瓶无法安装到底。

部分患者由于担心损坏毛细虹吸管，实际上不用太过担心，用力不足反而将导致药瓶未安装到位。

使用时——使用阶段

用大拇指从装置侧面的卡扣处轻轻挑开防尘帽，避免从释放按钮保护盖处打开防尘帽。嘴唇充分含住吸嘴，并避免堵住通气口，缓慢且尽可能长时间吸气。软雾吸入剂有特殊的优势，即使患者吸力不够，不用太用力也可以接收到药物的治疗，不会出现药物潮解的情况。

使用吸入剂的一些问题总结

● 杨木英

　　如果您在使用吸入剂，这一篇内容一定要看。这是药师在长期指导患者过程中不断总结的经验，充分理解本篇内容会让您消除很多疑虑，强化使用技巧，提高治疗效果，让药品充分发挥应有的效果。

■ 如何保证有效吸入

　　我们在指导过程中发现，很多人掌握的步骤没问题，但却没有有效吸入。有的患者即使全身很用力，却没法听到"呼呼"的进气声，无法有效吸入气体，意味着药粉或药液没有被吸入肺部起作用。无法有效吸入有的是吸入技巧的问题，有的是吸力弱的问题。这时候，患者需要注意以下几点：

　　缩唇训练：让患者跟着药师缩起嘴唇做呼气吸气的动作，可以前面放张纸巾，吹动纸巾，再回吸。强调的是通过唇部肌肉的有效用力，带动气体进出肺部。其实，这也是训练患者呼吸功能的有效措施。

　　听声音：患者吸入时需达到一定的气流速度才可以把药物有效吸入肺部，药师或患者自己可以通过听是否有明显的吸入气流声来判断是否有效吸入。

　　需要注意：只能是一次深长有力地吸入，是持续的进气的"呼呼"声，或是持续的胶囊转动声，而不是反复的"吸－呼－吸－呼"动作，如果观察到患者吸入后立马呼出又吸入，将导致吸入的药粉或药液被部分呼出或粘在口腔。如果担心吸一次没把药粉吸干净，可以在吸完一次后，休息 1~2 分钟后再吸一次。

　　屏气：药粉吸入后必须立马屏气5~10秒，否则部分药物会随着气流呼出。

　　不可洗吸嘴或装置：除便利式干粉吸入器和部分气雾剂吸入器可清洗但要干燥后使用外，其他吸入剂每次用完后用干纸巾擦拭吸嘴的外部，严禁用水或液体清洗吸嘴外部，吸入剂也不能放到冰箱保鲜。这些都是为了避免水分进入装置中影响药品性状。

■ 含有激素的药粉，敢不敢用

不少患者"闻激素色变"，一听说药品中含有激素，就不敢用了。这完全是误区！

这类药属于局部用药，药物剂量小，全身不良反应少。研究结果证明吸入激素可以降低气道高反应性、控制气道炎症、减少哮喘发作的频率和减轻发作的严重程度。

■ 为何使用后要漱口

吸入剂中成分大多含有吸入性激素（布地奈德、氟替卡松、环索奈德、倍氯米松等），容易沉积于咽部，导致常见的不良反应是口咽部念珠菌感染，为了降低出现真菌性口咽炎的可能性，每次吸药后，要用清水漱口，漱液吐去。因为食管与气道的地方很难漱到，可以在漱口后再喝几口温开水。

如果吸入剂成分中没有吸入性激素的，可以不强调漱口。

■ 饭前吸还是饭后吸？吃药前吸还是吃药后吸

吸入后药物是随着气流进入肺部，不需要考虑食物的影响，因此饭前或饭后吸都是可以的，若一天吸两次，则两次之间间隔大约 12 小时。若一天一次，每日吸入时间应当保持相对固定。

目前也没有观察到这类药物的成分与其他治疗哮喘的口服药物间存在相互作用，因此吃药前或吃药后吸都是可以的。

■ 感觉没有药粉吸入，正常吗

很多患者感觉没有药粉吸入，这是正常的。由于药粉量少、细微，每次吸入时您可能感觉不到它，然而，只要按照上述步骤操作，或在医师或药师详细的指导下保证吸入动作正确，就可以保证药物随气流进入气道起治疗作用。

但对于异常焦虑的患者，在吸嘴口蒙一块黑布（或深色的布）的做法是可行的，让患者看到粉末才安心。但也要告诉患者，这只是实验，会浪费 1 吸的剂量。

第四章

胰岛素注射剂型

　　王大爷65岁，得糖尿病几年了，最近联合用了几种口服的降糖药，血糖还是控制不佳，医生建议他配合注射胰岛素试试。

　　关于胰岛素的各种各样的问题在他脑海里盘旋：为什么不能只吃药？用胰岛素是不是说明病情变得更严重了？过早使用以后是否就无药可治了？胰岛素会不会有依赖性而导致上瘾？打针会不会很疼？还担心打胰岛素太麻烦了，不会操作，年纪这么大了，怕学不会……

　　本章中，我们将为读者解释注射胰岛素的患者常遇到的问题。

胰岛素注射剂的认识误区

● 李娜

　　胰岛素治疗是控制血糖的重要手段。可是很多2型糖尿病患者，当被告知需要用胰岛素的时候往往都会说"不"，这是因为患者对胰岛素在认识上存在一些误区。

■ 误区1：所有糖尿病患者均可只吃药不打胰岛素来控制血糖

　　首先，患者需要明白，自己为什么需要进行胰岛素治疗。胰岛素使用的适应证有哪些呢?

1型糖尿病患者自身无法分泌胰岛素,需依赖外源性胰岛素维持生命,他们必须使用胰岛素控制高血糖,降低糖尿病并发症的发生风险。

2型糖尿病患者虽不需要外源性胰岛素来维持生命,但发生下列情况时也需要用胰岛素治疗:①高血糖高渗综合征、糖尿病酮症酸中毒或反复出现酮症、乳酸酸中毒;②血糖控制不良引起的增殖型视网膜病变;③神经病变导致严重腹泻与吸收不良综合征;④合并严重感染、创伤、手术、急性心肌梗死及脑血管意外等应激状态;⑤肝、肾功能不全和重症糖尿病肾病;⑥妊娠期及哺乳期;⑦口服降糖药治疗效果不佳;⑧显著消瘦的或某些新诊断的严重2型糖尿病患者;⑨同时患有需用糖皮质激素治疗的疾病;⑩某些特异性糖尿病(如坏死性胰腺炎)。

■ 误区2:使用胰岛素会"成瘾"

有些糖尿病患者认为一旦用上胰岛素,2型糖尿病也会变成"依赖胰岛素的糖尿病",或认为用胰岛素像吸毒一样会"上瘾",这种认识是错误的。我们应该正确认识到:

(1)胰岛素是由胰岛 β 细胞分泌的一种蛋白质类激素,它是人体内固有的内分泌激素,故其副作用小,即使长期应用也不会成瘾。

(2)胰岛素是机体内唯一降低血糖的激素,是控制糖尿病高血糖的重要手段。

1型糖尿病患者需要终身依赖外源性胰岛素维持生命;而2型糖尿病患者口服降糖药治疗效果不佳时也需要长期补充外源性的胰岛素。大家要明白的是,这些情况下需要长期使用胰岛素并不是因为成瘾了,而是疾病发展的需要,它对疾病的控制是有益处的。

胰岛素注射剂的副作用

● 李娜

■ 低血糖

低血糖确实是胰岛素最常见和最严重的不良反应，但是大家如果能够正确使用胰岛素，做好自我血糖监测并对低血糖有一个正确的认识和防范，我们就不用过于恐惧了。

首先要明白，什么是低血糖？对非糖尿病患者来说，低血糖症的诊断标准为血糖＜ 2.8mmol/L；而接受药物治疗的糖尿病患者只要血糖≤ 3.9mmol/L 就属低血糖范畴。

当发生低血糖时，患者可感到心悸、焦虑、出汗、饥饿感等或者出现神志改变、认知障碍、抽搐和昏迷。老年患者发生低血糖时可能还会表现为行为异常或其他非典型症状。但因为糖尿病患者常伴有自主神经功能障碍，使得他们的机体对低血糖的反馈调节能力下降，而且有些患者屡发低血糖后，可表现为无先兆症状的低血糖，这样就增加了发生严重低血糖的风险。

所以，患者应该熟悉低血糖的可能诱因及预防对策。

胰岛素或胰岛素促泌剂：应从小剂量开始，逐渐增加剂量，谨慎地调整剂量。

未按时进食，或进食过少：患者应定时定量进餐，如果进餐量减少则相应减少降糖药物剂量，有可能误餐时应提前做好准备。

运动量增加：运动前应摄入额外的碳水化合物。

酒精摄入，尤其是空腹饮酒：酒精能直接导致低血糖，应避免酗酒或空腹饮酒。

若经常发生严重低血糖或反复发生低血糖应调整糖尿病的治疗方案，并适当调整血糖控制目标。尤其是使用胰岛素的患者出现低血糖时，应积极寻找原因，精心调整胰岛素治疗方案。糖尿病患者应常规随身备用碳水化合物类食品（饼干、糖果等），一旦发生低血糖，立即食用。

■ 肥胖

通常刚开始使用胰岛素时体重会增加，但是也有些人的体重变化不大，所以我们先来了解一下，胰岛素治疗为什么会导致体重增加？原因有以下两点。

（1）高血糖未得到控制时，过多的葡萄糖会从尿液排出，机体通过分解脂肪及蛋白质提供能量导致体重下降。而使用胰岛素后可使血液中的葡萄糖得到更好地利用，过多的葡萄糖会转变成糖原或脂肪贮存在体内，这样从尿液中丢失的热量就减少了。

（2）有的患者开始胰岛素治疗时因为害怕发生低血糖，就通过多吃食物来预防，这样也会增加体重。

而体重增加是可以控制的。首先，通过生活方式干预，协调饮食、运动和胰岛素剂量之间的平衡，可以将体重维持在合理的范围内，把体重增加的幅度减至最小。另外，可以联用一些能够降低体重的口服降糖药，如二甲双胍。

■ 过敏

少数患者会发生胰岛素过敏，造成过敏的原因有很多，例如使用的胰岛素纯度低；对胰岛素所添加的辅料过敏，如鱼精蛋白、锌等。局部过敏反应有时可以自行缓解，或使用抗组胺药物，如果疗效不佳，可将胰岛素改为不同的制剂种类或改用不同公司生产的胰岛素。

■ 注射部位脂肪萎缩

这是使用未纯化的动物胰岛素造成的免疫反应。使用纯化的人胰岛素，可使脂肪萎缩的发生率明显减少。对于使用人胰岛素发生脂肪萎缩的患者，换用胰岛素类似物后可降低或缓解。经常更换注射部位或使用高纯度的胰岛素可以降低该不良反应的发生率。

■ **皮下脂肪增生**

如果胰岛素每日都注射在相同的部位，皮肤及皮下组织可能会变厚，并且瘢痕化形成"肿块"。脂肪增生是皮下脂肪组织受局部高浓度胰岛素刺激而生长加速的结果。"肿块"部位胰岛素吸收的速率会变慢，如胰岛素注射在这个部位常会因吸收减慢而造成血糖控制不良。

所以，在使用胰岛素的过程中需要学会如何避免注射部位脂肪增生：

（1）选择提纯工艺好的胰岛素产品。

（2）轮换注射部位。

（3）勿重复使用针头。

（4）每次注射点和注射点间隔距离1cm。

（5）注意患者体型和所用针头长度或注射深度是否适当。

■ **水肿**

可能与胰岛素促进肾小管重吸收钠有关，一般无需特殊处理。

胰岛素的分类

● 李娜

消除了对胰岛素的各种误解之后，王大爷最终还是接受了胰岛素治疗，并且经过一段时间的治疗后，血糖控制得很好。但是最近几天，王大爷的血糖突然好像过山车一样，餐后血糖好高，到了晚上又低血糖，王大爷赶紧到医院就医。究竟是什么环节出了问题？

原来王大爷使用的是"3短1长"的胰岛素强化治疗方案，三餐前用的是门冬胰岛素，但是这次去药店购买的时候却买成了门冬胰岛素30，两种药的药名非常相似，只是相差了一个数字，但是他们的作用特点却是完全不同的，这就造成了王大爷的血糖异常波动。

胰岛素是一种我们人体自身分泌的唯一可直接降低血糖的激素，是一种蛋白质类激素。而我们体外补充的胰岛素又是从何而来的呢？

■ 按照来源分类

（1）动物胰岛素是从动物的胰腺中提取，主要有牛胰岛素和猪胰岛素，动物胰岛素唯一的优点就是价格便宜，患者可以轻松负担，但注射到体内可产生过敏反应或抗体，使得药效降低。

（2）人胰岛素并非从人的胰腺提取而来，而是采用基因重组技术合成的，与人体内的胰岛素分子结构相同，比起动物胰岛素纯度更高，副作用更小，但价格较贵。

（3）胰岛素类似物随着科学技术的进步在 20 世纪 90 年代初诞生了，它将人胰岛素分子和立体结构进行改变，可以更好地模拟生理性胰岛素分泌，并且减少低血糖发生的危险，较人胰岛素更优。

■ 按照起效快慢和维持时间的长短分类

（1）速效胰岛素主要有门冬胰岛素、赖脯胰岛素、谷赖胰岛素，它们都是胰岛素类似物，起效时间快，作用时间短。

（2）短效胰岛素为普通的人胰岛素和猪胰岛素，它的名称后的 R，代表 regular（常规），起效时间在 0.5~1 个小时，维持时间 5~8 个小时。速效和短效胰岛素均为无色澄清液体。

（3）中效胰岛素名称后的 N 代表 neutral（中效）。中效胰岛素和长效动物胰岛素都因为加入了鱼精蛋白和微量锌，从而延长了胰岛素的作用时间，也因此形成白色混悬液。

（4）长效胰岛素使用最为广泛的是胰岛素类似物，包括甘精胰岛素、地特胰岛素和德谷胰岛素，他们均为无色澄清液体，他们的作用无显著峰值，作用时间可长达约 24 小时。另外，德谷胰岛素作为一种新型基础胰岛素，半衰期接近 25 小时，作用持续时间超过 42 小时，每日 1 次注射可具有持久稳定的降糖作用。

（5）预混胰岛素是短效或速效胰岛素和中效胰岛素按照一定比例混合，呈白色混悬液。名称后面的数字代表短效胰岛素的比例，例如诺和灵30代表：30％的短效人胰岛素和70％低精蛋白锌胰岛素混悬液。

■ 不同胰岛素的给药时间和用途不同

（1）速效和短效胰岛素又称为餐时胰岛素，用于降低餐后血糖，都是在餐前注射，但因为起效时间不同，短效人胰岛素在餐前30分钟注射；而速效胰岛素类似物在餐前即刻注射。

（2）中效和长效胰岛素又称为基础胰岛素，可降低空腹血糖，长效动物胰岛素和中效人胰岛素通常睡前注射；而长效胰岛素类似物因为无显著峰值且作用时间长，所以可以每日固定同一时间注射即可。

（3）预混胰岛素是短效或速效胰岛素和中效胰岛素按照一定比例混合，所以可同时降低空腹和餐后血糖，预混人胰岛素在餐前30分钟注射；预混胰岛素类似物在餐前即刻注射。

所以，在一个综合性医院的药房或药店里，常常是一整个冰箱的胰岛素制剂，各种规格各种厂家不同成分含量的药品琳琅满目。这就需要医务人员按处方拿药时慎之又慎，也需要患者拿到药时再次核对，以免出错。

胰岛素笔的选择和使用

● 李娜

王大爷就诊医院的药师和护士向他详细讲解胰岛素的注射方法和技巧，王大爷掌握得很好，所以他逢人就讲，学会了注射技术，不麻烦，简单得就像生活中必须要完成的日常行为一样。

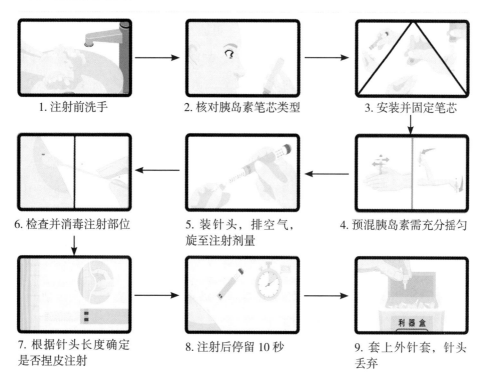

■ 胰岛素笔有哪些

胰岛素笔是一种最常见的胰岛素注射装置，需要搭配上合适的一次性针头使用。

这里我们介绍胰岛素预充注射笔和笔芯可更换的胰岛素注射笔。

（1）胰岛素预充注射笔是一种预充 3ml（含 300 单位）胰岛素的一次性注射装置，无需更换笔芯，用完后废弃。

（2）笔芯可更换胰岛素注射笔由注射笔和笔芯构成，笔芯中的胰岛素一旦用完，需要更换新的笔芯，而注射笔可重复使用。需要注意的是，目前同一品牌的胰岛素注射笔只能与同一品牌的胰岛素笔芯搭配，不同品牌之间使用方法也存在一定差异。

■ 胰岛素笔该如何使用

不同的胰岛素笔使用方法大同小异，下面我们就来介绍普通胰岛素笔的一般使用方法。

1. 注射前洗手

2. 核对胰岛素笔芯类型

3. 安装并固定笔芯

6. 检查并消毒注射部位

5. 装针头，排空气，旋至注射剂量

4. 预混胰岛素需充分摇匀

7. 根据针头长度确定是否捏皮注射

8. 注射后停留 10 秒

9. 套上外针套，针头丢弃

图 2-49　注射胰岛素的步骤

胰岛素笔组成部件包括笔帽、笔芯架、笔身，笔身包括螺旋杆及剂量调节栓。

■ 注射前准备

注射胰岛素前请准备好针头、胰岛素笔芯、胰岛素笔、医用棉签以及 75% 乙醇。

■ 注射胰岛素步骤

（1）沿注射笔径直方向取下笔帽；左手固定笔芯架，右手逆时针外旋使笔身与笔芯架分离。

（2）推回螺旋杆，新笔的螺旋杆可能没有伸出，只有笔芯架中装有笔芯，推动注射按钮时螺旋杆才会向前移动。

（3）确认无误后，将胰岛素笔芯的较小一端插入笔芯架。

（4）直线推进并旋转注射笔身和笔芯架，将其锁定在一起。如果笔芯架未完全安装到位，螺旋杆可能不会移动，您将不能得到所需的完整的剂量（预充式可省略以上几个步骤，更加方便）。

（5）如所注射的胰岛素为混悬液，为防药液浓度不均匀，可双手握住注射笔中段，轻轻滚动注射笔 10 次后，再来回上下颠倒注射笔 10 次左右使胰岛素混合均匀。

（6）用 75% 乙醇消毒笔芯前端橡皮膜。

（7）取下针头的纸签，径直对准笔芯架，将针头旋紧在笔芯架上。

（8）取下针头外针套和内针套，不要丢弃外针套以备取下针头时使用。

（9）用右手顺时针旋转剂量调节栓至 2 单位的位置。

（10）将笔垂直竖起，针头朝上，轻轻用手指敲打笔芯使气泡聚集在上部便于去除。

（11）推动注射按钮，如果未看到胰岛素流出，应重复准备步骤，直至看到完整的一股胰岛素流出。

（12）转动剂量调节栓选择需注射的剂量，如注射剂量为 12 单位，则旋转按钮到"12"。如果剂量设定过多，可以反向调整剂量调节栓改正剂量。

（13）注射部位用 75% 乙醇正常消毒；将拇指放在注射按钮上，握笔垂直快速进针，如果使用 5mm 的针头则可以直接注射，按住注射按钮停留 10 秒，然后拔出针头，用干棉签按压针眼处 30 秒，检查剂量窗口显示为"0"时，表明注射了足量的药物。若使用 8mm 的针头则需捏起皮肤注射。注射后切勿用力挤压揉搓注射部位。

（14）小心盖上针头的外针套，旋下针头，将其丢弃；最后盖上笔帽。

胰岛素皮下注射家庭应用知识

● 李娜

■ 注射前及注射时要注意的地方

关于注射部位的检查和消毒以及注射过程中有以下几点需要注意的地方。

（1）患者应于注射前检查注射部位。根据患者的体型、注射部位皮肤厚度及针头长度，以确定是否需要采用捏皮注射及注意选择注射角度。当皮肤表面到肌肉间的推测距离短于针头长度时，捏起皮肤可增加该部位的皮下组织深度，能够有效提高注射安全性。

（2）注射前，应逐一检查相应的注射部位，不可在皮下脂肪增生、炎症、水肿、溃疡或感染的部位注射。

（3）注射时，应保持注射部位的清洁，当注射部位不洁净或患者处于易于感染传播的环境（如医院或疗养院），注射前应消毒注射部位。

（4）患者不可隔衣注射。尽管透过衣物注射不会引起不良后果，但用这种方式注射时，患者无法捏起皮肤及观察注射部位，并且穿透衣物引起针头损伤会造成注射疼痛的增加，因此这种注射方式并不推荐。

■ 关于捏皮与进针角度

捏皮时力度不得过大导致皮肤发白或疼痛。不能用整只手来提捏皮肤，以避免将肌肉及皮下组织一同提起。

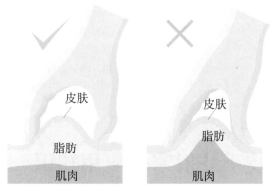

图 2-50　胰岛素注射捏皮的方法

最佳注射顺序应当是：

（1）捏皮。

（2）与皮肤表面成 90°缓慢注射胰岛素。

（3）拇指按钮完全推下后（用胰岛素笔注射时），让针头在皮肤内停留 10 秒。

（4）以刺入时的相同角度拔出针头。

（5）松开捏皮。

（6）安全处理用过的针头。

为保证将胰岛素注射至皮下组织，在不捏皮的情况下也可以 45°注射，以增加皮下组织的厚度，降低注射至肌肉的危险。

当使用较短的针头时（比如 4mm 或 5mm），大部分患者无需捏起皮肤，并可 90°进针；当使用较长（≥6mm）的针头时，需要捏皮和（或）45°进针以降低肌内注射风险。

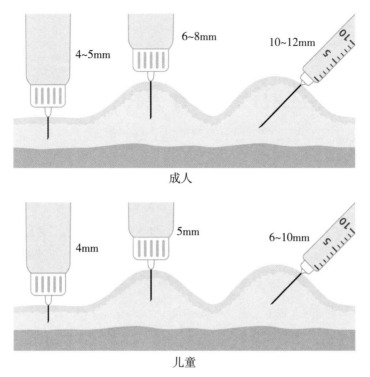

成人

儿童

图 2-51　不同长度的胰岛素针头决定捏皮及进针角度

■ 注射后的注意事项

在临床操作中发现，使用胰岛素笔注射拔针后，针头可能会发生漏液，使胰岛素利用度降低，从而影响血糖控制。这是由于胰岛素笔的针头较为纤细，推注药液时药液注入体内的时间相对延长，且随着注射剂量的不断增加，注射后针尖所在的原部位药液吸收的速度会随着剂量的增加而减缓。延长针头留置时间可减少胰岛素漏液的现象。

使用胰岛素笔注射在完全按下拇指按钮后，应在拔出针头前至少停留 10 秒，从而确保药物全部被注入体内，同时防止药液渗漏，药物剂量较大时，有必要超过 10 秒。

胰岛素注射针头的分类和特点

● 李娜

王大爷注射了一段时间胰岛素，他发现注射用针头非常贵，虽然护士交代针头是一次性的，每次注射后针头要丢弃，但是，他想出了省钱的招数，每次针头都用到出不了液体才舍得丢弃。可这天，刚换上的新的针头也不出药液，感觉堵住了。他觉得是胰岛素笔坏了，可药师说笔没问题，这是怎么回事呢？

大家知道，糖尿病药物注射的目标是将药物正确地输送至皮下组织内，确保无漏液、无不适。选择合适的针头并正确使用是关键。

■ 注射笔用针头的选择

目前，注射笔用针头有 4mm、5mm、6mm、8mm、12.7mm 五种规格，注射笔用针头与所有的胰岛素注射笔是通用的，但使用时，为避免注射到肌肉层，根据个体化情况选择合适的针头至关重要。

（1）儿童及青少年多选用 4mm、5mm 或 6mm 的针头，使用 4mm 针头可以不捏皮，90°垂直进针。身材较瘦或选择四肢部位进行注射时，尤其当选用 5mm 或 6mm 的针头时，需捏起皮肤形成皮褶后再进行注射，或采取呈角度进针以代替捏皮。

（2）成人采用 4mm、5mm 和 6mm 规格针头注射时，应使针头与皮肤呈 90°垂直进针；在四肢或脂肪较少的腹部进行注射时，为防止注射到肌肉，甚至在使用 4mm 和 5mm 针头时，可捏皮注射；使用 6mm 针头时，可采用捏皮或 45°注射。

所有型号一次性注射笔用针头仅限一次性使用，在完成注射后应立即卸下，套上外针帽后废弃，而不应留置在胰岛素笔上。

■ 针头重复使用有哪些危害

（1）影响注射剂量的准确性。注射笔用针头重复使用后，针头中残留的药液会影响注射剂量的准确性，此外，注射后的针头留在胰岛素笔上，由于热胀冷缩的原因也会引起胰岛素注射剂量的不准确。

（2）使用后的针头内残留的胰岛素形成结晶，会堵塞针头妨碍注射。

（3）针头重复使用与脂肪增生相关。针头重复使用次数越多，脂肪增生的患病率越高。

（4）注射针头多次使用会造成针尖钝化，切面受损，针头表面的润滑层脱落，增加疼痛，直接影响患者的依从性。

■ 处理废弃针头

使用后的注射器或注射笔用针头属于医疗锐器，不合理的处置不仅会伤及他人，也会对环境造成一定的污染。

处理废弃针头或者注射器的最佳方法是，将注射器或注射笔用针头套上外针帽后放入专用废弃容器内再丢弃。若无专用废弃容器，也可使用加盖的硬壳容器等不会被针头刺穿的容器替代。

任何情况下均不能将未处理的注射器材随意丢弃，可能会刺伤家人和服务人员（如垃圾收运工和清洁工）。

回到王大爷遇到的问题，为啥新装的针头也会出不了液体呢？这是因为胰岛素一次性使用针头细得跟"头发丝"差不多，王大爷这次在装的时候没有垂直套入，斜了一些，导致针头折弯了，自然就出不了液体了。

在装针头的时候，特别是老年人容易手抖，可以先将肘部固定在桌面，再将两只手的手腕对齐固定，稳定后再套入针头。如果发现针头出不了液体时，不急着到医院，先换一个新的针头，按上面的方法试试，基本就解决问题了。

胰岛素注射剂的注射部位

● 李娜

■ 注射部位的选择

根据可操作性、神经及主要血管之间的距离、皮下组织的状况等，人体适合注射胰岛素的部位是腹部、大腿外侧、上臂外侧和臀部外上侧。

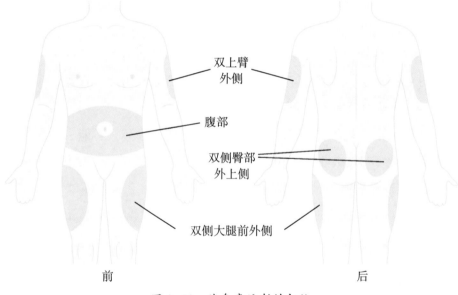

图 2-52　胰岛素注射的部位

腹部边界为：耻骨联合以上约 1cm，最低肋缘以下约 1cm，脐周 2.5cm 以外的双侧腹部。

双侧大腿前外侧的上 1/3。

双侧臀部外上侧。

上臂外侧的中 1/3。

■ 一般推荐的注射部位

（1）餐时注射速效、短效胰岛素，最好选择腹部。

（2）希望减缓胰岛素的吸收速度时，可选择臀部，臀部注射可最大限度地降低注射至肌肉的风险。

（3）给儿童患者注射中效或者长效胰岛素时，最好选择臀部或者大腿。

（4）针对妊娠期糖尿病的妇女，腹部是最安全的注射部位。对于早期妊娠，孕妇不需要改变胰岛素注射部位或技术；对于中期妊娠，腹部外侧远离胎儿的皮肤，可用于注射胰岛素；对于晚期妊娠，在确保正确捏皮的情况下，可经腹部注射胰岛素；有顾虑的患者可使用大腿、上臂或腹部外侧自行注射。由于孕妇子宫扩张使腹部脂肪变薄，所以应当使用 4mm 针头。

■ 如何预防硬结

注射胰岛素后产生局部硬结和皮下脂肪增生是胰岛素治疗的常见并发症，注射部位的轮换是有效的预防方法，这种轮换包括不同注射部位之间的轮换和同一注射部位内的轮换。

给大家推荐一种已证实有效的注射部位轮换方案：可以将注射部位分为 4 个等分区域（大腿或臀部可等分为 2 个等分区域），每周使用一个等分区域并始终按顺时针方向轮换。

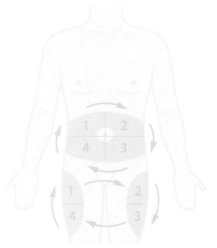

图 2-53　胰岛素注射部位轮换

在任何一个等分区域内注射时，连续两次注射应间隔至少 1cm（或大约一个成人手指的宽度）的方式进行系统性轮换，以避免重复组织创伤。

胰岛素的保存和补注射

● 李娜

■ 胰岛素保存

说到胰岛素的保存，药师今天遇到一位大爷，他是来问胰岛素针头的，药师接过预充的胰岛素笔时，发现非常冰，打开一看，药液是被冻结的，一问才知道，两年多了，不知他是听哪位"高手"建议的，还是自己理解错了，夏天温度一高就放进冰箱速冻层"保护"起来。

胰岛素稳定性易受各种因素，如温度、光照情况和振动等的影响。因此，必须时刻关注可能缩短胰岛素有效期或者降低药效的各种因素，其中最主要的因素是温度。在低于0℃的条件下，胰岛素的活性会遭到破坏；温度超过30℃，胰岛素的活性也会降低。因此，保存胰岛素时，应避免极端的温度条件。

未开封的

建议将未开封的胰岛素储藏在2~8℃冰箱冷藏室中，避免冷冻，防止反复震荡。

已开封的

已开封的胰岛素可室温（小于30℃）保存，一般在4~6周内使用可保证药液的质量。应避免暴露于阳光或高温下。

外出时

当外出旅游时，或者是遇到一些特殊职业的患者，如长途汽车的驾驶员，携带胰岛素应避免过冷、过热及反复震荡，最好能随身携带一个保温箱。还可随身携带胰岛素水冷袋保存药物，它是专为胰岛素注射笔设计的一种方便携带的胰岛素保温袋，袋内温度 30℃以下，适合糖尿病患者夏天出门、出差以及到炎热地区旅行时短期保存胰岛素。

当乘坐飞机时，胰岛素应装入随身携带的包中，千万不可随行李托运，因为托运的行李容易丢失，搬运过程中容易产生剧烈震荡。此外，托运舱温度过低，会使胰岛素变性失效。

■ 漏打胰岛素的补救措施

最后，我们来关注一下漏打胰岛素的问题。因为王大爷是个心细的患者，他想提前储备这些知识以备应急使用。

如果漏打的是短（速）效和预混胰岛素，餐中或紧临餐后想起来漏打，可立即原量补打。

餐后半小时以上想起来漏打，可保持原来的运动强度，将漏打的胰岛素剂量减半补打。如已接近下一餐餐前，而此餐也要注射胰岛素则不要补打，但须测量餐前血糖，若餐前血糖＞ 10mmol/L 时，下一餐主食减量 1/4~1/3，且不能把两次的胰岛素合并成一次注射。

如果漏打一天 1 次的长效胰岛素，发现漏打后尽快补上即可，下次如在原时间注射须注意低血糖反应，因为两次注射间隔时间很可能小于 24 小时；若补打的时间距下次的注射时间间隔较短，可适当减少剂量。

德谷胰岛素的给药时间相对灵活，如果遇到不可能在每日相同时间给药的情况，可灵活变动胰岛素给药时间，但是应确保两次注射至少间隔 8 小时。所以，建议忘记注射德谷胰岛素的患者在发现时立即给药，此后继续常规的每日 1 次给药方案。

第 3 篇

『药』点汇编：

生活中的用药常识

第一章

怎么"吃药"安全又有效

服药的时间安排有讲究

● 谢何琳

患者就诊后拿到药品，多数的医疗机构会在处方清单上标注"一天X次，一次X粒"，如何安排具体的服药时间其实是个学问。本文列举了常见的服药方法，帮助您不再纠结什么时候服药。

■ 一天3次

一天3次的用药，病历上会简化写成tid。

对于没有特殊要求的药品，为方便服药，一天3次可以跟一日三餐挂钩；降糖药与进餐后血糖的升高密切相关，可以安排在三餐用药；作用于胃肠道的药与进食前后胃肠道功能有关，也可以放在三餐的饭前或者饭后服用。

需要注意的是一些特殊药品（如抗菌药物、抗癫痫药物、孕激素等）需要间隔6~8小时用药1次，或尽量接近每8小时用药1次，不用考虑就餐时间，这是为了保持药效，使药物持续作用，体内血药浓度24小时维持相对稳定、避免太大波动，因此我们只需参考药品说明书上的要求——空腹还是进食。例如要求进食时用药，但不在就餐时间，我们可以吃一些食物，让胃中有食物，就可以达到进食时用药的要求。

■ 一天2次

一日2次一般在早、晚服用，病历上写bid，服药时间要求间隔12小时左右。

但需注意特殊的情况，如治疗抑郁及焦虑的药物氟哌噻吨美利曲辛片，服药时间应定在早上及中午，避开晚间，以免失眠。当然，也存在个体差异，有的人吃了这药反而昏昏欲睡，这类患者就可以放在晚饭后服用。

会导致失眠的药物如金刚烷胺，说明书明确要求放在下午4点前用药。而司来吉兰一次用药应安排在早上，如果两次用药则安排在早上和中午。

增强静脉张力性的药物地奥司明片，每日剂量平均分为两次服用，应安排在午餐和晚餐时。因为与静脉淋巴功能不全相关的各种症状如腿部沉重、疼痛、酸胀等不适感经过一夜的卧床休息，清晨时可以得到明显改善，而经过一天的劳作站立又会明显加剧，午餐及晚餐时服用正好起到血管保护的作用。

■ 一天1次

一天1次病历上写qd，需要根据具体药物和具体疾病决定最佳的服药时段，还可参考时辰药理学决定给药的时间。若没有具体要求，为维持血药浓度的稳定，一天中的某个固定时间段服用即可。

那如何选择固定时间段呢？这其实是要综合考虑的。详细内容请参考本章下一节内容"如何选对服药的时间"。

■ 一天4次

一日4次病历上写qid，一般三餐及睡前用药，尽量保持每6小时左右用药1次。

■ **一天5次**

一天5次是比较少见的。如阿昔洛韦就需要一天5次用药，患者在白天每4小时用药1次，就可以达到一天5次的目的，不必在夜间起床服药了。良好的睡眠有助于疾病的治愈，合理的服药时间既要保证药物的疗效，也不能影响正常的作息。

■ **每两小时1次**

每两小时1次病历上写q2h，这种用药方法很少见。在治疗急性结膜炎时，为了提高疗效，医生会交代患者白天每2小时滴眼1次，根据症状轻重适当增减，病情控制后逐渐减少。

■ **顿服**

有的药物在整个治疗过程中只需服药1次。如驱虫药阿苯达唑用于单纯蛲虫或单纯轻度蛔虫感染时，只需服用1次即可。阿奇霉素用于沙眼衣原体、杜克嗜血杆菌或敏感淋球菌所致的性传播疾病时，仅需单次口服1g的剂量。

■ **必要时**

有时处方单上会看到医生备注"必要时"或是简化为"prn"，一般来说止痛药、退热药、镇静药、抗心绞痛药和解痉药，可以在症状出现或需要控制症状时服用。如对乙酰氨基酚和布洛芬用于退热时，只在体温高于38.5℃时服用；用于持续发热或疼痛时，可间隔4~6小时重复用药1次，24小时内不超过4次。

贴心药师

影响服药时间及服用方法的因素有很多，主要是药动学和药效学。而药动学与药效学的影响因素有药物剂型、首过效应、半衰期、生物转化、饮食、药物相互作用、疾病、种族及个体差异等。每个药物的最佳服药时间可根据药物特点、患者病情、生活作息、临床实际以及用药后反应作个体化调整，提高患者的用药依从性以达到最佳疗效。

如何理解"饭前服药"与"饭后服药"

● 杨木英

中国的饮食文化博大精深，中国人吃药也特别关心自己的药是"饭前服"还是"饭后服"。

这一篇提出的观点有些地方不同于常规，我们没有强调"饭前"服药一定是饭前半小时，"饭后"服药一定是饭后半小时。也与"多数药物可以饭后服"的观点不同，我们认为"大多数药物，饭前饭后服药没有特殊限制"，可以根据患者的作息时间以及生理状态安排最佳服药时间。

本节的观点是我们团队多年不断探索的结晶。10年前出版《安全用药指导手册》时，我们查阅了大量的文献、说明书以及各国药典，总结出了"饭前""饭后"的服药经验，在方便患者服药、最大限度提高药效的同时，还降低了药品不良反应的发生率。在多年的实践中，极大程度上解决了患者由于过度纠结"饭前半小时吃"还是"饭后半小时吃"，以及有的患者需要服用多种药物导致服药依从性降低而经常发生漏服、误服、重复服药等问题。

■ 空腹服用

空腹服用就是大家常说的"饭前"，指药物在进餐前半小时到1小时左右或进餐2小时后服用。这时胃中基本不存在食物或胃中食物已经基本排空，并且距离下一次进餐有一定的时间间隔，可以避免食物成分影响药物的吸收。

与"饭前"相比，空腹服药的说法更加准确。因为"饭前"只是时间概念，而"空腹"是一种状态。如果服药前胃中已经存在大量的食物，或是服药后吃了大量的点心，胃中存在食物，就没有达到空腹的目的。

■ 进食时服用

"饭后"服药强调的是胃中要有食物。"饭前即刻服药""药物与前几口食物一起服用""饭后0~60分钟内服药"这几种说明书上常见的服药方式，都可以达到"饭后"服药的目的。因此，我们把"进食时服药""餐前即刻服药""饭后服药"统一为"进食时服用"，可以方便患者理解并有助于患者执行。

为什么有的药要进食时服用呢？理由有以下几点。

（1）胃中的食物可以促进某些药物的吸收，提高生物利用度，增强药效。

（2）某些药物对胃肠道有一定的刺激，食物可以减轻药物对胃肠道黏膜的直接刺激。

（3）某些药物有药理作用、药代动力学以及起效时间的要求。

有的药物说明书里，写着"餐中"或"随餐"服用，指的是在吃饭的同时服用药物。这是人性化的体现，可以让患者把吃药与就餐联系在一起。

除了某些特殊药理作用的药物，大部分药物对胃肠道有一定的刺激性。特别是一些胃肠功能比较差的人，即使是空腹服用复合维生素片，也会恶心、呕吐、难受，改为饭后吃，就能改善不适。

■ 进食或空腹服用均可

如果在药品说明书中没有特别指出需要饭前服还是饭后服，并且在新药上市前的临床试验中未发现食物对药物的生物利用度产生影响，那么这类药物进食或空腹服用均可。患者可根据自身情况、生活作息以及药物的作用特点来制定合适的服药时间。

知识加油站

我们可以参阅FDA（美国食品药品监督管理局）《食物影响的生物利用度及饮食条件下的生物等效性研究》指导原则。食物对药物的生物利用度的影响研究通常在新药临床试验阶段进行，目的是比较饮食和禁食情况下，食物对新药的吸收速度和程度的影响。

在仿制药申请和补充申请中，也会做饮食情况下与对照品的生物等效性试验。

根据临床试验结果，提出药品要求"空腹服用"还是"与餐同服"，或是与"用餐无关"的服药建议，有的说明书还会详细列出"高脂餐"或"高蛋白餐"对药物吸收的影响。

降糖药、消化系统用药及驱虫药的服药时间、起效时间、作用部位与药理作用密切相关，需要针对具体的药物具体指导。

贴心药师

大家可以认真阅读药品说明书，说明书的"用法用量""注意事项""药代动力学"中会给出服药的方法，这是最权威的资料来源。

如果说明书中提出食物对药效并未产生影响，为使药物吸收良好，特别是用于急症或需要快速起效的药物，建议空腹服用效果较好；如果患者胃肠功能比较弱，大多数药物服用后会产生胃肠道不适，则可以在进食0~60分钟后服用，以提高用药的耐受性及依从性。

有些药物会让食管受伤

● 谢何琳

睡前服药的老张

老张最近被诊断为骨质疏松，医生开了阿仑膦酸钠维生素D_3片。因为工作忙，他晚上临睡前才想起要吃药，习惯地把药往嘴里一放，头一抬，漱一小口水，躺下就睡了。几天后，他觉得胸骨后有异物感，吞咽时疼痛。胃镜检查后，发现患上了食管炎，详细询问后才知道，药物是罪魁祸首。

在床上吃药的婆婆

婆婆的阿尔兹海默病越来越厉害了，整天就呆呆躺在床上，不愿意下床走动。今天我回到家中发现一件事，婆婆躺在床上，公公把药往她嘴里一放，给她小口水，又躺下了。

婆婆平时吃东西就经常噎着，这样吃药的姿势，水又喝得很少，很容易引起药物性食管炎的。

虽然在一座城市生活，但倔强的公公一直都坚持自己照顾婆婆，不让我插手，我平时帮忙从医院开药回家，告诉他们吃药的剂量，还真没告诉他们要注意吃药的姿势。

■ 老人最容易得药物性食管炎

药物性食管炎，顾名思义，即药物引起的食管炎。多发生在老人，因为老人食管的弹性和光滑度都下降，反应也比年轻人迟钝。当服用的药物嵌顿在食管内溶解后会刺激食管的局部组织，使食管黏膜接触处发生充血、水肿，有的发生糜烂形成溃疡，长期反复甚至会引起食管狭窄。表现为咽痛、咽喉异物感、胸骨后灼热感、吞服食物困难、烧心、呕吐或新发的胃部灼热感等症状，病情严重者不能进食，及时就医并通过胃镜检查即可确诊。

■ 哪些药物易"闯祸"

主要是一些非圆形药物或体积较大的药物以及刺激性强的药物。由于食管较狭窄，液体制剂的药物容易通过食管，而胶囊和片剂等容易黏附在食管上损伤黏膜，导致药物性食管炎。

卧位、睡前服药、服后喝水少是药物损伤食管的重要原因，特别是一些刺激性强的药物，如果不注意吃药的姿势，容易黏附在食管上损伤黏膜，导致药物性食管炎。

■ 注意服药姿势和服药方法

要避免发生食管炎，首先注意服药时的姿势。采取立位或坐位服药，服药后避免立即躺卧。

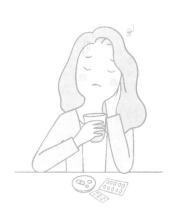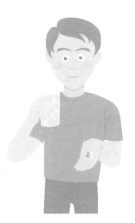

图 3-1　坐着吃药与站立吃药

一般情况下，服药不能干咽，要确保充足的饮水量。一般的药物，特别是胶囊或较大的片剂，饮水量应在200ml左右，以保证药物确实被送达胃部。据观察，直立位吞水服药，药品于15秒通过食管到胃，而不饮水或饮水后仰卧位者，有50%的人10分钟后药物仍未到达胃部。

贴心药师

服阿仑膦酸钠半小时内少平躺，不吃东西多喝水

服用阿仑膦酸钠要特别注意，建议每周固定一天的早晨空腹服用1次，服用时应喝一满杯的白开水，至少30分钟内应避免躺卧，可到处走走，这样可避免引起食管炎。同时为提高其吸收率，要用白开水服药，服药前以及服药后至少30分钟，不可进食也不可喝奶制品，不可同时服用钙片等其他药品。

避免用药的"傻事儿"

● 郑建蕾

生活中，我们经常会对乱发脾气的人说："您吃错药啦？"

作为药师，这篇就讲讲工作中遇到的那些真实的用错药的事和一些对药品理解错误的"傻事儿"。同时，药师教您两招，避免用错药。

■ 故事1

有个糖尿病患者，半年内体重增加上百斤，但一直找不到胖的原因。最后仔细盘问用药史，并核对每个药的用药剂量，才找到病根。

原来这位患者把一天1次，每次30mg（2片）的吡格列酮吃成了一天3次，每次30mg，整整3倍的剂量，而且一吃就吃半年。

关于吡格列酮的专业知识，简单普及一下，它是胰岛素增敏剂，患者体重增加与长期大剂量服用这种药导致体液蓄积以及脂肪的堆积密切相关。

我更想说的是，这位患者肯定没定期复诊，也没好好看看药品说明书，这药说明书明确指出"最大剂量是一天45mg（3片）"，如果有看肯定会对自己一日90mg（6片）的量质疑。

其实，疾病的治疗是需要医生和患者一起配合的。很多患者看完一次医生就觉得完成任务，从此不愿再见医生，拿着药盒去药店买药，嫌去医院太麻烦了。期间，他只要上医院再复诊一次，医生肯定不会开出一天3次，每次30mg吡格列酮的处方。就算开出来了，医院药师在审核、配药、发药的任何一个环节，都会发现这非常规的用法，再次进行拦截。

■ 故事2

这天，闺蜜跑到咨询窗口说起她家老公的傻事。

最近她家老公眼睛不舒服，随手就拿着她女儿的眼药水往眼里滴，滴后视物模糊，看东西有重影，以为眼睛出了问题。到医院检查，瞳孔放大，医生觉得好奇怪。

还好闺蜜是急诊科护士，还是有医药学知识的，想起她女儿这几天在滴阿托品眼药水预防近视眼的加深，会不会她老公也用了？

一问，果然，她老公用的就是女儿的阿托品眼药水！

这错误很多人犯过，觉得此眼药水与彼眼药水不就是眼药水吗？女儿能用当爹的肯定也能用。

其实，眼睛是我们身体非常娇嫩的器官，值得我们爱惜。眼睛的问题一定要看专科医生，不能随便使用眼药水。眼药水根据不同的作用，种类非常多，有抗细菌的、抗病毒的、抗过敏的、降眼压的，等等。如果家人得的是传染性很强的眼部疾病，例如沙眼等，还可能通过眼药水互相传染。

■ 故事3

窗口有个年轻的美女满嘴泡泡，问我："药师，这药为啥这么多泡泡？"我拿过药一看，是复方甲硝唑阴道泡腾片。

我说："这是塞阴道的，您怎么吃进去啦？"

她说，自己得的是阴道炎，以为阴道泡腾片是吃后治疗阴道炎的，她平时把维生素C泡腾片直接塞嘴巴，还觉得挺好吃的。

复方甲硝唑阴道泡腾片外包装上有"外用"二字，很多患者不会认真看。口服的泡腾片也是需要泡水后才能喝，而不能直接服用。阴道泡腾片直接塞入阴道后，遇到阴道的分泌物会逐渐崩解，有其独特的制剂特点，崩解后的药物弥散面积大，可以更好地覆盖到阴道的皱褶处治疗阴道炎。

■ 故事4

高锰酸钾，我们医院用的是结晶粉剂，大家都叫它PP粉。日常用来消毒水果、食物器具、鱼缸等。医疗上用于皮炎、湿疹的湿敷，小面积溃疡的清洗等。

有位患者，看到紫红色的药粉，以为是口服的，就直接往嘴巴倒。要知道，它的腐蚀性是很强的，生吞后会造成食管溃疡。

■ 故事5

类似的不可思议的事还有患者把药片连同铝塑外包装一起吞服的。

那是我在药房实习时，护士来拿病区的药，说起当时发生的一件事：护士怕药片从铝塑包装膜掰出来后污染了，就把药剪成小片发给患者，让患者自己掰，有一个五十几岁的患者拿起药就直接吞了，锋利的铝塑外包装边沿直接划破食管。

不久，我在报纸上又见到一案例，也是患者生吞铝塑包装造成食管划伤的。

■ 故事6

小宝宝5个月大，因为哭闹不止无法完成检查，医生开了水合氯醛溶液镇静。粗心的妈妈觉得就一小瓶药水，全给宝宝喂下去了，直到第二天宝宝还在昏睡。这才去看药瓶上的服药标签说明：一次服用3ml，而一小瓶的水合氯醛溶液为10ml。

■ 故事7

阿托伐他汀钙是降血脂的药，有个年轻人拿着阿托伐他汀钙片来问我："医生，有这种钙片吗？这种钙片好不好？"之前也有遇到老人来问："这是钙片，为什么我血脂高，医生给我开这药？"

护士由于不是专业学药的，也很容易发生误解。我一闺蜜是护士，就问我"亚叶酸钙"这种钙片有没有，是不是孕妇吃了很好，补钙又补叶酸。然而亚叶酸钙是用于肿瘤患者解救抗肿瘤药"甲氨蝶呤"的毒性的，孕妇千万不能用！

以下对话似乎更异想天开：

患者A：药师，"顿服"是啥意思？刚才有个护士跟我说是炖着吃，可我觉得是吃每顿饭的时候就要吃一次药，对不对？

药师：顿服是指整个治疗方案只需要服药一次，把需要服用的剂量一次性服完。

患者B：天晴甘平这药是不是天晴才能吃呀？下雨天就不要吃了呀？

药师：这只是江苏正大天晴药业出的系列药品而已。如果一个月不天晴，不是延误治疗了嘛！

患者C：我是右边的甲状腺结节切除了，为啥医生给我开左甲状腺素片？

药师：左和右只是代表药物是左旋体还是右旋体。左甲状腺素片，是左旋异构体。请安心吃药吧。

■ 故事8

现在讲的是比较专业的知识了。有患者质疑医生开错药了，因为患者胃痛，医生开了奥美拉唑肠溶胶囊，那为什么这药不是作用于胃部，而是溶解到肠里，这还怎么对胃起作用？

这类药包括奥美拉唑、雷贝拉唑等，它们在胃的酸性环境中不稳定，会被胃酸破坏，需要进入小肠（碱性环境）中，吸收入血后，经血液循环分布到胃壁细胞，抑制胃酸分泌。这类药作用的对象是胃壁细胞，而不是胃的内表面。其实，我们大多数的药物是在小肠中吸收的。

而雷贝拉唑肠溶片等这类药使了一把"木马计"，借助"肠溶"伪装，绕开胃的酸性环境，转由小肠入血，经由后方的胃壁细胞起效制酸。

该类药需在空腹或饭前服用。因为如果饭后服用则食物会影响胃内的pH和胃排空速度，使该类药在经过胃部时滞留时间过久，提前崩解，药物容易被破坏，减弱药效。

■ 故事9

有患者拿到降钙素注射液（或鼻喷剂）非常担心，这医生卖的是哪壶药，我是骨质疏松要补钙，那这降钙素不是降钙的吗？怎么还能补钙呢？

骨质疏松是单位体积内骨组织量减少的骨代谢病变。而降钙素的"降钙"是降低"血钙"。"血钙"相当于骨组织这个群体里的"无业游民"，散落到血液中。降钙素抑制骨破坏，减少"无业游民"的产生，壮大骨组织群体，来达到补钙的目的。

所以，大家不要太过纠结复杂的药理知识，专业的事交给我们专业的药师。

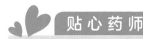

贴心药师

这些在我们专业人士看来奇葩和用错药的事，其实不奇葩，只是隔行如隔山，医药科学的深奥难懂与讳莫如深，让老百姓不容易理解，也不容易正确认识，可见医药科普是多么的重要。同时用好以下三招，避免用错药。

（1）取完药不急着走。

这些事件的发生都因患者及家属草率对待药品。在医院看病，患者经过漫长的等待，终于看完病了取到药后就匆匆离开。其实，与用药有关的事，必须找医生或药师弄明白了再离开医院，才能保证明明白白地用药。

药师建议，拿到药后首先核对处方和病历上的姓名、药品名称及数量，以免取错药或漏取药。很多患者常常急切取药，最终错将别人的药品拿走。

外用药要弄明白正确的用药部位和使用方法，一般外用的药品包装上都会有红底白字的"外"字。口服药要问清楚是空腹还是随餐服用、一日几次、早上还是晚上服用等用药细节，特别是儿童的用药剂量更应该问清楚。

每种药品的保存条件是不同的，例如胰岛素等生物制剂要放置冰箱保鲜层，但不宜冷冻，维生素C需要避光密封保存等。这些在药品说明书中会提到，若忽视了它，药品就容易失效，耽误病情。

（2）不懂问药师。

认真阅读药品标签或说明书并保存好它。此外，在医院药房通常都会设立用药咨询窗口，一般是有资深用药经验的药师在岗。对于用药问题，可以到咨询窗口找药师详细咨询，也可以打用药咨询电话解决用药疑问，确保安全用药。

（3）切勿长期自我药疗。

术业有专攻，专业的事交给专业的人做。医学药学是非常深奥的，非专业人士切勿凭着自身的感觉和粗浅的医药学知识，长期自行购药进行自我药疗。即使是医生的处方也需要定期复诊，每个人对药物的反应及服药后的效果也是因人而异，治疗期间需要不断调整药品或药量。

不听话的患者

● 吴雪梅

老李一年前爬楼梯时出现胸部不适，如大石压胸，喘不过气来，医院检查后诊断老李得了冠心病。老李为此住院做了支架手术，术后他感觉舒服多了，胸不闷了，呼吸也顺畅了。医生给老李开了六种药，告诉他要长期服用。

老李出院后服用了一星期的药，感觉很麻烦，况且也没有了不舒服的症状，就再也不吃药了。半年后，老李又出现胸部不适的症状，左手发麻，只好再次住院，医生说血管又堵了，还得手术。

老李就是一个用药依从性不好的典型例子。

所谓依从性，是指患者接受、同意并正确地执行治疗方案，包括准确地遵守服药时间、剂量和复诊时间，以及个别药物的饮食限制。患者依从性不好，直接影响其治疗效果，并可能产生不良反应。

■ 哪些人群容易"不听话"？为啥不听话

老人最容易不听话。一部分老人由于记忆力减退，经济拮据，常漏服或自行停药。另一部分思想较为固执的患者，对医生缺乏信任感，不配合相关治疗，常导致治疗失败。

患者对疾病缺乏了解，无明显不适时（如高血压）仅凭主观感受自行停药，也是依从性差的主要原因。

婴幼儿常需父母强制服药，服药时哭吵、挣扎，部分药液洒落浪费，服药量难以控制，也是依从性差的表现。

而中青年由于工作繁忙，加之对身体的盲目乐观，常常不记得服药或不愿意定期就医，也是依从性差的表现。

■ 不听话的危害

患者不听话，疾病得不到有效控制，可进一步恶化，甚至丧失救治机会。

冠心病患者不规律服药，可导致血管再次狭窄，甚至突发心肌梗死导致死亡；高血压患者不规律服药，或摄入盐量过高，可导致心、脑、肾等重要脏器受损，出现头晕、头痛、脑出血、手脚发麻、尿少、水肿等表现，轻者可能偏瘫，严重者导致死亡；糖尿病患者不规律服药，可导致糖尿病性心肌病、糖尿病肾病、糖尿病眼病、糖尿病足，严重时可出现糖尿病急性并发症，导致昏迷甚至死亡。

■ 如何提高依从性

科学地认识自身的疾病是提高依从性的前提。患者应与医生和药师充分沟通，并通过网络或科普读物了解疾病相关知识，不断更新知识。掌握自身病情，明确不按时服药的危害。

由于经济原因对承担治疗费用有为难情绪的患者，可以和医生沟通，换成价格更低的同类药。不要盲目迷信高价药或进口药。国家在患者选用"国家基本药物"时报销比例相对比较高。近期国家也在进行一系列的探索，在把药品价格降下来的同时提供保质保量的药品，以造福各方百姓。

经常忘记用药的患者，可以将药品放在容易看到的地方，设立闹钟，提醒自己服药；或在药品旁边放置日历，服药后在对应日期打钩；如每日需服用数次药品，可将药物放于不同颜色的药盒中，一旦怀疑漏服，可自行核对。

多管闲事的药师

● 陈娟

"病历不在我这，在我老婆那，平常我拿药都不用看病历的。今天怎么这么多问题呢？人家主任医生开什么药，你就给我拿什么就是了，多管什么闲事啊？快点把药给我，我们还要回家呢。"

从四号窗口传来了吵闹声。上前一问才知道原来是医生给一位孕妇开了一盒利可君片，处方诊断上只注明"晚期妊娠"。

发药的药师心存疑问，想通过查看病历、询问患者来了解相关病情。可患者觉得在为难他。

■ 药师为什么要"多管闲事"

药房里有两种药："利可君"和"利托君"。

利可君是预防、治疗白细胞减少及血小板减少的药物。

利托君是预防妊娠20周以后的早产，是一种保胎药。

两种药仅一字之差，但作用原理、适应证却相差千里。

单从处方诊断上看医生有可能是将保胎的利托君误开成增强骨髓造血功能的利可君了，所以药师需根据病历、口头询问病情来进一步确认情况。

■ 怎样正确认识这件事

这可不是"闲事"

《医疗机构处方审核规范》明确了药师为处方审核第一责任人。《处方管理办法》规定药师经处方审核后，认为存在用药不适宜时，应当告知处方医师，请其确认或者重新开具处方。

药师发现严重不合理用药或者用药错误，应当拒绝调剂，及时告知处方医师，并做相应记录，按照有关规定报告。

药师不是在多管闲事，而是在尽自己的一份责任和义务。

弥补错失，把好最后一关

医生这个岗位承担着救死扶伤的使命，不容许医生犯任何一点儿的错误。但人无完人，每个人都会犯错。现在医学分工精细，每个医生对自己专业领域的治疗药物如数家珍，而跨科开药时有存在，可能因为了解得不够透彻而产生错误。

在许多大医院，医生每天要接诊好多的疑难杂症，被患者堵得连喝水的机会都没有，难免因为电脑操作的问题将听起来相似的药品敲错、小数点敲错、用药途径敲错等。

药师作为药品发出的最后一道关卡，就承担起了为您把好最后一关的使命。

药师事前、事中、事后全方位监控，保障患者安全用药

门诊医师开具处方后即向药房提交电子处方，审核药师先对处方进行审核，审核通过后结算取药，才转入调配窗口调配处方。如发现处方不合格，则立即退回电子处方，并标注退回原由，如联合用药不适宜、剂量不适宜、给药途径不适宜、重复用药、违反抗菌药物应用指征等。

药师在调配与发药过程中则对处方进行再次审核，发现不适宜用药时，退回纸质处方，请医生签名确认或者重新开具处方。药师参与处方点评，按期整理、分析不合理的处方，形成点评结果的及时反馈机制；组织药师学习讨论不合理处方，夯实业务知识，提高审核质量与速度。

我们应相互信任、共同努力

药师审核处方对确保临床安全、有效、经济用药起着重要作用。患者应该对药师给予相应的尊重，对于他们的工作要积极的配合，进行有效的沟通，增强药师服务患者、社会的信心，也是获得更好的药学服务的有效途径。

在药学服务工作中，药师也应不断夯实专业知识，提高自身的人文素养，熟练掌握沟通的技巧，充分尊重患者的知情权、选择权，从而建立良好的药师与患者的关系。

怎样调整合适的输液速度

● 张金

80岁高龄的吴奶奶前段时间做了手术，术后吴奶奶出现"颅内感染"，医生开了万古霉素静脉滴注。护士就按医嘱将1g的万古霉素配置于250ml生理盐水中。

谁知，吴奶奶家属抱怨挂100ml就好了，不然该挂到什么时候啊，于是趁护士离开调快了滴注速度。不出10分钟，吴奶奶的面部跟颈部就开始泛红，家属赶紧叫了医生。医生重新调整滴速后，吴奶奶的颈面部潮红开始逐渐消退。

医生警示，静脉滴注速度过快容易导致万古霉素的不良反应——"红人综合征"，在国外还有因滴速过快导致患者心跳停止的报告。

输液速度有要求，不按要求可能丧命！这不是危言耸听，这可是药师亲眼所见的一个案例。

■ 过快过浓都不行

多数研究认为红人综合征的发生与体内组胺水平的升高有关，而快速输注可引起体内组胺迅速释放，随即产生"红人综合征"。所以说明书中明确指出每次静滴的时间不少于60分钟。

临床观察发现，红人综合征以脸、颈、躯干上部斑丘疹样红斑为特征，还可伴有低血压、寒战、发热、心动过速、胸痛、晕厥、麻刺感等症状，不同的患者会有不同的表现。

同时，如果药物滴速过快、浓度过高还可能导致血栓性静脉炎，所以医嘱的溶媒量是250ml而不是100ml。

■ 不可私自调滴速

静脉用药切不可私自调整滴注速度，否则可导致不良反应或达不到应有的疗效。哪些情况下应该注意滴注速度？

临床上常见的宜慢速滴注的药物有：万古霉素、含钾药、升压药以及碳青霉烯类抗菌药物等。

而治疗急性颅内压增高等疾病时，滴速应快，例如20％甘露醇125ml一般要求在10~20分钟内滴完，否则起不到降低颅内压的作用。

此外，特殊患者对静脉滴注速度也有不同要求：

（1）儿童、老年人以及心肾功能较差的患者建议慢滴，否则可因短时间内输入大量液体，加重心脏负荷。

（2）腹泻、呕吐、出血、烧伤等引起人体严重脱水而出现休克者，静滴速度一般要快，但要遵医嘱。

总之，一定要遵照医嘱用药，切不可图省事而擅作主张，随意调节滴速。

哪些药物服用时不宜喝茶

● 刘宣彤

春茶秋茶上市期间，爱喝茶的朋友们肯定要尝尝鲜。但当茶与药同时摆在面前的时候，问题出现了。有人说，服药不能喝茶，茶会解药。还有人说就一口茶，没事。那么到底服药的时候能不能饮茶呢？

要回答以上问题，首先让我们了解一下茶。

茶，是中国国粹，是一种优质的保健饮料。茶含有400余种化学物质，主要有多种氨基酸、维生素、糖类、鞣酸及咖啡碱、茶碱等生物碱类。

但这些化学物质并非茶所独有，而是广泛存在于自然界当中，我们生活当中的许多食品都含有这些物质，只不过是含量的高低有别。即使服药不饮茶，也很有可能接触到这些化学成分。所以，不必过分严重化茶对药物的影响。但服用下列药物的时候，我们还是要注意不要饮茶。

■ 抗菌药物

浓茶中的多酚类物质（简称茶多酚）可能与红霉素、氯霉素等在肠道络合，故用药期间不宜喝茶。

茶碱与喹诺酮类药物竞争代谢通路，使血药浓度升高，药物的半衰期延长，会有不适反应。

茶碱会与四环素类抗菌药物（米诺环素等）、大环内酯类抗菌药物（罗红霉素、阿奇霉素等）结合，降低抗菌活性。这两类抗菌药物会增加茶叶中茶碱的毒性，导致恶心、呕吐等不良反应。

■ 强心类药物

洋地黄类药物含有强心苷，它是一种从植物中提取的生物碱。它与茶多酚结合会生成不溶沉淀物而妨碍吸收，致疗效减弱。

■ 补血类药物——口服铁剂

茶多酚会同铁剂中的二价铁离子络合形成沉淀物，难以吸收和溶解，故口服铁剂时应严格禁茶。

■ 镇静安神类药物

茶中的咖啡因可兴奋神经中枢，与催眠、抗精神病药同服会降低药物疗效；与抗抑郁药同服则可能导致心律失常或高血压危象。

茶碱则会影响抗震颤麻痹药在胃肠道中的吸收，降低疗效。

■ 中成药

一般服用中药时最好不要喝浓茶。因为茶叶里含有鞣酸，而浓茶里含的鞣酸更多，与中药同服会和药物中的蛋白质、生物碱或重金属盐等起化学反应，生成不溶性的沉淀物，影响人体对药物有效成分的吸收，降低疗效。

这里大家要注意，凡是抛开剂量谈毒性，都是耍流氓！虽然已有研究确认茶会影响以上几类药物的疗效，但只有大量喝茶才能发生以上的相互作用。

所以假如您刚刚用茶水送服了药品，也不用担心，因为目前尚未有茶和药品同服严重危害人体健康的案例报道。而2017年4月德国《药用植物》杂志刊登的一篇综述称适量喝茶并不会对药物在人体内的吸收和发挥药效有十分明显的影响。

综上，药师提醒大家，服药时勿喝茶，但也无需妖魔化。建议您把饮茶的时间和吃药的时间分开1个小时以上，既能药到病除，又能享受饮茶带来的快乐。

哪些药物服用时不宜饮酒

● 陈娟

如果我跟您说，我的一名远房姐夫就是边吃药边喝酒死的，您信吗？他是一位糖尿病患者，同时也是嗜酒如命的"义气哥"，加上婚姻生活不幸，才三十几岁就处于自暴自弃的生活状态。吃了一把的药，打了大剂量的胰岛素，血糖还是没控制好，几度因为酮症酸中毒住院，其中最重要的原因就是每天喝一瓶白酒。

下面我们说说酒对药物的影响，一般来讲，酒和某些西药之间是"相杀"的。

■ 降血糖药

磺酰脲类包括格列本脲、格列齐特等，服药期间饮酒可双重阻碍糖原形成，从而发生严重低血糖或不可逆神经系统损伤。酒也会增强二甲双胍对乳酸代谢的影响，易导致乳酸酸中毒。

■ 镇静催眠药与抗组胺药

安眠药如地西泮、艾司唑仑等，抗组胺药如氯苯那敏等，与酒合用后，会加强对中枢神经系统的抑制，对中枢的抑制程度与药物种类、用药量、饮酒量有关，可表现为嗜睡加重，反应灵敏度降低等，严重的甚至导致死亡。

■ 解热镇痛药

如布洛芬、阿司匹林、对乙酰氨基酚等与酒精联用可能致胃泌素浓度剧增，胃酸大量分泌，有引起胃出血的危险。酒精还可增强阿司匹林的抗血小板作用，增加出血的风险。

■ 抗痛风药

酒精可减弱别嘌醇的抗痛风疗效，而且乙醇代谢会使血乳酸浓度增高，乳酸可抑制肾脏对尿酸的排泄。

■ 心血管用药

酒精具有扩张血管的作用，可增强其他血管舒张药如硝酸甘油、硝酸异山梨酯、硝苯地平、氨氯地平等的作用，一旦合用，由于扩张血管的作用增强，轻则会加剧头痛，重则会引起血压下降，危及生命。

■ 抗结核病药

酒精在体内的氧化过程可产生大量自由基，损伤肝细胞。异烟肼、利福平等抗结核药会增加酒精的肝脏毒性，引起黄疸及肝脏功能减退。

■ 头孢类药物

服用头孢等抗生素类药物后，摄入酒精会引发"双硫仑"反应。

双硫仑样反应会引起如面部潮红、出汗、心悸，甚至呼吸困难、血压下降、过敏性休克等症状。

知识加油站

为什么吃头孢不能喝酒

服用头孢类药物期间，如果因为饮酒引发"双硫仑"反应，会严重损害健康甚至导致生命危险。

那么什么是"双硫仑"反应呢？因为体内双硫仑药物成分，让酒精（乙醇）的代谢被抑制，即便只喝一点点酒，人体都会出现一系列类似"醉酒"的症状。简单来说，可以理解为双硫仑导致酒量下降，进而人体会出现强烈的醉酒带来不适感。

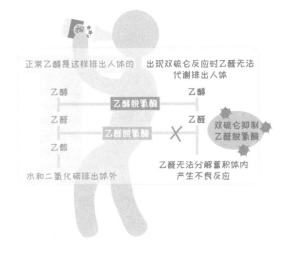

正常乙醇是这样排出人体的　出现双硫仑反应时乙醛无法代谢排出人体

乙醇 ─ 乙醇脱氢酶 ─ 乙醇

乙醛 ─ 乙醛脱氢酶 ─ 乙醛　✕　双硫仑抑制乙醛脱氢酶

乙酸

水和二氧化碳排出体外　　乙醛无法分解蓄积体内产生不良反应

如图3-2所示药物抑制乙醛脱氢酶，抑制乙醛转化为乙酸，从而导致体内乙

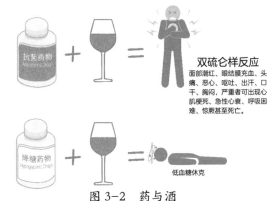

抗菌药物 ＋ 🍷 ＝ 双硫仑样反应
面部潮红、眼结膜充血、头痛、恶心、呕吐、出汗、口干、胸闷，严重者可出现心肌梗死、急性心衰、呼吸困难、惊厥甚至死亡。

降糖药物 ＋ 🍷 ＝ 低血糖休克

图3-2　药与酒

醛蓄积引起如面部潮红、出汗、心悸，甚至呼吸困难、血压下降、过敏性休克等症状。

目前以头孢类抗菌药物为主的一些药物化学结构或作用机制与双硫仑相似，若在用药期间饮酒或接触酒精，就会出现"双硫仑"反应。

哪些药物可产生双硫仑样反应

以下列举了《中华人民共和国药典临床用药须知》以及文献中可查阅到的相关药物。由表3-1可知很多常见的药物均有双硫仑样反应的报道。

表3-1　引发双硫仑样反应的常见药物

药物分类	与乙醇易发生双硫仑样反应的药物（临床用药须知）	与乙醇易发生双硫仑样反应的药物（文献报道）
青霉素类	—	青霉素类、阿莫西林
头孢菌素	头孢唑林、头孢替唑钠、头孢孟多酯钠、头孢曲松、头孢哌酮	头孢氨苄、头孢克洛、头孢拉定、头孢噻肟、头孢硫脒、头孢呋辛、头孢替安、头孢甲肟、头孢匹胺、头孢唑肟
头霉素类	头孢美唑	头孢米诺、头孢西丁
氧头孢烯类	拉氧头孢	—
硝基咪唑类	甲硝唑、替硝唑	奥硝唑
硝基呋喃类	呋喃唑酮	呋喃妥因
大环内酯类	—	琥乙红霉素、红霉素
氯霉素	—	氯霉素
喹诺酮类	—	氧氟沙星、左氧氟沙星、诺氟沙星、莫西沙星

如何避免双硫仑样反应

用药前：在使用可能导致双硫仑样反应的药物时，要求用药前3天无饮酒。需注意个体差异，特别胖的人酒精会在脂肪组织里蓄积，代谢减慢，用药间隔需相应延长。

用药后：用药后7天内禁止饮酒和食用含酒精的药物、食物等。因为乙醛脱氢酶被抑制后，常需4~5天才能恢复。由于个体差异存在，每个人消除酒精的时间不同，服药后，最好1周内不要饮酒，不要使用含有酒精的药物、食物，一旦发生双硫仑样反应，应立即停药、停用含乙醇制品，轻者可自行缓解，严重的需立即就医。

最后，说说中药与酒的关系吧。中药与酒又往往是"相爱"的关系。

中医利用酒上行易于发散助长药效的功能与舒筋活络药、祛风湿药、强筋骨药配成酒剂，千百年来用于风湿痹症跌打损伤等的治疗，发挥了重要的作用。部分中成药用酒送服可增加疗效，例如中成药腰痛宁胶囊需要用黄酒兑少量温开水送服。

酒作为药材炮制中的辅料，能减弱某些中药的毒性、烈性，增强药效。如酒炒常山减弱呕吐副作用；酒煮黄芩增强清肺热功能；生大黄苦峻下走，酒蒸后泻下作用缓和而适用于年老体弱者。

但是，如果说明书无特别说明或医师药师无特殊交代的，大部分的中药或中成药在服用时是不建议喝酒的。

第二章

常见药物的家庭用药常识

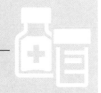

了解处方药与非处方药

● 林升禄

近年来，普通大众因自行服用处方药而酿成悲剧的事件屡有发生，如：有人为治灰指甲擅服酮康唑导致肝衰竭致死；也有人为缓解紧张自服心得安（普萘洛尔片）导致头晕甚至心搏骤停；还有人为预防新冠肺炎自行服用硫酸羟氯喹片以致进了ICU等。现实中更多的案例是短期内反应不明显，但长期滥用会影响机体的健康以及后续疾病的治疗，如：有人每每患上感冒就自服阿莫西林或头孢菌素以致引起细菌耐药等。

下面就让药师和大家说说处方药与非处方药。

■ 国药准字号的含义

药品是指用于预防、治疗、诊断人的疾病，有目的地调节人的生理功能并规定有适应证或者功能主治、用法和用量的物质，包括中药、化学药和生物制品等。

药品之所以特殊，主要是因为其对人体是有明确、显著的作用效果，这效果不仅指疗效，还有副作用，正确使用可"治病"，使用不当则可"致病"，甚至"致命"。可见对于药品的使用，安全可控至关重要。

因此，药品要在我国合法上市流通，绝大多数（例外的仅为少数安全性较高的药食同源的中药材）要先通过严格的审批程序证明其从生产到使用均能安全、有效、可控后，方可获得批准上市的文书，这是保障药品安全使用的首要关卡。

该文书具有唯一编号，可形象理解为该药品的身份证，一般可在药品的外包装或说明书上找到，如国内生产的药品为"国药准字+1位字母+8位数字"，医疗机构制剂为"×药制字H（Z）+8位数字"，港澳台地区进口的药品为"医药产品注册证号"，其他国家、地区进口的药品为"进口药品注册证号"。

■ 什么是处方药

我国参照国际惯例，自2000年开始根据药品品种、规格、适应证、剂量及给药途径不同，对药品分别按处方药与非处方药进行管理。

处方药是指须凭执业医师和执业助理医师处方才能购买、调配和使用的药品。其英文名为"prescription drug"或"recipe"，其国际通行的英文简写为"Rx"，在药店一般以此简写来醒目标识处方药专区。

从处方药的定义可见，处方药是要经医生诊察做出专业诊断后，由医生来开具处方并指导、督促患者使用的。也就是说处方药能不能用、要怎么用均由医生决定而非患者，究其原因主要是因为对处方药适应证的判断相对复杂，用药疗程一般较长，安全使用范围较狭窄，易引起毒副作用等，应交给掌握了相关专业知识的医生来把控才能保证用药的安全。

也正是基于对开嘱者的专业要求，处方药只准在专业性医药报刊进行广告宣传，禁止在大众传媒中投放广告，以避免误导普通大众。

大部分药品属于处方药，如所有的注射剂、抗菌药物、医学毒性药品、麻醉药品、精神药品等。

■ 什么是非处方药

非处方药是由国务院药品监督管理部门公布的，不需要凭执业医师和执业助理医师处方，消费者可以自行判断、购买和使用的药品。其英文名为"nonprescription"或"over-the-counter drug"，意思即"可在柜台上买到的药品"，国际上一般以其英文缩写"OTC"作为其通用简称。

非处方药基本是在临床使用多年，已证实为安全性较高的药品，主要用于治疗病情较轻微的常见病或仅用于缓解症状，品种主要包括感冒咳嗽药（呼吸系统用药）、肠胃药（消化系统用药）、止痛药、皮肤外用药和维生素、矿物质等营养补充剂或中药补剂，剂型上基本为口服或外用剂型。

非处方药根据其安全性的高低分为甲、乙两类。

甲类非处方药安全性相对低，只能在医疗机构和药店销售，须由执业医师或药师指导购买和使用。

乙类非处方药安全性相对高，除能在医疗机构和药店销售外，还可在获批准的商超、宾馆等场所零售，可由消费者自选、自购、自用。

非处方药具有国家指定的专有标识，其图案为椭圆形背景下的OTC三个英文字母，可在药品标签、内外包装正面（要求彩色印刷，一般在右上角）及所附的药品说明书（一般在右上角，可单色印刷）上找到。

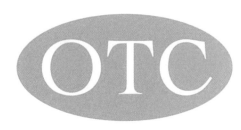

图 3-3　非处方药的标识

甲类非处方药为红底白字，单色印刷时专有标识下方标示"甲类"。

乙类非处方药为绿底白字，单色印刷时专有标识下方标示"乙类"。

■ 非处方药使用指南

使用非处方药时，务必注意用药的时间限制

不可长期过量使用。一般胃肠解痉药（如颠茄流浸膏等）使用1天；

解热镇痛药（如对乙酰氨基酚、布洛芬等）用于解热3天，用于镇痛5天；抗感冒药（如盐酸伪麻黄碱复方制剂等）使用5~7天；镇静助眠药（如谷维素等）使用7天；抗酸药及胃黏膜保护药（如西咪替丁、硫糖铝等）使用7天；镇咳祛痰药（如氢溴酸右美沙芬、愈创甘油醚等）使用7天。用药后若症状未见缓解，应及时去医院诊治，以免延误病情。

理性看待非处方药投放的广告

广告法对非处方药的广告内容是有着更严格于普通食品、保健食品的要求的，如广告内容严禁超出说明书范围，用语不得绝对，不可比较疗效或安全性，不得利用代言人推荐，须显著标明禁忌、不良反应及"请按药品说明书或者在药师指导下购买和使用"的警示语等，目的就是提醒公众不可忘记药品的特殊身份，注意其使用的安全性。

依此反推，您要是见到号称可包治百病、疗效安全性无敌或请某大牌明星代言的药品广告，就要考虑是否碰上虚假广告了。

警惕双跨品种，避免误把处方药当非处方药服用

双跨品种是指同一药品名称的药品（甚至为同一规格）既可以是处方药又可以是非处方药，往往在医院按处方药管理，在药店按非处方药进行管理。这两者的区别主要在于适应证、剂量和疗程的不同，体现为专用标识的有无，说明书的内容和用语的不同。

其实也不难理解，因为非处方药大多都是从处方药转换过来的，很多处方药在限定了适应证、剂量、疗程后是可以作为非处方药安全用于轻微伤病的。

市面上的双跨品种以消化系统用药、解热镇痛药居多，如奥美拉唑、西咪替丁、雷尼替丁、法莫替丁等，其OTC品种仅用于缓解胃酸过多造成的泛酸等症状，服药不能超过7天，而其处方药品种可以用于治疗胃溃疡等，且可连续使用7天以上。

又如阿司匹林，其OTC品种的规格一般为0.3g或0.5g，用于解热或镇痛，用药时间不超过5天，而其处方药品种的规格一般为0.1g或50mg，用于治疗心血管类疾病等，并可长期服用。

学会辨别"双跨药"

即使还有很多人不理解"双跨药"的概念，也不能低估了其在市场中的份额。在总数近五千种的OTC药品种，双跨药约占比40%，所以平时碰到的概率还是很高的，只是大多数人没注意罢了。

一般来说，家庭药箱中常会有许多平时就医时余下的药品，而这些药品当中可能就有不少属于双跨品种中的处方药（因为医疗机构多使用双跨药中的处方药品种）。对于某些双跨药，可从包装颜色上区分开非处方版与处方版的（因为同一厂家生产的双跨品种的处方药和非处方药的包装要求用不同颜色区分）。

日常生活中，人们往往疏忽了双跨药的存在，以致可能不经查验专用标识直接按说明书使用，这无疑增加了误服处方药的风险。因此，自行服用非处方药前，请务必逐一查验药品标签和说明书上的非处方药专用标识，验明正身后才可按说明书使用。

警惕广告药让您破财不消灾

● 许晨霞

5年前，齐齐哈尔的孟先生患上了股骨头坏死，经济困难的孟先生无钱手术只好把希望寄托在药物上，报纸上的一则药品广告，让他动了心。报纸上列举了许多成功治愈的病例，其中有15年的股骨头坏死患者痊愈的例子。

商家承诺"药到病除，无效退款"，孟先生立即东拼西凑借了2000元钱购买了1个疗程的药。可是服药后不但病情不见好转，还出现了全身水肿的症状，孟先生与厂方多次联系却退款无果，这才知道自己真的上当受骗了。

这篇说的"广告药"是指虚假广告药，受骗的对象以老年人居多，主要针对需要长期治疗的慢性病（如糖尿病、股骨头坏死等）、医院认定无法治愈的疾病（如癌症）或涉及隐私的病（如乙肝）。由于患者缺乏医药常识，无法甄别真假，往往广告说得越夸张就越相信。

例如糖尿病患者患病后有口渴、头晕等症状，并可致许多并发症，患者需终身服药或打胰岛素治疗。商家就利用患者急于求医的心理，声称只要使用某牌某某药（仪）10分钟症状立刻消除，30天轻松治愈……

又如乙肝疾病涉及隐私，加上大家对携带者的歧视，导致患者不愿上医院治疗，而他们又迫切希望早日摘掉扣在头上的那顶"乙肝帽"。所以他们对于打着"乙肝转阴不是梦"或者"三针彻底治疗大三阳"广告的药品总是愿意花几千上万元去尝试。

"药到病除"的虚假广告药屡禁不止，部分媒体与不良商家只追逐获利而恶意误导消费者，让求医心切的百姓满怀着希望。但最终换来的却是钱财的损失，治疗无效，无法预料的药物副作用，甚至对身体造成极大伤害。

 贴心药师

辨别药物广告真假的小妙招

广告药真的像广告形容的能"药到病除"么？怎样辨别广告药的真假呢？药师来告诉您真相并教您几个妙招。

一看药品类型，处方药是禁止在大众媒体如报纸、电视上发布广告的。

二看广告媒介，信箱里的广告和马路上的传单，甚至电线杆上贴的小广告，绝大部分是非法的，不能相信。处方药只能在专业性报刊杂志上发布广告。大家可以通过国家药品监督管理局的网站进行查询，网址如下：http://www.nmpa.gov.cn/，可以在主页中选择"药品查询"，输入批准文号进行查询和验真。

三看厂名厂址，药品广告上需写出具体厂家，而直接写"××邮政"信箱的，不是钱有去无回，就是有问题找不着人。

四看批准文号，药品广告都是通过审查批准的，如果没有批准文号，则应该是有问题的。

五看宣传用语，虚假医疗广告大多使用相似的宣传用语，在具体的表现形式上，虚假医疗广告常常会体现出以下几点：①广告内容往往夸大治疗效果，如不打针，不吃药，不开刀，不流血，几天搞定；②大肆使用各种"偏方""秘方"等极具蛊惑的用词；③更有甚者找一些无良演员来扮演所谓的"专家""主任"开展"现场"问诊。因此，应警惕虚假医疗广告用语，避免病急乱投医并落入虚假医疗广告的天价陷阱之中，伤财又劳命。

警惕保健食品广告的陷阱

● 许晨霞

近年，不良商家夸大保健食品的治病作用，导致消费者误将保健食品当做药品。花钱事小，耽误病情，延误治疗良机，可就当冤大头了。所以，我们除了要购买合法合规的企业生产的保健食品，也要理性对待保健食品的功效。

■ 保健食品和药品、普通食品的区别

　　保健食品俗称保健品，指具有特定保健功能的食品，即适用于特定人群食用，具有调节机体功能，不以治疗为目的的一类食品。保健食品只有保健作用，符合国家食品卫生条例，与药品有着实质性的差别。保健食品标有"国食健字"，批准文号是"国食健字××号"。

　　药品标有"国药准字"，是用于疾病治疗的，需要经过I期、II期、III期临床试验。批准文号是"国药准字××号"。

　　普通食品批准文号是"卫食字××号"。

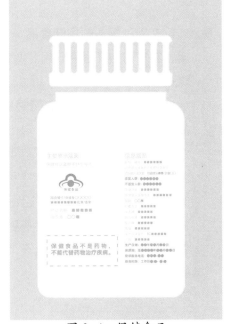

图 3-4　保健食品

■ 如何正确识别和选择保健食品

　　（1）请认准小蓝帽标志：检查保健食品的包装是否有批准文号"国食健字"，是否注明生产企业名称及其生产许可证号，生产许可证号可到企业所在地省级主管部门网站查询确认其合法性。

　　（2）看保健功能与宣传是否一致，国家食品药品监督管理总局明确规定了保健食品的功能范围，其中包括增强免疫力、辅助降血脂、辅助降血糖和抗氧化等功能。保健品不具有根治和治愈疾病的功效。

图 3-5　保健食品标志

　　（3）应该在医生或药师的指导下正确使用保健食品，切勿将保健食品当药吃，不仅耽误了病情，生命安全还可能得不到保障。

知识加油站

　　在品种繁多的保健食品中，深海鱼油可谓大名鼎鼎，经常有老年患者来询问是否可以用深海鱼油预防冠心病。深海鱼油真的能预防冠心病吗？

　　深海鱼油含有丰富的短链不饱和脂肪酸，有抗氧化、抗自由基的作用，能延缓血管老化，改善动脉粥样硬化，但没有治疗作用。一般来说，适合中老年并伴有动脉粥样硬化症状的人群使用，但不适用于正常人群特别是婴幼儿、青少年、孕妇、哺乳期妇女。鱼油大量摄入会引起毒性反应，还会增加肾脏负担。对于冠心病患者，深海鱼油起不到控制病情的作用。因此，冠心病患者需要在专业医生的指导下，通过药物治疗方能降低冠心病带来的血管意外风险。

■ 保健食品欺诈行为

　　越来越多的保健品厂家还是把推销魔爪伸向判断力差的老年人，试图通过各种形式的推销向其兜售保健品，例如上门、讲座、赠品、电视等。当然，其中不乏夸大疗效的虚假宣传。这些套路和陷阱不仅让消费者蒙受了巨额的经济损失，还耽误疾病的治疗。如果买到"违规保健食品"，使消费者的身体健康受到损害，更是雪上加霜。防止上当最简单的方法就是到国家药品监督管理总局的网站上查询，到底是"李逵"还是"李鬼"立刻就现出了原形。

知识加油站

保健品欺诈常用8种伎俩

（1）某大牌明星代言或者某某科技新突破。

（2）自导自演的某某权威媒体的专题采访。

（3）打老年人的亲情牌，让老人或者他的子女不忍心去拒绝保健品的推销。

（4）以所谓的"专家"的名义，把病夸大，让患者担心疾病而花大血本买保健品。

（5）夸大保健品的作用，甚至自夸可以代替药品的治疗，让人们由于担心药品的副作用而转向买保健品治疗疾病。

（6）以各种恩惠诱惑人，有赠品、有义诊、有免费抽奖等。

（7）以高科技、太空研发来忽悠人。

（8）利用各种名头、舆论诱导患者购药。

保健品欺诈常用6大措辞

[立竿见影]

这类骗人的保健食品自称为"纯中药"制剂，可以迅速治疗风湿、类风湿等疑难重症。实际这类药常违法添加了药理作用明显但副作用也大的西药成分，例如大剂量的激素等。如果消费者在不知情的情况下长期服用，可能会给身体带来巨大的损害。

[可以停药]

某些别有用心的人，利用消费者对高血压、糖尿病等慢性病的恐惧心理，宣传其可通过短期服用某些药物或保健食品就能根治，不再复发，实际上这些保健品中同样违法加入了西药成分。

[某某专家]

某些电台聘请临时演员，披上白大褂摇身一变，变成了某某领域的专家，大肆鼓吹某保健品的神奇作用。

[有治疗作用]

厂家利用患者担心药物副作用而不想吃药，表面宣传"纯天然食品""无副作用"，实际也无治疗或预防功效，不但延误病情，而且蒙蔽消费者。

[免费体检]

利用某些人爱占便宜的心理特点，或与商家合作赠送免费体检卡，获取消费者信任，实则属于保健食品的违法营销手段。

[体外试验]

这类保健食品只说体外有效，并没有经过临床试验的验证。缺乏人体内有效性的研究与证据，也是不可信的。

■ 理性对待保健品的功效

我们是不是真的需要保健食品？这个问题是需要我们理性对待的。

最好的办法是咨询正规医疗机构医生的建议。首先要保证疾病能够得到规范治疗，其次再咨询医生有没有必要额外补充保健品。不要对保健食品抱有太大期望值，健康的生活方式与饮食摄入、良好的心态、正确对待生老病死，才能抵御各种保健食品的陷阱。

保健食品不是药，有病切莫当药吃，看准主治与功效，理性消费保健康。

氨基酸能"补"营养吗

● 庄茜

2012年某中学高三学生集体挂氨基酸的图片被迅速传播，学校认为这样可以补充营养，有助于学生备战高考，后来许多家长也纷纷效仿，直至今日还有很多患者来医院就诊开口就让医生给自己挂氨基酸，其实单瓶挂氨基酸根本无法补充营养。

开篇前先普及一个基本的营养知识：临床上一般把营养分为肠内营养和肠外营养。所谓肠内营养，就是通过口服或胃肠置管的途径经肠道吸收的营养，简单说就是"吃"的营养；而肠外营养，则是通过静脉途径输入的营养，按老百姓的话说就是"挂"营养。

大家常常对营养知识认识不够，以至于产生很多误区，今天我们就来聊一聊这些误区。

■ **误区1：白蛋白低了就挂一瓶氨基酸补补**

许多疾病都会导致白蛋白降低，但白蛋白降低不表示患者营养状况一定出了问题。营养的最敏感指标不是白蛋白，而是前白蛋白，这是许多临床医生和患者常犯的错误。白蛋白降低只能作为反映机体炎症程度的指标，而不是营养指标。白蛋白降低是由于系统性炎症反应状态下，血管通透性增强，白蛋白外移，同时肝脏白蛋白mRNA表达被抑制，白蛋白分解增加所致。而前白蛋白半衰期很短，仅12小时，测定其在血浆中的浓度对于了解蛋白质的营养不良和肝功能不全比白蛋白具有更高的敏感性。

此外，判断是否需要补充营养，除了检测前白蛋白外，还应进行营养风险筛查。例如，适用于成人住院患者的营养风险筛查工具NRS2002就是国内外指南A级推荐的。最新的2019年医保政策中也明确指出：对于是否使用肠内外营养制剂需要经过营养风险筛查，只有在筛查后显示具有风险时使用，医保才予以支付。

通过营养风险筛查可以发现那些有潜在营养不良风险的患者，也可以纠正我们传统印象中"瘦"是营养不良的错误观念，营养过剩也是营养不良哦！

■ **误区2：挂氨基酸比吃饭更有营养**

1991年《新英格兰医学杂志》发表的随机调查研究表明，术前无营养不良的患者接受肠外营养后的临床结局并没有改善，且感染的发生率更高。

而肠内营养可以维持和保护胃肠道结构与功能的完整性，尤其是保

第1篇 第2篇 第3篇

药 点汇编：生活中的用药常识

第4篇 第5篇 跋

护肠道的屏障作用、减少肠内细菌与内毒素的易位。

经过大量的临床应用及多中心验证，在20世纪90年代，临床营养专家达成了"当肠道有功能且能安全使用时就应用肠内营养"的共识。

我们的正常饮食中，不仅含有蛋白质、脂肪、碳水化合物，还有维生素、电解质、微量元素、膳食纤维等，不同营养素之间的作用是不能完全被替代的，单瓶挂氨基酸不仅营养成分单一，利用率还低，还有可能存在不良反应，谁更有优势一目了然。

简单地说就是"能吃饭营养足，能肠内不肠外"。

■ 误区3：单瓶挂氨基酸补充营养既方便又快速

正常人所需的主要营养物质有：蛋白质（由氨基酸合成）、葡萄糖、脂肪乳、电解质、维生素、微量元素等，其中蛋白质、葡萄糖、脂肪乳是最重要的三大营养物质。

一般情况下，葡萄糖和脂肪乳用于提供能量，氨基酸用于合成自身蛋白。一个一个的氨基酸分子相互连接，可以形成肌蛋白，在这个构建肌肉的过程中，需要充足的能量。我们每天大约有20%的基础代谢中的能量要用来合成蛋白质，如果是有规律的力量训练者，这个比例可能更高。

如果没有同时提供能量的情况下单瓶挂氨基酸，氨基酸将以能量的形式消耗掉，造成浪费，就好比"把存折当柴火烧"。

 知识加油站

真正的营养液

1g氨基酸提供的热量和1g葡萄糖提供的热量是相当的，也就是说如果没有同时补充葡萄糖和脂肪乳，挂1瓶氨基酸相当于挂1瓶同等克数的葡萄糖水，所以国内外的指南均建议配制"全合一"的肠外营养液（即将机体所需的葡萄糖、氨基酸、脂肪乳、维生素、微量元素、电解质和水这七大营养要素按比例在严格无菌的环境下配置于3000ml营养袋中，俗称三升袋）持续缓慢滴注提供营养。可以选择成品型的三升袋，也可以选择个体化定制三升袋，单瓶输注氨基酸来补充"营养"还是算了吧。

■ 误区4：挂氨基酸不会对人体有什么危害

许多患者、家属，甚至医生认为氨基酸只是营养品，一般没有什么危害，其实不然。氨基酸属于肠外营养制剂，获批国家药准字号，属于药品，而且从静脉途径输注，同样存在着一定的风险，具体包括以下几点：

（1）渗透压高。部分氨基酸制剂的渗透压很高，超出正常人外周血管能承受的渗透压，挂的时候很疼，容易造成静脉炎，还有的氨基酸渗透压太高禁止单瓶输注，必须稀释几倍后才能使用。

（2）种类选择不当造成危害。氨基酸种类有很多，不同的疾病应选择相应种类的氨基酸，否则将造成很大的危害。例如丙氨酰谷氨酰胺是临床常用的一种特殊类型的氨基酸，有维护肠道黏膜屏障等作用，临床上常加入三升袋中，但严重肾功能不全的患者使用它就会加重肾脏负担，属于禁用范畴；精氨酸能降低血氨水平，常用于肝性昏迷患者，但脓毒症患者给予精氨酸就好似火上浇油；肾功能不全患者适合使用不含非必需氨基酸的肾病专用型氨基酸（9AA），如果输注平衡型氨基酸（18AA），尿素氮潴留增加，更加重肾脏负担。

（3）单瓶输注氨基酸势必比混合输注的时间短，输注时间太短容易造成发热、恶心、呕吐等不良反应。

氨基酸不是神药，不能盲目追求，单瓶挂氨基酸不但不能达到预期的目标，还有可能适得其反。所以不是感觉自己营养不良了，就随便买瓶氨基酸挂挂，一定要询问专业的医生和药师，否则一瓶不起眼的氨基酸也会造成大伤害，只有在医生、药师的正确指导下合理使用氨基酸，才能发挥其在补充营养中的作用。

糖皮质激素的使用常识

● 曾晓芳、刘茂柏

64岁的杨先生，患有痛风，每次疼痛便自行服用激素类药物"强的松"，服药后，疼痛很快缓解。近日，他发现自己的脸变圆，肚子增大，胳膊和腿变细，皮肤容易"淤青"，腰背疼痛。医院CT检查发现，杨先生胸部、腰部脊柱多处骨折。随后杨先生病情加重，出现了胡言乱语、意识不清等症状。医师在详细询问杨先生的病史并结合化验检查后，判断其为"糖皮质激素性骨质疏松合并药源性肾上腺皮质功能减退症"，是滥用糖皮质激素造成的。

糖皮质激素是由肾上腺分泌的一类甾体激素，是维持生命所必需的主要激素之一，对蛋白质、糖、脂肪、水、电解质代谢及多种组织器官的功能有重要影响，同时具有抗炎（注意：不是抗菌药）、抗过敏、抗休克、抗毒素和免疫抑制等药理作用，临床应用很广。

■ 糖皮质激素的"是"与"非"

由于糖皮质激素容易发生严重的不良反应，很多人一听到"激素"二字就非常担心，不敢使用，甚至非常抵触，总是因为担心或质疑医生是否滥用激素来窗口咨询。

"药师，能帮我看看我的药里有激素吗？"

"这个药里有激素，我不敢用！"

"我是乳腺癌患者，我不能用激素。"

"左甲状腺素片是不是激素呀，我不吃激素！"

首先大家要把糖皮质激素、盐皮质激素、垂体激素类、性激素类、胰岛素类、甲状腺激素类分清楚：乳腺癌与雌激素相关，雌激素是性激素中的一种；由于甲状腺功能低下而需要补充的甲状腺激素与糖皮质激素也没有关系。

糖皮质激素在临床发挥的作用不可小觑，可以说在各系统的急、重症疾病中发挥着"救命"和改善预后的重要作用，不能因噎废食。比如说常见的哮喘和慢性鼻炎，吸入性的糖皮质激素就作为主要的治疗药物之一。

所以，大家需要学习一下哪些疾病必须要用到糖皮质激素。

 知识加油站

糖皮质激素的适用范围

内分泌系统：用于原发性和继发性肾上腺皮质功能减退症、先天性肾上腺皮质增生症的替代治疗；肾上腺危象、垂体危象、甲状腺危象等紧急情况的抢救；重症亚急性甲状腺炎、Graves眼病、激素类生物制品〔如胰岛素及其类似物、促肾上腺皮质激素（ACTH）等〕药物过敏的治疗等。小剂量地塞米松抑制试验可判断肾上腺皮质分泌状况，对库欣综合征（皮质醇增多症）进行诊断和病因鉴别诊断。

风湿性和自身免疫病：此类疾病种类繁多，达200余种，多与自身免疫有关，尤其是弥漫性结缔组织疾病皆有自身免疫参与，常见的如红斑狼疮、类风湿关节炎、原发性干燥综合征、多发性肌病、皮肌炎、系统性硬化症和系统性血管炎等。糖皮质激素是最基本的治疗药物之一。

呼吸系统：主要用于支气管哮喘、外源性过敏性肺泡炎、放射性肺炎、结节病、特发性间质性肺炎、嗜酸粒细胞性支气管炎等。

血液系统：多种血液系统疾病常需糖皮质激素治疗，主要为两种情况：①治疗自身免疫性血液病，如自身免疫性溶血性贫血、特发性血小板减少性紫癜等；②利用糖皮质激素溶解淋巴细胞的作用，将其作为联合化疗方案组分之一，用于淋巴系统恶性肿瘤如急性淋巴细胞白血病、淋巴瘤、多发性骨髓瘤等。

肾脏系统：主要包括原发性肾病综合征、多种肾小球肾炎和部分间质性肾炎等。

严重感染或炎性反应：严重细菌性疾病如中毒型细菌性痢疾、暴发型流行性脑脊髓膜炎、重症肺炎，若伴有休克、脑病或其他与感染有关的器质性损伤等，在有效抗感染的同时，可加用糖皮质激素以缓解中毒症状和器质性损伤；严重病毒性疾病如急性重型肝炎等，也可用糖皮质激素辅助治疗。

重症患者（休克）：可用于治疗各种原因所致的休克，但必须结合病因治疗和抗休克治疗；以及治疗急性肺损伤、急性脑水肿等。

异体器官移植：用于异体组织器官移植排斥反应的预防及治疗；异基因造血干细胞移植后的移植物抗宿主病的预防及治疗。

过敏性疾病：过敏性疾病种类众多，涉及多个专科，许多疾病如严重的荨麻疹等，需要糖皮质激素类药物治疗。

神经系统损伤：如急性视神经病变、急性脊髓损伤、急性脑损伤等。

慢性运动系统损伤：如肌腱末端病、腱鞘炎等。

预防治疗某些炎性反应后遗症：如组织黏连瘢痕挛缩等。

研究表明，长期或大量应用糖皮质激素可引起物质代谢和水盐代谢紊乱，出现类肾上腺皮质功能亢进综合征，表现为满月脸、水牛背、上下肢消瘦、腹部肥胖、高血压、皮肤变薄等，还会延缓伤口愈合，使患者易于感染。此外，糖皮质激素还会引发骨质疏松、食欲增加、低血钾、高血糖、消化性溃疡、肌无力和肌萎缩、多毛、痤疮等。

糖皮质激素的不良反应严重程度与用药剂量及用药时间成正比。

■ 为什么要逐渐减量？怎么减量

停药反应：长期或大剂量使用糖皮质激素时，减量过快或突然停用可出现肾上腺皮质功能减退样症状，轻者表现为精神萎靡、乏力、食欲减退、关节和肌肉疼痛，重者可出现发热、恶心、呕吐、低血压等，危重者甚至发生肾上腺皮质危象，需及时抢救。

反跳现象：在长期使用糖皮质激素时，减量过快或突然停用会使原发病复发或加重，不得不重复糖皮质激素治疗并常需加大剂量。

研究表明，糖皮质激素的分泌具有昼夜节律性，午夜时含量最低，每日上午7:00~8:00为分泌高峰。故每天一次服药的患者服药时间应定在早上8:00前，饭后服药，以尽可能符合生理分泌规律，可在一定程度上减少长期用药对下丘脑—垂体—肾上腺皮质系统的反馈抑制，从而减少或避免肾上腺皮质功能的下降，甚至皮质萎缩的不良反应。

由于糖皮质激素药理作用广泛，可用于多种疾病的治疗，不同的疾病有不同的给药方案，减量方法也不同，因此应遵医嘱进行减量直到停药。开始时减量速度及幅度可偏大，接近维持量时，减量速度与幅度均宜放缓。如果是疗程小于5天的冲击治疗可迅速停药。

■ 如何预防和减少不良反应

为减少糖皮质激素引起的不良反应可采取以下预防措施。

（1）长期使用应补充钙和维生素D，以防止骨质疏松和骨折的发生，并注意定期行双侧髋关节X线片检查及骨密度测定，必要时行MR检查以便早期发现股骨头坏死及骨质疏松。

（2）用药期间应定期检测血压、体重、血糖、血电解质、粪潜血。

（3）定期眼科检查。

（4）合理膳食，戒烟限酒。

（5）注意药物相互作用，合并用药时应告知医生。

（6）一旦发生严重副作用，及时减、停药物。

糖皮质激素不能作为退热药使用

在有些诊所，糖皮质激素常被作为退热药使用，这种情况合理吗？下面我们通过一个病例来了解一下。

患者，男，农民，因发热、乏力3天就诊，体温38℃。某村医给予肌注庆大霉素8万U、地塞米松5mg后，体温降至36.5℃。患者自述打针后身体不适较前缓解，之后每日注射地塞米松5mg，6天后病情加重，体温升高到39.5℃，咳嗽、咳血痰、精神萎靡。经上一级医院诊断为肺结核。

本病例中，医生在未查明患者发热原因的前提下，盲目把激素作为退热首选药物，表面上取得了立竿见影的效果，患者病情好转，但是激素对细菌、真菌等病原体并没有作用，而且会抑制机体的免疫功能。该患者是由于肺结核引起的发热，使用了激素后虽然能退热但对结核杆菌却没有作用，因此病情迅速发展恶化。所以对于发热的患者，盲目应用激素会掩盖病因，有弊无利。

糖皮质激素不是"灵丹妙药"

在街头巷尾的电线杆、墙壁上，常常贴着一些"祖传秘方""家传秘方"的小广告单，自称是一些神奇的、有特殊效果的药品，包括治疗牛皮癣、哮喘、风湿性关节炎等。在很多网站或报纸上也有类似的小广告，这类所谓的"灵丹妙药"中大多含有糖皮质激素，很多患者被这些虚假广告蒙骗，不但损失钱财，病情也被延误了。

除此之外，糖皮质激素滥用的现象还有很多，例如：将糖皮质激素作为常规镇痛药；应用外用糖皮质激素嫩肤、美白；使用糖皮质激素治疗病原不明的细菌、真菌及病毒感染；应用激素时骤停、骤减等。滥用糖皮质激素可能导致发生药品不良反应甚至产生严重后果。

糖皮质激素作为一把"双刃剑"，不合理使用，会给健康造成重大影响乃至危及生命。因此，为了您的健康，慎用激素！不要轻信小广告！使用时应权衡其有效性和安全性，对激素药物的使用或停用都应在专业医师指导下进行。

抗菌药物应用常识

● 曾晓芳、刘茂柏

2017年有一则新闻报道在微信朋友圈中广为流传，武汉一名中年男子因反复咳嗽，自行到药店购买抗菌药物服用。半年以来，他只要一咳嗽就前往小药店自行购买抗菌药物治疗，每次服用两周左右，就这样反反复复吃了很多抗菌药物，直到半年后才去医院拍片检查，拍片结果显示他的肺竟成了"棉花状"，经医生诊断是由于长期服用抗菌药物导致的真菌感染。

从这则新闻可以看出，不止是专业的医务人员需要合理使用抗菌药物，普通的民众也要有合理使用抗菌药物的意识。关于抗菌药的合理使用，我们应该注意哪些问题呢？

■ 消炎药不等同于抗菌药物

老百姓通常所说的消炎药大多指抗菌药物，但消炎药和抗菌药物其实是不同的两类药物。抗菌药物是指治疗细菌、支原体、衣原体、立克次体、螺旋体、真菌等病原微生物所致感染性疾病的药物，如青霉素、阿莫西林、头孢拉定、庆大霉素等。而消炎药是针对非感染性炎症对症治疗的药物，比如常用的阿司匹林、对乙酰氨基酚等消炎镇痛药。要特别强调的是抗菌药物不是万能药，而且不是所有的感染都必须要使用抗菌药物。

■ 抗菌药物不是治疗感冒的特效药

按照医学的观点，很多感冒都属于病毒感染，没有什么有效的药物，只需对症治疗，不需要使用抗菌药物。抗菌药物对病毒绝对无效，抗菌药物既不能治疗病毒引起的感染，包括伤风、感冒，也不能帮助患者减轻病毒感染引起的不适，更不能加速患者康复，而且可能发生药物不良反应及产生耐药性。如果感冒后继发细菌感染，可根据医嘱适当使用抗菌药物。

■ 有的抗菌药物不良反应危害大

抗菌药物的种类比较多，引起的不良反应涉及了身体的每一个器官或系统。例如儿童使用庆大霉素、丁胺卡那霉素等可能出现耳聋而成为聋哑儿童。四环素大量使用会造成肝脏的损害，儿童使用还会影响牙齿和骨骼的发育。未满18岁的患者使用环丙沙星、左氧氟沙星等喹诺酮类药物会影响软骨发育。氯霉素可能导致再生障碍性贫血或新生儿灰婴综合征等。

■ 抗菌药物不应"瞎用"

要有合理用药的意识，是否使用抗菌药物、使用什么药、怎样使用、何时使用、何时停用都应该由专科医生指导，切勿擅自滥用抗菌药物。抗菌药物的不规范使用，不仅可能产生严重的不良反应，而且可能导致二重感染，如真菌感染等，还会引起细菌耐药，产生耐药是细菌保护自己的措施。如果我们滥用抗菌药物，会使环境中存在的致病微生物产生耐药性，患者感染的都是耐药菌，将出现很多感染性疾病无药可医的状况。我们将回到没有抗菌药物可使用的状态，大量的感染性疾病将危害人类的身体健康和生命安全。

■ 家中不建议常备抗菌药物

抗菌药物是处方药，要凭医师处方购买，虽然很麻烦，但可减少或避免自行用药而可能导致的严重后果。因此不建议根据自身"经验"或道听途说自行购买抗菌药物，也不建议在家里常备抗菌药物，家里的常备药应该是感冒药、止痛药，或者是一些治疗外伤的药物，不应该把抗菌药物作为家庭常备的药物。

■ 抗菌药物并不是越贵越好

有的人认为"一分钱一分货"，贵的抗菌药物疗效就比便宜的好，这是完全错误的观念。应针对引起感染的病原体来选用抗菌药物才是正确的。例如有人得了肺炎，不同的肺炎它的病原体是不一样的，如果青霉素对该病原体是敏感的且该患者对青霉素不会过敏，那么青霉素类的抗菌药物效果好、不良反应小而且还很便宜，使用这类药物是最好的选择。所以并不是越贵的抗菌药物就越好。

■ 服用抗菌药物期间不允许喝酒

使用抗菌药物期间严禁饮酒。其实不仅仅是抗菌药物，使用其他药物期间也应避免饮酒，因为乙醇（酒精）会影响肝脏中药物代谢酶的活性，可能影响药物的代谢，从而影响药物的疗效或发生药品不良反应。抗菌药物尤其是头孢类或硝基咪唑类抗菌药物在用药期间或停药5~7天内喝酒，都可能发生严重的不良反应——双硫仑样反应，引起如面部潮红、出汗、心悸、呼吸困难、血压下降、过敏性休克等症状，甚至会导致死亡。

第三章

中药和中成药的家庭用药常识

有效煎熬中药的方法

● 赵志常

50岁的张阿姨更年期烦躁、失眠、多汗，来到医院找中医调理取药，来到中药窗口对着一包包的中药犯起了难，"太麻烦了，我家只有铝锅，可以熬药吗？这么脏我拿回家得洗洗。"

李大爷是药房的常客，给张阿姨出了主意："我都是把中药放到蒸锅里蒸，不会焦，水量还好把握。"

王大妈听了，不屑一顾，"你们都太麻烦，我平常都用微波炉，微波加热，什么有效成分都出来了，效果好得很。"

杨爷爷感慨道："煎药太容易溢出来了，我都开盖煎，去上个厕所忘了就煎焦了，下回试试你们的方法。"

您能从中找出几点他们煎煮中药的错误之处？这篇就让您了解一下如何科学煎煮中药。

传统中药饮片与西药、中成药相比在煎煮方面确实存在着特殊要求。

煎煮中药不但需要一定的中药煎煮知识，更需要时间和煎药者的耐心。

■ **煎煮中药时常遇到的几个问题**

问题1：中药煎煮前要清洗吗

中药煎煮前，清洗药材是错误的做法。粉末状药材（如滑石粉）、水溶性成分（如芒硝）、炮制辅料（如蜂蜜）在洗的过程中也会与水一起流失。

问题2：用什么来煎药

煎药应采用陶瓷器皿中的砂锅、砂罐。它们的化学性质稳定，不易与药物成分发生化学反应，且导热均匀，保温性能良好。也可用不锈钢锅来煎煮中药。忌用铁、铜、铝等金属器具，金属元素容易与药液的成分发生化学反应，可能使疗效降低，或产生毒副作用。

使用蒸锅容易产生过高温度的水蒸气破坏有效成分，而微波炉也有可能破坏中药的有效成分，都不能选用。

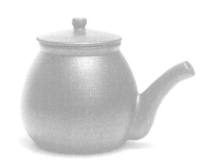

图 3-6　中药煎煮锅

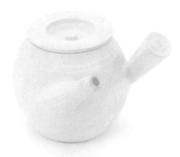

图 3-7　中药煎煮壶

问题3：煎干、煎焦、煎不透怎么办

煎焦的中药则有可能产生有毒物质，不宜服用，而煎不透则影响药物有效成分的释出，影响疗效。如何避免上述情况呢？注意以下两点。

（1）煎药用水量。

水的用量应为饮片吸水量、煎煮过程中蒸发量及煎煮后所需药液量的总和。实际操作中加水很难做到十分精确，可根据饮片质地疏密、吸水性能及煎煮时间长短来确定水的用量。

通常用水量为将饮片适当加压后，液面淹没过饮片约2cm。质地坚硬、黏稠或需久煎的药物加水量可比普通药物略多，而质地疏松或有效成分容易挥发、煎煮时间较短的药物，则液面淹没药物即可。

（2）煎煮时间。

煎煮中药还应注意火候与煎煮时间适宜。煎煮通常先武火后文火，即未沸前用大火，沸后用小火保持微沸状态。这样可以避免药汁溢出或过快熬干。

解表药及其他芳香性药物，通常先用武火迅速煮沸，改用文火煎煮10~15分钟即可。矿物类、骨角类、贝壳类、壳甲类及补益药，通常宜用文火久煎，以利有效成分的充分溶出。

为避免有效成分的损失，煎药器具在煎煮时应加盖，尤其煎煮含芳香成分的药材。煎煮过程中应适当搅拌，并根据药材的特点确定搅拌间隔时间。煎煮完成后，应趁热过滤。

■ 煎煮中药小窍门

其实还有两个小窍门可以提高中药效果：煎前浸泡和绞渣取汁。

（1）煎前浸泡：可以使中药饮片的有效成分充分溶出、缩短煎煮时间，同时避免因煎煮时间过长导致的有效成分损失。多数药物宜用冷水浸泡，普通药物可浸泡20~30分钟，以种子、果实为主的药可浸泡1小时。夏天气温高，浸泡时间不宜过长，以免腐败变质。

（2）绞渣取汁：汤剂煎煮后应尽快绞渣取汁。通常药物煎煮后都会吸附一定量的药液，同时药液中的有效成分也可能被药渣再吸附。特别是遇高热有效成分容易损失或破坏不宜久煎的药物，其药渣所含有效成分更多。

中药与中成药使用常见误区

● 赵志常

"药师，这个中药是我老邻居推荐的，听说特别好，您来看看是什么药？"王阿姨拿着一大包中药饮片来到药房。

林药师问："阿姨，您有啥病要吃这个药？"

王阿姨说："我没啥病，我邻居说吃了这些药觉得特别舒服，我也想试试。"

随着经济的发展，人们保健意识逐渐增强，人们热衷于交流各种"用药经验"或"保健知识"，随之而来的，也出现了乱服中药导致肝、肾损伤的各种报道，因为大家对中药的使用还存在着很多用药误区。

以下的用药误区您中招了吗？

■ 误区1：中药安全性好

中药所含的有效成分，是药物作用的物质基础，这些成分在发挥疗效的同时也会产生药物不良反应。一些需要经肝脏代谢、肾脏排泄的成分，长期服用可能导致药源性肝损害、药源性肾病。

实际上，中药所致的肝损害占临床药物性肝损害总病例数的三分之一。目前的研究发现，可致肝脏损害的中草药有100多种、中成药30多种，如五倍子、川楝子、石榴皮、茯苓、蜈蚣、壮骨关节丸、复方青黛胶囊等。

发生在20世纪90年代欧洲的马兜铃酸事件，就曾造成了中药的空前危机：1990~1992年，在比利时有1741人服用了由同一家诊所开出的减肥药

"苗条丸"，服用期都在一年以上，有的长达3年，结果在150名女性服用者中70位被查出肾损害，严重的还需要进行血液透析治疗和肾移植。后经分析，证实为马兜铃酸所致。

现已查明含马兜铃酸的中药材有：关木通、广防己、马兜铃、青木香、天仙藤、寻骨风等；中成药有：冠心苏合丸、纯阳正气丸、龙胆泻肝丸、排石颗粒、小儿金丹丸、止咳化痰丸、导赤丸等。

在临床实践中，中药表现出"高安全性、低不良反应发生率"主要有两个方面的原因。首先，是中医药强调辨证施治、整体治疗。一种汤药组方常常由多种药物组成，且每一味药的剂量均不大，所含可能产生不良反应的成分含量有限。

其次，通常由有经验的中医师严谨组方，处方的中药种类和剂量都在可控范围内，并且多数中药的安全性较高，毒性大的药物只是少数，在病情的不同阶段医生会重新辨证、重新处方。

因此，那些随意延长中药疗程、加大药物剂量的用药者，才容易使中药的毒副作用蓄积，最终给患者造成伤害。

■ 误区2：中药进补无病强身

现代生活节奏快、工作和生活压力大，不少人常出现乏力、头晕、眼花、心悸、失眠、健忘、食欲下降、免疫力降低等症状。有些人认为多吃补药，有病治病，无病强身，在办公室或家里泡上一杯药茶，盲目进补，长期进补。

中医进补有讲究：因人而异，因时而异。中药补益药分补气、补血、补阳、补阴等，在进补前首先要辨证论治，明确是否需要进补和怎样进补。否则药不对证，只会增加药物不良反应发生率，甚至还会加重患者的病情。

■ 误区3：根据药名就能选用中成药

中成药应用时需辨证施治，仅根据药名或适应证选择药物，很可能会适得其反。例如，进补就选十全大补丸；视物不清就选石斛夜光丸；

咽喉不适就选黄氏响声丸；胃肠不好就选健胃消食片。这些都是对中成药错误的理解和使用。

在购药前一定要仔细阅读说明书，应认真核对自己是否对证，如感冒就要分清寒、热，咳嗽也要分清热咳、寒咳、伤风咳、内伤咳等。而普通老百姓缺乏中医药基础，很难辨证施治，因此中成药最好在有经验的医师指导下使用。

■ 误区4：中西药合用疗效更好

在临床实践中，许多医生同时开具西药和中成药处方。研究已证实，有些中药与西药合用会产生毒副作用，降低药物疗效。

例如具有肝毒性的中药四季青、黄药子与四环素合用，不仅降低四环素的疗效还增强了中药的毒性；石榴皮、地榆、诃子、五味子等与红霉素联用时，易发生药物性肝损害；川乌、草乌、附子以及含有这类药物的中成药如小活络丹、三七片、元胡止痛片、黄连素等与氨基糖苷类药物合用时，可增强其对听神经的毒性；复方丹参注射液与抗癌药物如环磷酰胺、氟尿嘧啶、阿糖胞苷、丝裂霉素等合用后，不仅不能抑制肿瘤细胞，还可能促进恶性肿瘤的转移。

有些中成药是中药与西药组成的复方制剂，在联合用药时应该更加注意是否存在重复用药的问题。

例如珍菊降压片是由野菊花膏粉、珍珠层粉、盐酸可乐定、氢氯噻嗪、芦丁等组成的中西药复方制剂，与其他含有氢氯噻嗪的降压药合用，就可能造成氢氯噻嗪过量，诱发低血压、电解质紊乱并增加肾功能损害的风险。消渴丸也是中西药复方制剂，由葛根、地黄、黄芪、天花粉、玉米须、南五味子、山药、格列本脲等组成，格列本脲为降糖作用较强的化学药物，服用这类复方制剂时不宜与其他磺酰脲类药物合用。

中西药之间合用所产生的相互作用复杂，不宜轻易合用。

中药日常保存

● 赵志常

"我上次拿的中药最近发霉了""这个中药长虫了，爬出来好恶心""家里的枸杞都粘在一起了，还变黑了"。

这样的中药还能用么？当然不能！变质的中药不仅药效降低，还可能含有霉菌、致癌物质，应当果断丢弃，不能继续服用。

如何正确保存中药呢？下面我们来简单介绍一下。

■ 中药配方饮片的保存

中药配方饮片应保存在通风干燥，避免阳光直射，25℃以下室温，45%~75%相对湿度处。新鲜中药材应放置在冰箱保鲜层，10~15℃保存为宜。

在炎热的夏季或者梅雨季节，取药量应小于3剂，在干燥季节，也不应超过7剂。霉变的中药应及时丢弃，不可服用。

■ 单味中药保存

随着保健意识的增强，人们会购买大量单味中药饮片，如菊花、枸杞等，冲泡饮用。这些药材应置于严密封口的铁罐、铁桶、玻璃罐中贮存，但不宜久存，以免霉蛀变质。药材一旦出现霉蛀，应及时丢弃。

■ 代煎中药的保存

将中药液放凉后放入冰箱保鲜层，2~10℃保存。代煎中药可保存7天，一旦出现变质、变色应立即丢弃，不可服用。

■ 常用贵细药材的保管

麝香

麝香具有特异、强烈的香气，极易挥发耗损。麝香应与当归一起贮存，当归的挥发油能抑制麝香成分的挥发并可保持麝香湿润。先将切片晾干的当归放入陶瓷罐内，再将麝香用薄皮油纸包裹数层包埋其中，密闭，置阴凉干燥处贮存。梅雨时节当归容易发霉，应及时更换。

人参

先将95％乙醇倒入杯中（每kg人参用10ml的95％乙醇），杯口用纸封扎牢，并在纸面上扎孔数个。然后将人参置入瓷坛，再在瓷坛的中心放上事先准备好的杯子，封严坛口，置阴凉处贮存。

冬虫夏草

冬虫夏草往往先从内部蛀起，蛀口小，不易察觉。贮存时，先用95％乙醇（每kg药材用20ml的95％乙醇）喷洒于药材表面，再装入坛或箱内密封，置干燥处。

三七

应在存放三七的容器内放置适量樟脑，密闭贮存。

鹿茸

鹿茸在贮存前应充分干透，置于木箱中，用纸糊严，在木箱四周放适量樟脑粉和公丁香，以防止虫蛀霉变和风干碎裂，同时可保持鹿茸的光泽。

中药什么时间吃，怎么吃

● 赵志常

"医生，中药什么时间吃，怎么吃？我刚刚在西药房拿了西药，能不能一起吃？"这样的问题我们在日常工作中也常常遇到。

首先，中药不能与西药同服，间隔时间至少1个小时。此外，服用中药，不论饭前饭后，服药与进食都应间隔1小时，以免影响药物的吸收、药效的发挥和食物的消化。

下面我们来谈谈各个时间吃什么样的中药，怎么吃中药。

■ 服药的时间

清晨空腹

此时胃及十二指肠内均无食物，所服药物未与食物混合，能迅速进入肠道，充分发挥药效。峻下逐水药宜晨起空腹时服药，这不仅有利于药物迅速入肠发挥作用，且可避免晚间尿频影响睡眠。

饭前

饭前胃中空虚，此时服药有利于药物的消化吸收。驱虫药、攻下药及其他治疗胃肠道疾病的药物宜饭前服用。

饭后

饭后胃中存有较多食物，药物与食物混合，可减轻其对胃肠的刺激。因此对胃肠道有刺激性的药宜饭后服，消食药也宜饭后服用，以利药效的充分发挥。

特殊用法的中药

（1）用于治失眠的安神药，宜在睡前0.5~1小时服用。

（2）缓下剂宜睡前服用，以便清晨排便。

（3）涩精止遗药应晚间服1次药。

（4）截疟药应在疟疾发作前2小时服用。

（5）治疗急性病的药物不拘时服。

■ 服药多少

服用中药，通常每日1剂，每剂分2次或3次服。病情急重者，每隔4小时左右服药1次，昼夜不停，以使药力持续，利于控制病势。

服用发汗药、泻下药，应中病即止。通常以得汗、得下为度，不必全部服下，以免过汗、过下，损伤正气。

服用止吐药，宜少量频服。小量药物对胃的刺激小，不致药入即吐，频服才能保证一定的服药量。

■ 服药冷热

临床用药时，服药的冷热应根据具体情况区别对待：汤药多宜温服；治寒证所用热药宜热服，特别是辛温发汗解表药用于外感风寒表实证时，不仅药宜热服，服药后还需温覆取汗；治热病所用寒药，如热在胃肠，患者欲冷饮可凉服，如热在其他脏腑，患者不欲冷饮，仍以温服为宜。此外，用从治法时，也应根据情况热药凉服或凉药热服。

对于丸、散等个别药剂，除另有规定外，都宜用温开水送服。

■ 饮食禁忌

（1）服药时宜少食豆类、肉类、生冷及不易消化的食物。

（2）热性疾病应禁止或减少食用酒等刺激性食物。

（3）服用解表透疹药时宜少食生冷、酸味食物。

（4）服用滋补药时宜少饮茶。

第四章

家庭小药箱使用指南

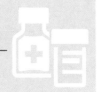

　　现在，许多家庭都会储备一些常用的药品，以解燃眉之急，使一些轻微症状得到及时缓解，一些突发疾病尽早得到控制。这些专门用于存放常备药物的抽屉或是专用的药箱，统称为家庭小药箱。

　　实际生活中，家庭小药箱的保管也有讲究，如若药箱的保存条件不当，反而有碍健康。

注意药品的有效期

● 张金、林文强

　　一天，陈大爷陪女儿逛街，路遇老友，非常高兴，谁知寒暄没几分钟就痛苦地捂住胸口呻吟。女儿知道父亲心绞痛又发作了，赶忙从他口袋里摸出硝酸甘油片给他含在舌下，几分钟过去了疼痛仍没减轻，又含服了一片还是无效。

　　大家慌了神，连忙送往医院急救才转危为安。事后大爷觉得纳闷，怎么这次药不灵了？莫不是病情加重了？

　　他拿着药询问药师，药师发现硝酸甘油药片松散、粘连，装药片的是塑料薄膜袋。他解释说为了便于携带，几个月前把原本的棕色玻璃瓶包装换了。这下真相大白了——原来塑料薄膜袋不遮光、不避热、不防潮，而且对硝酸甘油还有吸附作用，久而久之，药片就失效了，差点耽误了性命。

人们去超市购物都会习惯性查看包装上的生产日期及有效期，对药品当然更不能例外。药品有效期是指药品在一定的贮存条件下，能够保证质量的期限。国家规定所有的药品都要标明有效期或失效期，它是反映药品内在质量的重要指标之一，是保证药品安全有效的前提。超过有效期的药品即为过期药品，由于降解，其所含的有效成分或生物效价就达不到标明的有效剂量，使用后不但达不到有效的血药浓度，还可能因为产生的降解产物对人体造成危害。

■ 保留药品包装，定期查看药品有效期

很多人习惯买完药品回到家就把药品包装拆了丢弃，甚至在发药窗口，我们经常看到有些人嫌药盒占地方，一拿到药就开始拆包装，把药盒、说明书一股脑儿全丢了，再把一板板药片往包里一塞，扬长而去，留下窗口的一片狼藉，这是非常不好的习惯。

每个药品包装盒上都包含药品有效期的信息，除了定期查看药品有效期外，每次服药前均应确认药品处于有效期内再服用。但是，药品的有效期有多种表达方式，国产药品与进口药品也有明显差别。现在大家热衷海淘各种非处方药品、保健品，学会正确读取有效期尤为重要。

■ 国产药品有效期表示方式

直接标明失效期

失效期：某年某月，是指该药在该年该月的1日起失效，目前这种表示方法已不常用。

举例：某药盒上标"失效期：2019年10月"，表明该药只能使用到2019年9月30日。

直接标明有效期

按年月顺序，一般表达可用"有效期至某年某月"；或用数字，是指该药可用至有效期当月的月底。一般年份用4位数表示，月份用2位数

表示（1~9前加0）。

举例：某药盒上标"有效期至2019年10月"或"有效期至2019.10"或"有效期至2019/10"或"有效期至2019-10"，均表明该药可用至2019年10月31日。

标明有效期年数或月数

这种方式标出的药品有效期，可根据药品生产日期推算，一般规定生产日期即批号，用6位数字表示，前两位表示年份，中间两位表示月份，末尾两位表示日期。

举例：某药盒上标"批号190815""有效期2年"的药，表明该药可用到2021年8月14日。

■ 进口药品有效期表示方式

各国药品有效期的标注不完全相同，有时难以辨别，为避免造成差错，应了解不同的写法，并注意识别。进口药品常以"Expiry date"或"EXP."表示"有效期至"，或以"Use before"表示"在……之前使用"。

美国

按"月/日/年"顺序排列，也常见"月/年"的表示方式。

举例：若标注"USE BY 06/11/20"，表示使用期限到2020年6月11日；若标注"Use before 05/20"，表示使用期限到2020年4月30日；若标注"EXP. 12/2020"，表示使用期限到2020年12月31日。

欧洲国家及澳大利亚

按"日/月/年"顺序排列，也常见"月/年"的表示方式。

举例：若标注"EXP. 11/06/20，表示使用期限到2020年6月11日；若标注"EXPIRY 06/2023"表示使用期限到2023年6月30日。

日本

按"年/月/日"顺序排列，也常见"年/月"的表示方式。

举例：若标注"使用期限2020.07"，表示使用期限到2020年7月31日。

■ 已开封药品的有效期计算

值得注意的是，药品的有效期不是绝对的，而是有条件限制的，就是需要按照药品的标签及说明书中所指明的贮存方法储存。如果贮存方法发生了改变，药品的有效期就只能作为参考，而不是一个确定的保质时间了。因此，一旦药品从原包装内分出，如拆开铝箔、打开瓶盖等，就不能按照包装上标识的有效期来计算。

独立包装药品

有独立包装的药品，如铝箔装胶囊、铝箔装片剂、袋装颗粒等，这一类药品一般都被封装在独立的包装里，与外界空气隔绝，在规定的贮存条件下，可以放心按照包装上标识的有效期使用。

非独立包装药品

对于非独立包装的药品，如瓶装胶囊、瓶装片剂等，一般建议开封后半年内用完，而且一旦药品出现外观、气味、颜色、性状的改变，就不能再使用了。

眼用制剂

对于眼用药品，如眼药水、眼膏等，开启1个月后就不能再用，因此开始使用时，应注明开启日期。

糖浆剂

糖浆剂是含有糖分的口服制剂，容易滋生细菌而发生变质，开封后不宜久放。在未受污染的情况下，可以室温保存1~3个月，一般冬天不超过3个月，夏天不超过1个月。

软膏

对于软膏剂，开启后室温最多可以保存2个月。一旦药品出现色泽、气味、性状的改变，就不能再使用了。

中药煎剂

对于中药煎剂，一般情况下冷藏可以保存7天，室温保存3天。

胰岛素

对于胰岛素，已开启使用或携带备用的可不放于冰箱冷藏

（2℃~10℃）保存，在室温下（＜30℃）通常可存放 4~6周。应将其置于外包装纸盒中避光保存，避免高温和过度光照。

■ 定期清理、优先使用近效期药品

慢病患者通常备有较多药品，需定期查看药品效期，可每季度或每半年整理一次。建议将药品按效期排列，近效期药品置于药箱或抽屉前面方便优先拿取。过期药品不宜再使用，如果发现药品异常，如色泽、气味、性状改变时也不可使用。

■ 避免过度囤药

对于囤积药品这种习惯我们是不提倡的。原则上我们建议除慢病患者长期用药以外，家庭备用药品一般备3~5日量即可。可以根据家庭成员的情况，量力按需购买药品。适量存放一些治疗感冒、胃炎等常见疾病的药物及应急药品，莫"贪多"。至少每3个月清理一次家庭药箱，及时处理过期药物，避免误服。

正确存放家庭常用药品

● 张金、林文强

在开始读下文前，我们先来做个选择题，可根据具体情况单选或多选。

您家的药品/保健品一般存放在哪里？

（A）桌面上 （B）抽屉里 （C）药箱中 （D）冰箱里 （E）高兴放哪就放哪

如果选的是B或C，那么您大概做对了百分之九十；如果您如选项E般任性，那真该好好看看这篇文章了！

与医院药房规范化贮存药品相比，家庭药品的存放大多较为随意。

正确的做法应该是将可常温存放的家庭药品贮存于固定的小药箱或专用的抽屉中，必要时可上锁，应置于儿童或精神异常者不易拿取到药品的地方。更加谨慎明了的做法是在箱盖或抽屉内放置一张家庭用药明细表，标明药品名称、用途、用法、用量、注意事项、有效期、保存要求等内容，需要时可查明细表，以防用错药。

需要注意的是，药品的贮存必须符合说明书上规定的储存条件，否则即使在有效期内，药品的质量也难以保证。

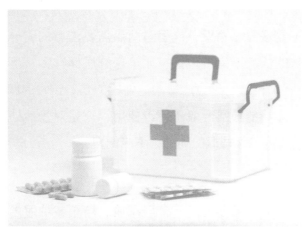

图 3-8　家庭药品的正确存放

■ 存放条件

温度、湿度、光照是药品存放的"三大要素"。要注意根据药盒或说明书上注明的贮存条件储存药品，如是否需要避光、密封、干燥、阴凉（不超过20℃）、冷处（2~10℃）贮存。铝塑包装可以更好地保持药品质量，不要轻易掰开存放。因此避光、避湿、避热是药品存放的"三大原则"。

原则1：避光

不要把药品放在太阳能直射到的地方，如阳台或太阳可以直射到的桌面。对光敏感的药品，如鱼肝油、氨茶碱、维生素C片等，要用棕色瓶或不透明的瓶子避光贮存。

原则2：避湿

潮湿会加速药品变质，一些具有酯类、酰胺类、苷类化学结构的药品容易吸湿水解，如阿司匹林、抗生素类、维生素类、巴比妥类等。注意不要把药品放在卫生间内，应放置在干燥的药箱或抽屉中。如在南方遇上梅雨季节，可在存放药品的药箱或抽屉中放置干燥剂，但需注意干燥剂与药品应区别开来，以免误服。

原则3：避热

温度高也会加速药品变质，药品要放在家中阴凉的地方，如药箱或抽屉里。同时要注意看说明书上保管的条件，常见的如胰岛素注射液、部分活菌制剂一般要求冷处（2~10℃）贮存，这部分药品需存放在冰箱保鲜层，同时不要紧靠冰箱壁。这里有两点需要注意的：一是胰岛素注射液，在未拆封的情况下需要放置在冰箱保鲜层储存，一旦开启使用可在室温下存放4~6周；二是注意这里的冷处指的是2~10℃的保鲜层，不可理解为冷冻层，冻结的药品一般不可以使用；三是对于冷处贮存的喷雾或眼药水应拧紧瓶盖，保持瓶口朝上，不应倒置。

■ 分类存放

家庭药箱中的药品要分区、分层排放。药箱或抽屉内药品不要与食品、杂物混放。

成人与儿童药品分开

成人药品与儿童药品需分开存放，避免在给儿童用药时因没有注意药物分类或因药品外包装相似而选择了错误的药。

内服和外用药品分开

外用药存放时，应有醒目标识，避免被误服。

急救与常规药品分开

用于急救的药品，如治疗急性哮喘的沙丁胺醇、缓解胸痛的硝酸甘油等药品需与常规药品分开并放置在药箱或抽屉显眼的位置，避免在急救时因找药品而浪费宝贵的时间。

知识加油站

变质药品判断方式

可通过仔细观察药品的外观、色、味等形态改变来识别药品是否变质。变质药品不可使用，不但疗效可能下降，还可能产生有害物质。那如何判断药品是否变质呢？表3-2列出了常见剂型变质后的性状，以供判断。

表3-2　常见剂型变质后的性状

剂型	变质的表现
片剂	出现变色、松散、潮解、斑点、霉变、虫蛀、臭味等
糖衣片	表层有发黏、黑色斑点、糖衣层裂开等
颗粒剂	有发黏、结块、溶化、异臭等
胶囊或胶丸	有明显软化、破裂、漏油、粘连等
糖浆剂	出现大量气泡、絮状混悬物、沉淀物、变色、结晶或闻及异臭、酸败等
粉针剂	瓶内药粉结块（非冻干粉）、变色
水针剂	药液颜色变深、浑浊、沉淀、异物、絮状物等
混悬剂或乳剂	大量沉淀或分层经摇动后仍不均匀者
栓剂、眼药膏或其他膏剂	异臭、酸败味、颗粒、干涸、变色、水油分层等
滴眼液、滴鼻剂	液体中有结晶、絮状物、浑浊、变色等
中成药丸、片剂	霉变、生虫、潮解、蜡封裂开等

家庭药箱里的药品过期了怎么办

● 蔡林雪

■ 过期药品不宜随手丢弃

大多数家庭都会储备常用药品来应急，但这些药品过期后要如何处理，估计大家都没仔细考虑过。可能就是随手和生活垃圾一起扔掉，或者冲进马桶，大众普遍认为这是一种安全，甚至还推荐使用的处理方法。

随着医学发展，对药品的认知加深，我们会发现被随手丢弃或是冲进马桶的药品都有可能再次出现在我们生活中，并污染着子孙后代赖以生存的环境。

为此，药师查了些资料发现：在废水处理流出物中持久存在的化合物是非甾体抗炎药（包括布洛芬和萘普生），在地表水中浓度为300ng/L，这对水生生物的生殖有负面影响。且最终会通过饮用水、灌溉粮食作物等循环再进入人体，给人体健康带来很大的威胁。

上面只是众多药品中的一个例子，所以我们要明确一点：过期药品不同于一般的垃圾，已被列入《国家危险废物名录》，根据《上海市生活垃圾管理条例》，过期药品属于有害垃圾，不能与可回收物、湿垃圾、干垃圾混合投放。

为了保护我们的家庭和社区，防止未使用药物经非正常途径转移，妥善处理过期药品，实行定期或者预约收集十分必要。

相信，随着我国垃圾分类的进行，过期药品的回收流程也会逐渐完善。

■ 如何处理过期药品

首先，过期药品请按照药品说明书或所附具体的说明进行处理。

其次，对于说明书没提到处理意见，首选方式是通过"药物回收计划"（指当地药监部门会指定一些药店或医药公司回收过期或变质药品，由相关部门统一处理）对那些过期的、不需要的或是未使用的药物进行处理。

最后，若找不到上述药店或医药公司，建议按以下流程处理：

（1）划除药品包装盒上的个人信息。

（2）将纸质的包装盒作为可回收物进行归类。

（3）药品连同其包装材料作为有害垃圾进行归类。

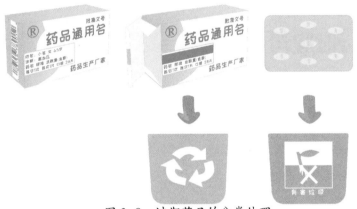

图 3-9　过期药品的分类处理

作为药师经常遇到患者咨询如何处理过期或不想再用的药品，但目前还真没一个好的处理方法。在医院的厕所门上，常留有"高价回收药品"的电话，这是非法分子从一些利用自己的医保福利钻空子骗保滥开药的人那里高价回收药品的方式，同时这些非法分子还会回收一些过期药品，然后非法收集包装重新上市，极大地威胁市民的健康安全，我们应该抵制这种行为。

生活中不乏癌痛患者去世后，剩下些不再使用的麻醉药品或第一类精神药品。这些药品应无偿退回调剂该药品的药房，详见第一篇中的"癌痛治疗药物的获取"。

不要让家中不用的药品成为违法分子危害他人健康的利器！

第五章

旅途用药锦囊

旅行时腹泻

● 杨木英

爱旅游的我在旅行途中最怕发生的事是腹泻。

常见画面就是：同行的旅伴和本地人搭讪、拍照或兴致勃勃地"逛吃逛吃"的时候，我却如坐针毡，到处搜寻"WC"（厕所）。好不容易找到厕所，蹲式的还好，坐式的就太不方便了，还好我练过瑜伽，"幻椅式"的功力还行。里急后重，拉完还想再拉，可心里着急，怕耽误队伍行程。

幸运的是，每次从厕所冲出来时总看到默默等我的队友，相视一笑，不需要解释，不需要道歉，继续游荡。

官方报道有30%~50%的旅行者受到腹泻的困扰，其中约一半的人群因腹泻改变旅行计划，我的旅行药包中必备治疗腹泻的药。

腹泻，是医学术语，就是我们俗称的"拉肚子"。引起腹泻的原因有很多，小到着凉，导致肠蠕动增加，大便次数和性状都发生改变，大到肠癌……只能提醒大家发现不对劲请及时到专科（如消化内科、痔疮科、结直肠外科）就诊。

腹泻，针对旅行者又有了"旅行者腹泻（traveler diarrhea）"这一说法。在旅行过程中，由于疲劳、紧张、饮食习惯不适、气候变化及时差等原因，身体抵抗力降低，很容易发生腹泻。如果24小时大便次数超过3次伴腹痛、发热、呕吐等，或者症状轻微但足以

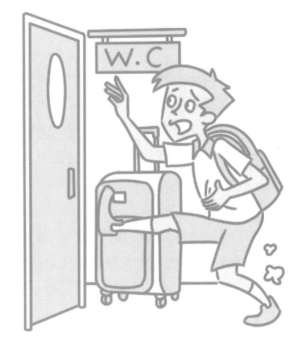

图 3-10　旅行时腹泻

影响到旅行计划的各种肠功能紊乱都可以称为旅行者腹泻。

■ **情况1：轻微腹泻**

症状：一天内腹泻没超过3次，没有其他不适。

措施：可暂不处理。

每个人饮食习惯、排便习惯都不同，旅途中由于摄入与平时不同的食物，肠道会有轻微的排斥反应，加上车马劳顿，排便次数稍微增多，性状发生改变，不用过度担心。因为人体自身有强大的调整和自愈能力，腹泻就是把肠道内细菌和毒素连同食物一起排出去再自我修复调整的过程。

如果担心腹泻影响旅途行程，请继续往下阅读，参考情况2中的药物做预防处理。

■ 情况2：中度腹泻

症状：1天内腹泻次数大于3次，仅轻微腹痛，无其他不适。

措施：有轻度脱水症状的可以口服补液盐，并在下列4种药物中选择一种。

口服补液盐（ORS）

腹泻的时候肠道内的电解质被排泄掉，比如：钠离子、钾离子等，会造成脱水和电解质紊乱，这时候不能单纯补水，我会带一些口服补液盐预防旅途中腹泻或其他原因引起的脱水。如果有带小孩，更建议选用口服补液盐Ⅲ，这是低渗的配方，更适合儿童使用，可预防或治疗轻中度脱水。

口服补液盐在腹泻次数超过4次，排便量大的时候就可以预防服用。如果出现轻度脱水，常表现为脉搏加快、烦躁、眼球凹陷、皮肤弹性差、口干等症状，就一定要马上开始服用，及时纠正脱水。

不同品种口服补液盐配方的成分和含量有所不同，主要是氯化钠、氯化钾、葡萄糖，可以补充水、钠、钾，促进肠黏膜对肠液的吸收，对急性腹泻有治疗作用。

不同配方和不同厂家的配置方法也不一样，服用前要看清楚说明书，如果没有按规定配置，导致浓度过高，容易引起恶心，浓度过低也影响效果。例如口服补液盐Ⅲ一包用250ml温开水冲开，现喝现冲，大人或小孩开始都按50ml/kg的量，在4小时内喝完。可以根据脱水的症状调整剂量直至腹泻停止。算一下，成年人每半小时泡一包慢慢喝完就可以。

如果出现严重脱水需要到医院静脉输液。严重脱水表现为血压下降或休克、嗜睡或倦怠、眼球凹陷，皮肤皱褶试验2秒不恢复、少尿或无尿。无论口服补液还是静脉补液都要补到腹泻停止，腹泻停止也要停止补液。

如果旅途中找不到药店，也可以在居住的旅店自己配制补液盐，最简单易得的配制方法：1汤匙食盐 + 8汤匙白糖 + 1L水，进行大致比例配置，可加少量的蜂蜜或果汁调味。对于轻症的腹泻患者也可以暂时适量口服消了气的碳酸饮料来纠正脱水。

蒙脱石散

蒙脱石散对肠道内的致病菌及产生的毒素有固定、抑制作用，使其失去致病作用，并随粪便排出；还可与肠道上的黏液蛋白结合，并对消化道的黏膜有修复作用，可减轻腹泻症状，缩短病程。因为是物理止泻，在体内不被吸收，很安全，是居家常备、出门必带的药。

服用蒙脱石散时需要注意，切不可直接将粉末倒入口中。服用时应将蒙脱石散倒入半杯水中（约50ml），调匀后快速服完。泡的水量不宜过多，太稀会使效果"打折"。不与其他药物同服，以免吸附别的药物影响效果，与别的药应间隔2小时以上再服。蒙脱石散会引起轻微的便秘，腹泻停止基本可以停药。

如果腹泻严重，第一次服用时，可以冲服两包。大家会觉得奇怪，说明书上明明是每次一包，为何吃两包？这在药学上称为首剂加倍，意思就是针对一些药理性质缓和的药，为快速达到治疗作用，有意在第一次使用时加大用药剂量的一个做法。但这一定要在医生或药师的指导下，只有小部分的药可以这么做。

洛哌丁胺或复方地芬诺酯

这两个药可以抑制肠蠕动，属于抗动力药，会延长食物通过肠道的时间，减少粪便量，用于必须紧急止泻的患者，腹泻停止即停药。

对于伴发热、腹痛剧烈、便血等感染性腹泻的急性期，感染及中毒症状较明显时，止泻剂的使用应视为禁忌，因为这会增加毒物的吸收，有上述这些症状需要立即就医。在一些指南中，也不推荐儿童（2周岁以下）及幼儿脱水状态下使用这药，因为会增加疾病的严重程度和并发症的风险。对于急性腹泻的患者48小时之内症状未得到缓解的，应停用。当腹泻被控制时，应立即减量并停药。

这两个药在旅途中不得已要紧急止泻的情况下才用。由于抑制了肠蠕动，延长了病原菌微生物和毒素在肠道的停留时间，反而延长病程，不作为细菌性腹泻的基本治疗药物。对于感染性腹泻，把致病菌和毒素排掉比较合适，再配合有效的杀菌、补充电解质及水分、平衡肠道正常菌群、修复肠黏膜等措施，才能从根本上解决问题。

碱式水杨酸铋或次水杨酸铋

这两种药可以覆盖在胃肠黏膜表面起保护作用，可抗肠黏膜分泌、吸附毒素，还有直接抗菌的活性，但不推荐长期服用，可能引起一过性的舌苔和大便变黑，这是由于铋以硫化物的形式存在大便中，对人体无害，不用担心。

■ 情况3：重度腹泻

症状：水样泻、黏液便、腹痛、恶心、呕吐、发热、萎靡不振等。

处理：除了前两种情况的方案中提到的药物，需要应用抗菌药物。以下介绍的抗菌药物只要选择一种，而且要在医生的处方下选用，因为除了黄连素，其他都是处方药。

有抗菌作用的药物

一般情况下，因为轻、中度腹泻多是肠道功能的暂时紊乱，是不需要用到抗菌药物的。随意频繁使用抗菌药物会影响人体肠道的正常菌群，造成菌群失调或细菌产生耐药性，可使急性腹泻转为慢性腹泻，治疗起来变得更加困难。

但可能出现自己或同行的人外出觅食时觅到不洁食物，集体发生腹泻，因此我在旅途中会备些在肠道中浓度高的抗菌药物。

如果当日进食了没煮熟或不洁的食物，或出现急性水样泻、肠绞痛明显、发热、大便有脓血等表现，应考虑细菌引起的感染性腹泻，服用合适的抗菌药物，可以缩短病程，把腹泻对行程的影响降到最低。下面介绍几种腹泻时常用的有抗菌作用的药物。

黄连素

黄连素，又名小檗碱，物美价廉，对细菌只有抑菌作用，但对痢疾杆菌、大肠杆菌引起的肠道感染效果还是不错的，儿童出门旅游也可以备一些。每次0.3~0.4g，每日2~3次，但溶血性贫血患者及红细胞内葡萄糖-6-磷酸脱氢酶缺乏症（俗称蚕豆病）患者忌用。

诺氟沙星

出门旅行可带些诺氟沙星，既便宜又好用，是成人感染性腹泻的首选药。诺氟沙星属于氟喹诺酮类药物，这类药还包括环丙沙星、氧氟沙星、左氧氟沙星等，都可以选用。

有的人服用这类药会出现光敏反应，注意避免长时间暴晒，出门带上帽子，穿上长袖的衣服。空腹吃这类药效果比较好，同时多喝水减少结晶尿的发生。

18岁以下的孩子禁止使用，由于他们的软骨还未完全长好，而这类药在动物实验中对幼崽软骨的破坏是不可逆的。除非在特殊情况下，症状严重，没有别的药可替代，用1~2天后立即停止。儿童及孕妇患感染性腹泻，可以选用阿奇霉素或红霉素来治疗。

利福昔明

该药可用于急、慢性肠道感染，口服不被吸收，不吸收意味着全身的副作用小。每日3次，每次200mg，一般服用3天就够了，1个疗程不宜超过7天。不能长期服用，否则可能会把肠道内的有益菌也杀死了。

关于抗菌药物在腹泻中的应用，还应该强调的是：不主张预防用抗菌药物！

有人担心到一些卫生条件差的地方旅行患腹泻了很麻烦，习惯使用抗菌药物来预防感染，这种做法容易把肠道内的正常菌群也破坏了，造成菌群失调。除了少部分的特殊人群，如抵抗力极差患者、肿瘤患者、艾滋病患者、短肠综合征患者、回肠造瘘患者、炎性肠病患者等，对大多数人来说，完全没必要预防用抗菌药物。

■ 需紧急就诊的腹泻

症状：便血、剧烈腹痛、高热、呼吸困难、病程超过2天。

处理：该上医院了，赶快结束旅程，尽快就诊吧！

知识加油站

肠道有益菌

人体肠道中存在正常菌群，菌群调节剂指含有双歧杆菌、嗜酸乳杆菌、地衣芽孢杆菌、枯草杆菌、肠球菌等益生菌的药品。这类药品可直接补充正常生理菌，重建肠道内正常微生态系统，或者通过代谢产酸而增高肠道内酸度，抑制致病菌的定植和侵入等不同作用原理，促进营养物质的消化、吸收，抑制肠源性毒素的产生和吸收，达到调整肠道内菌群的目的。本类制剂绝大部分为OTC（非处方药），儿童也可以放心使用。

常见的有地衣芽孢杆菌（可在常温下放置），双歧杆菌、嗜酸乳杆菌、肠球菌三联活菌，枯草杆菌、肠球菌二联活菌等。这类药大多不能与抗菌药物同时使用，以免活菌被破坏，要间隔3~4小时比较好。

贴心药师

腹泻、肛门疼痛，如何处理

大便次数太多，排泄物会刺激肛周出现疼痛，注意使用的卫生纸应柔软吸水，便后用温热水清洗，穿棉软的内裤，换下的内裤要用开水浸泡消毒，肛门口涂些滋润的药膏如马应龙痔疮膏等也是不错的选择。

腹泻时怎么吃

有人说拉肚子了，要禁食。我不同意这观点，丰富的营养可以促进肠上皮细胞更新，加速康复速度。即使拉肚子了，也不要"虐待"自己，只是要注意挑选入口的食物。轻症的吃稀饭、面条等容易消化的洁净的食物。适当的进食对腹泻后虚弱的体力也是最好的补充，辛苦的行程太需要体力了。

■ 旅行中怎样避免腹泻

控制入口的食物和饮用水

到一个相对陌生的地方旅行，对当地的食物不是很熟悉，浅尝辄止，我们老祖宗就有"水土不服"的说法。如内地人到海滨城市旅游，食用了海产品（如鱼、虾、蟹等），有的人极为敏感，稍一多食，即可发生腹泻，还伴有皮肤瘙痒、红疹等，处理方法除了文中提到的对症处理，还需要增加抗过敏的治疗方案，情况紧急的要到医院处理。

所谓"病从口入"，对于没法确认是否卫生的食物也不要去过多尝试。所吃的食物一定要煮熟煮透，尽可能饮用瓶装水，或者把饮用水通过煮沸、过滤、加含氯消毒片等方式对水净化处理。不食用冰块，因为无法保证制作冰块的水源质量。吃的瓜果要削皮处理，不食用沙拉和生冷餐食，这些食物可能长达几小时未冷藏或没有重新烹饪。注意调味品的新鲜度，因为调味品用量少，容易过期或被污染。

注意手卫生

要养成良好的洗手习惯，经手摄入细菌或病毒可导致肠道感染，经常用肥皂洗手可使腹泻的发生率降低30%~40%。

上厕所的技巧

首选蹲式的厕所，排便时更舒服卫生，也可以把粪便、肠道细菌和毒素排得更干净。

那如何应对坐式马桶？我们女同事在一起讨论过：对于容易便秘或腹泻的旅行者来说，随身带一次性的马桶垫是不错的措施；把卫生纸折成V形盖在马桶垫上，避免腿部和臀部接触马桶；往马桶里扔一两张纸巾，以免马桶内污水溅到屁股；千万别站在马桶上排便，马桶被踩破，人摔倒后被碎片刺伤的事时有发生。

文明旅行

做个文明的旅行者，勤快点，早起些，早一点处理好个人内务，让同行的伙伴等上厕所或闻臭味都是不文明的表现。早处理好个人内务，让自己旅行更从容，避免因紧张引发肠易激综合征，导致拉得更厉害或者拉不干净而影响行程。

旅行时便秘

● 林海玲

常出游的小伙伴们可能会有这种怪象，不管是出差还是旅游，只要一离开自己熟悉的城市就会便秘。它不仅会影响我们的身体舒适感，还会影响我们的旅游体验感，要是摊上便秘这个难缠的事，愉悦感真的是下降很多，同行的人已早早出门看风景、吃美食，自己却还躲在酒店的洗手间里，简直是大写的尴尬。有数据显示，超过40%的人

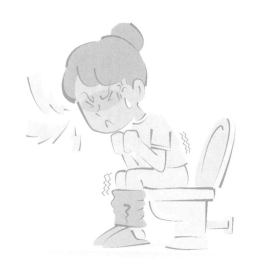

图 3-11　旅行时便秘

在外出旅游时都会出现不同程度的便秘，甚至出现了"旅游性便秘"一词。这究竟是怎么回事呢？是水土不服还是屁股"认马桶"？

便秘（constipation）是一种症状，表现为排便困难或排便次数减少、粪便干硬。排便困难包括排便费力、排出困难、排便不尽感、肛门直肠堵塞感、排便费时和需辅助排便。排便次数减少指每周排便少于3次。慢性便秘的病程至少为6个月。旅游性便秘一般属于急性便秘，一过性，往往去除病因后，就可以恢复正常排便。

■ 非药物治疗

要克服旅游性便秘，作为药师，我建议您先不急着用药，先尝试以下非药物治疗方法改善便秘。

调整饮食

增加膳食纤维素的摄入，推荐每日膳食纤维素20~35g。膳食纤维对小肠中某些酶具有抗水解作用，且不会被结肠吸收，因此可留住肠腔水分并增加粪便体积，可改善便秘症状，包括排便频率、粪便形状、排便疼痛和结肠运转时间等。建议成人每日摄入全谷物和杂豆50~150g、新鲜薯类50~100g、大豆和坚果制品25~35g、蔬菜500g、水果200g，这些基本能满足膳食纤维的推荐量。旅途中应吃够主食和蔬菜水果（油菜、大白菜、香蕉、苹果、梨等），轻度便秘时可以喝酸奶。切记，在长途飞行时最好远离易产生气体的食物，如乳制品、小麦、大蒜和洋葱，这些会增加腹胀和排气。

增加水分摄入

增加水分的摄入，每日摄入量至少1.5L。每日摄入2L水会增加膳食纤维的通便作用。便秘的人早晨空腹时，最好大口大口地喝水（即喝满口），吞咽动作快一些，这样水能尽快到达结肠，同时刺激肠蠕动，有助于产生便意。此外，睡前按摩腹部可事半功倍。

建立良好的排便习惯

利用两个时间段来诱导排便。结肠活动在晨醒和餐后2小时内最为活跃，建议可利用晨起后的起立反射和餐后的胃—结肠反射来诱导排便，尽可能晨起后空腹喝500ml水，然后集中注意力酝酿排便，尽量避免受到与排便无关的因素干扰。推荐蹲位排便，可缩短排便时间、改善排便费力、提高排便满意度。只有建立良好的排便习惯才能真正完全解决便秘问题。

规律运动

规律运动可缩短肠道排空时间，利于通便，如步行、骑车等有氧运动对改善便秘有效。除了运动受限外，便秘者参与其他运动项目的频次和程度无严格限制，一般推荐每日运动30~60分钟，每周至少2次。适当增加运动量可能对改善便秘有效。运动也包括按摩腹部及收缩肛门。

规律作息

旅游是为了身心放松，出发前提早做好攻略，释放紧张的情绪，减轻心理压力，保证充足的睡眠和规律的作息。

■ 药物治疗

日常就注意合理的膳食、多饮水、多运动、建立良好的排便习惯是预防旅游便秘的基础措施。如果便秘情况严重，在多次尝试非药物治疗无效的情况下，建议出发前备好合适的药物。

容积性泻药

容积性泻药通过滞留粪便中的水分，增加粪便含水量和粪便体积从而起到通便的作用，主要用于轻、中度便秘患者，服药时应补充足够的液体。这类药物易引起腹胀、假性肠梗阻、吸收障碍，不适合老年人。常用的药物有欧车前、聚卡波非钙、麦麸等。

渗透性泻药

渗透性泻药可在肠内形成高渗状态，吸收水分，增加粪便体积，刺激肠道蠕动，可用于轻、中度便秘的患者。常见的药物有聚乙二醇、不被吸收的糖类（如乳果糖）和盐类泻药（如硫酸镁）。其中，聚乙二醇及乳果糖为轻、中度旅游性便秘人群的首选药物。

聚乙二醇主要利用其渗透压对抗肠壁对水分的吸收而起到软化粪便、增加粪便量的作用，从而达到通便的目的，口服后不被肠道吸收，不良反应相对少。

乳果糖是人工合成双糖，在小肠内不被吸收，大剂量服用时未降解的双糖在结肠中可被分解为乳酸和乙酸等物质而降低肠道内pH值，有利于肠道正常菌群的生长，并通过渗透作用增加结肠内容量，起到渗透性通便的效果。本品含有乳果糖和半乳糖，糖尿病患者无需特别担心，便秘剂量下可以安全使用。

过量应用盐类泻药如硫酸镁容易引起电解质紊乱，老人和肾功能减退者应慎用。

刺激性泻药

刺激性泻药主要作用于肠神经系统，可增加肠道动力、刺激肠道分泌，常见的药物有比沙可啶、酚酞（已被药监局于2021年1月要求停止生产、销售和使用）、蒽醌类药物（如大黄、番泻叶等）和蓖麻油等。不建议将该类药物常规应用于便秘的日常治疗。通常作为补救措施，只能短期、间断使用刺激性泻药。

比沙可啶不宜长期服用，使用3天无效，应立即停药就医。需要注意服药前后2小时不得饮用牛奶。6岁以下儿童及孕妇禁用本品。

蒽醌类药物长期使用容易产生依赖性，易出现结肠色素沉着，可致结直肠黑变病。

口服润滑性泻药

这类泻药只润滑肠壁，软化粪便，但作用弱，长期口服会影响脂溶性维生素及钙、磷的吸收。适用于粪便干结、粪便嵌塞患者临时使用。常用药物有液体石蜡等。

促动力药

促动力药作用于肠神经末梢，促进运动性神经递质（如乙酰胆碱）释放，促进胃肠蠕动，增加肠道动力，从而增加患者排便次数、缩短胃肠道排空时间、改善直肠对扩张的敏感性、增加便意频度等。常见的药物有枸橼酸莫沙必利、盐酸伊托必利、普芦卡必利等，通常与其他药物联用。

微生态制剂

微生态制剂具有双向调节作用，通过补充大量正常菌群，改善肠道微生态环境，纠正便秘时菌群失调。同时益生菌繁殖过程中会产生有机酸，降低结肠的pH值，促进结肠蠕动，降低结肠的传输时间，有助于排便。但应注意避免与抗菌药物同时使用。常见的药物有地衣芽孢杆菌胶囊，枯草杆菌、肠球菌二联活菌肠溶胶囊，双歧杆菌、嗜酸乳杆菌、肠球菌三联活菌片（需要冰箱冷藏，旅途中不适合携带）等。

外用润滑性泻药

这类药物可以在肛门直肠黏膜表面形成一层膜状结构，产生润滑作用，有助于排便，包括开塞露、甘油灌肠剂和甘油栓等。便秘合并痔疮者还可使用复方角菜酸酯栓，这给喜欢去重庆、成都旅游，因爱吃麻辣的火锅而引起便秘的小伙伴带来福音。

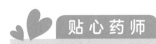

> 了解完这么多种泻药，是不是还是一头雾水？药师教您如何在旅途中选择合适的药物！
>
> 首选口服乳果糖、聚乙二醇等渗透性泻药，如果症状未缓解，可考虑同时外用润滑性泻药甘油灌肠剂、开塞露等治疗。
>
> 上述措施后，如果症状还未缓解者，可以考虑短期使用刺激性泻药。
>
> 对于大便有硬结者，首选开塞露、甘油灌肠剂去除硬便。

旅行失眠

● 林海玲

每个人都想有段说走就走的旅行，离开熟悉的环境，去体验陌生的城市，沉浸在新奇有趣的风土人情中，享受旅行过程中的各种邂逅……但有些人却在旅行中饱受失眠的困扰。

失眠症（insomnia）指尽管有适当的睡眠机会和睡眠环境，患者对睡眠时间和（或）质量不满足并影响日间社会活动的一种主观体验。

失眠常见以下几种类型：入睡困难（入睡时间超过半小时）、睡眠维持障碍（整夜觉醒次数大于等于2次）、早醒、睡眠质量下降和总睡眠时间减少（通常少于6小时），同时伴有日间功能障碍。常表现为入睡困难、睡眠不深、易惊醒、自觉多梦、醒后难以再度入睡，感到疲乏或缺少清醒感、白天嗜睡等。

失眠一般分为短暂性、短期或长期失眠。旅途中多数人表现为短暂性失眠，即因突发状态或生活环境改变，进而从清醒状态进入睡眠的潜伏期过长，想睡却睡不着，导致烦躁不安。

■ 为什么有的人旅途中容易失眠

（1）压力过大。因为要度假而加班加点完成工作容易产生压力，制定攻略、各种订票、准备行李容易产生疲劳。

（2）时差反应。在不同时区旅行使我们体内生物钟发生失衡，表现为体温、激素和其他生物状态的涨落和交替，进而出现身体不适。

（3）陌生环境。不熟悉的环境，全新的住宿条件，陌生的床和枕头，走道的嘈杂声，容易造成不安全感。因此，有研究者认为，当旅行者度假之后常常还需要一个假期来休整，才能使工作效率真正获得提高。

■ 非药物治疗

要克服旅行失眠，作为药师，建议您先不急着用药，先尝试以下非药物治疗方法改善睡眠。

旅游是为了愉悦身心，出游前要学会高效率安排好日常工作，避免过度紧张和劳累。提前安排旅游日程，做好攻略或和旅友商量分工做准备，不宜把行程安排过紧。克服睡前焦虑的行为，会有助于更好的睡眠。

睡前用温水洗澡，可使劳累的身体得到放松。按摩四肢、涌泉穴、太阳穴、风池穴等也能起到意想不到的催眠作用。

规律进食，不要空腹上床，睡前可进食少量零食（尤其是碳水化合物类）能帮助入睡，但应避免过于油腻、难消化的食物。睡前避免过度饮用饮料、酒类，减少咖啡类产品的摄入，以免兴奋神经，同时不要喝太多的水，避免夜间尿频，减少夜间觉醒。

不要带着问题到床上，也不要强迫自己入睡，这样只会让问题变得更糟，相反，没睡意时就打开灯，离开卧室，并做些不同的事情，比如听轻柔的音乐，读温情的散文书籍，做些舒缓的瑜伽运动等。但切记不可剧烈运动、过度劳累明显影响睡眠，有可能会适得其反。

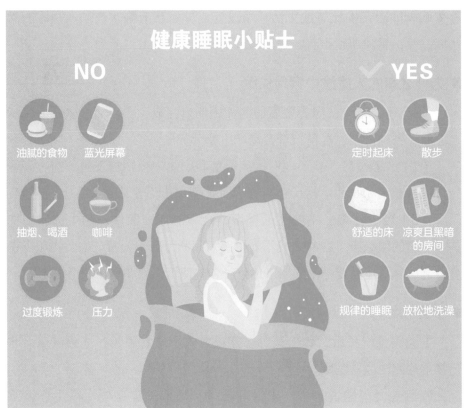

图 3-12 通过非药物治疗改善睡眠

  尽可能保持平时的起居习惯。睡觉的时候可以用耳塞和眼罩，以防止噪声和光线，把闹钟放到床下或转移它，以免滴答声打扰您的美梦。带上自己喜欢的睡袋或者肩枕，把自己的衣服垫在酒店的枕头上都能改善睡眠，熟悉的味道、放松的身心让人容易入睡。

  若参加集体旅游，可组织同游者将第二天的行程一起安排好，再按时就寝，以免被打扰。睡眠质量差的建议单间。

  平时失眠的旅游者，很可能在旅途中因为车马劳顿、身心愉悦反而睡得特别香，不用过度担心。其实上车睡觉，下车拍照，也是旅途中很好的调节方式。

■ 药物治疗

  如果多次尝试非药物治疗无效，建议出发前找神经内科的医生备好合适的安眠药。

镇静催眠药长期服用有依赖性和成瘾性，属于二类精神药品，需要在医疗机构由专科医生就诊后才能获得，不同的药有不同的作用特点，使用需要个体化。常见的如水合氯醛、地西泮、阿普唑仑、艾司唑仑、唑吡坦、佐匹克隆等。对于服用安眠药无效者或暂时购买不到安眠药的，也可选用抗过敏药如苯海拉明、异丙嗪、酮替芬、氯苯那敏等，因其可引起嗜睡的副作用，亦可奏效。

 贴心药师

旅行中怎样服用安眠药

平时有服用安眠药的旅行者

不要在旅途中轻易尝试新的安眠药，因为您已经找到合适自己的药物，容易掌握药物的特性，不容易发生意外。也不可盲目加大剂量，或在原有基础上自行加服其他安眠药，否则容易引发风险。

如果平时服用安眠药后有头晕、乏力、判断力变差、嗜睡等副作用的，请提前找医生更换药物，否则这些副作用可能会增加您旅途的危险性。

早点到住宿地，熟悉旅途住宿周边环境，熟悉房中厕所的位置，房间布局，睡前少喝水，以免半夜上厕所摔倒，避免参加太兴奋的聚会和剧烈运动。

临时需要服用安眠药的旅行者

尝试非药物治疗无效，平时睡眠质量很差，但没有服用过安眠药的旅友，可以提前找医生备些安眠药短期应用，以免因旅途劳顿，情绪紧张导致失眠影响后面的行程。

要充分认识到这类镇静催眠药可能产生的副作用，如头晕、乏力、判断力降低、嗜睡等，做好睡觉前准备，睡前服药。老人服用安眠药特别需要监护，以免摔倒。服用安眠药期间不得饮用含酒精饮料，更应避免饮酒，因酒精可加强这类药物的作用，也会加重副作用，容易发生危险。

研究发现，不同人群对该类药物的代谢也是不一样的，导致起效时间以及作用时间都不一样。同处一室的旅友，都担心失眠，其中一个带了唑吡坦片，于是互相分享。一个朋友吃完药，洗漱还没结束就晕乎乎了，上床倒头就睡，第二天精神倍好。另一个朋友吃完药，2小时后才入睡，第二天还晕晕乎乎的。药师建议不要随便服用别人的安眠药。

最重要的一点，不要在驾车前服用镇静催眠药！如果前一晚服用后出现头晕、乏力、反应迟钝的症状，服药后请把方向盘给别人！

旅行时外伤用药及处置

● 蔡林雪

外出旅行时，偶尔会不小心跌倒或由于其他原因而受伤，在临时无法去医院或诊所时，需要我们能先对伤口做出正确的处理。处理好伤口有两个目的：①预防感染；②使伤口愈合形成的瘢痕美观、功能尚可。

■ 处理外伤"八步走"

步骤1：清洁双手

清洁双手可以帮您避免感染。

步骤2：清洁伤口

可以用流动的自来水清洗伤口（约5分钟）以减少发生感染的风险。冲洗的同时可以挤压出部分自身的血液以减少细菌或污染物进入体内。

用肥皂清洗伤口周围，但别让肥皂碰到伤口。无碘过敏者可用碘伏消毒伤口。不可用乙醇、过氧化氢（双氧水）、红药水，这些消毒剂会伤害组织，减缓伤口愈合。如果伤口上有污物或碎片，请先用乙醇消毒过的镊子将其除去。

 知识加油站

预防措施

出现以下几种情况请尽快就医（面部和头皮伤口小于8小时，身体其他部位伤口小于6小时）：

（1）按压10分钟（服用抗凝药物的患者约15分钟）未止血。

（2）伤口深度超过半英寸（1英寸＝2.54 cm）或更深。

（3）伤口在眼睛附近。

（4）伤口不规则或很大。

（5）伤口是由脏东西或生锈的东西引起的。

（6）伤口中有泥土或沙粒。

（7）伤口疼痛明显。

（8）伤口显示有感染迹象。

（9）由动物或者人类咬扯引起的。

步骤3：止血

小的切口或者擦伤一般会自行止血；如果感觉出血比较多请用干净的绷带或者纱布适当按压伤口并抬高患处直到停止出血。

如果很不幸遇到大出血，那么先让自己处于安全的环境中，然后参照美国外科医师协会推荐的ABCs处理：

A（alert）：打120急救电话；

B（bleeding）：找到出血部位；

C（compress）：按压。

按压的方法有以下几种：①用一块干净的纱布盖住伤口，然后两手用力直接压在纱布上；②或者用止血带（由医疗专业人士操作）；③用干净的纱布包扎伤口，然后两手用力按压。

步骤4：必要时涂点抗菌药物软膏或者含凡士林的软膏

在伤口上薄薄地涂一层抗菌药物软膏或含凡士林的软膏，可以保持伤口表面湿润和预防瘢痕。可能有些人会对药膏过敏，如果在身上出现皮疹，请停用。

步骤5：覆盖伤口

用绷带或者纱布包扎伤口并用纸胶布固定，这样能保持伤口清洁。在包扎前最好在伤口上涂点药膏，以防止纱布和伤口粘连。如果只是小的擦伤，就不用包。

步骤6：更换敷料

一般至少一天换一次纱布或者绷带；如果纱布或者绷带湿了或脏了，请及时更换。

步骤7：打一针破伤风抗毒素

外伤后的破伤风预防免疫方式（主动免疫或被动免疫）取决于损伤的性质及伤者的免疫接种史，一般认为除了清洁的小伤口外都是破伤风易感染伤口。

步骤8：注意观察伤口是否发生感染

如果伤口或者伤口周围皮肤开始发红，疼痛感增加，有渗液、发热或肿胀，请及时到医院就诊。

■ 外伤处理的常见问题

问题1：用自来水清洗伤口真的可以吗

来自循证医学数据库（Cochrane Library）的一项系统性分析显示，在冲洗单纯性伤口时，自来水和生理盐水效果类似，且伤口感染率在临床上的差异无统计学意义。因此，流动的自来水可能是生理盐水的替代选择，至少在伤口清洁的健康患者中和水质有保证的情况下是可以接受的。

此外，在方便获得的情况下，冲洗时用温盐水（37℃）比室温下的水可能更舒适。中华医学会《创面局部用药防治感染规范》推荐使用无菌等渗盐水（野外无条件时可用饮用水替代）作为清创术中的冲洗液体，但该指南中未提供证据。不推荐将肥皂水、消毒剂溶液或抗菌药物溶液用于开放性伤口等的冲洗。

问题2：什么情况下考虑局部应用抗菌药物软膏

在社区中，发生皮肤和软组织感染的可能性相对较小，这些皮肤小创伤一般都是由擦伤、刮痕或轻微的毛囊发炎导致的，通常不需要抗菌药物治疗，因为它们可以通过改善皮肤卫生环境来解决，例如清洁和覆盖损伤。

如果卫生干预措施没什么效果，那么建议使用局部消毒剂（antiseptics）来治疗感染而不是使用局部抗菌药物（antibiotics）。即便目前对局部消毒剂的应用缺乏统一的指南及有效性的相关证据。

由于抗菌药物的耐药情况日益严重，局部应用抗菌药物在临床上也受到相当多的限制，以下两种情况可以考虑局部应用抗菌药物：①作为局部脓疱病的二线治疗；②由于金黄色葡萄球菌引起的复发性皮肤感染的患者，可能需要夫西地酸或莫匹罗星（如果敏感）进行鼻腔去定植。

问题3：有哪些抗菌药物软膏可选

四肢等损伤清创后可使用抗菌药物的外用剂型。较为常用的抗菌药物外用制剂包括：莫匹罗星软膏、复方多黏菌素B软膏、夫西地酸乳膏等。局部用抗菌药物不可长期使用，一般疗程为5~7天（详见药物说明书），并在此之后将其丢弃。

千万不要将未用完的抗菌药物外用制剂留存起来作为家庭成员外伤的"首选"应急措施。

长途旅行或出国日常备用药品

● 吴雪梅

俗话说，病来如山倒，病去如抽丝。生病是人生一大常态，而这事放在留学群体中，又会衍生出更多烦恼。语言沟通的不畅，就医规则的不熟悉，医疗保障系统的不同，以及报销流程的繁琐，都是构成这些烦恼的成因。许多访问学者对此都非常认同，甚至有切身体会。因此在出国之前，有目的地准备一些常用药品，就成为出行清单的必备项目。

■ 感冒

市场上用于缓解感冒症状的药物有许多种，主要用于缓解感冒伴发的鼻塞、发热、咳嗽、头痛、流鼻涕、打喷嚏等症状。因此感冒药多为一些复方制剂，厂家也是琳琅满目，准备几种常用的即可。需要含有的主要成分包括：用于发热、头疼、身体酸痛的对乙酰氨基酚、布洛芬；缓解鼻塞的伪麻黄碱；止咳用的右美沙芬；抗过敏的氯苯那敏、苯海拉明等。

对中成药情有独钟的可以备些自己常用的，但需注意：中成药中有可能存在海关禁止携带入境的成分，不建议准备或携带过多。

还可以准备1支体温计，以便随时监测体温。同时要说明的是，在各国的药店中，抗感冒药大多也都属于非处方药，所以只要有相关的医学药学知识，均可以在当地购买。

■ 腹泻

腹泻俗称拉肚子，是一种常见病，急性腹泻常常与饮食不洁有关，而慢性腹泻病因复杂，治疗也相对复杂。急性腹泻的治疗原则是补液、杀菌，同时可以加用减慢胃肠蠕动的药物辅助治疗，必要时还可以服用微生态调节剂调节紊乱的肠道菌群。

杀菌的目的是去除病原菌，常见的杀菌药物包括黄连素（盐酸小檗碱）、诺氟沙星、氧氟沙星、左氧氟沙星等；蒙脱石散对细菌及毒素有固定作用；碱式水杨酸铋可通过吸附细菌毒素和对病原性微生物的直接抗菌活性来治疗腹泻。

补液常用的药品是口服补液盐，用于防止腹泻和呕吐过度引发的脱水和电解质丢失。当腹泻发生时，患者也可通过补充水、果汁、运动饮料（最好能含钾）、汤和含盐饼干来维持水和电解质平衡。

洛哌丁胺也是一种常见的辅助治疗腹泻的药物，可以通过减慢肠道蠕动缓解腹泻引发的腹痛、腹胀、呕吐等症状。

肠道菌群调节剂是指含有双歧杆菌、嗜酸乳杆菌、地衣芽孢杆菌、枯草杆菌等益生菌的药物，可直接补充正常生理菌，抑制致病菌，达到调整肠道内菌群失调的目的。

准备腹泻治疗药时，杀菌药物是必备的，其他药物根据情况可以准备1~2种。

■ 过敏

生活在陌生的国家、陌生的环境，有人可能因饮食、环境等原因引发过敏。抗过敏药物主要通过减少或抑制组胺释放来缓解花粉过敏、上呼吸道过敏、过敏性鼻炎等所引起的流鼻涕、打喷嚏、眼睛发痒流泪、鼻咽发痒、鼻塞等症状，这类药也适用于缓解慢性荨麻疹、瘙痒性皮肤病及其他过敏性皮肤病等引起的皮肤瘙痒、红肿、红斑、风团等症状。

抗过敏药主要分为长效品种和短效品种两类。长效品种包括氯雷他定、西替利嗪、左西替利嗪、非索非那定等；短效品种主要包括氯苯那敏（俗称扑尔敏）和苯海拉明。上述品种均有口服片剂销售。其中长效品种作用持续时间较长，达12~24小时，嗜睡和乏力、反应时间延长等副作用较小。短效抗过敏药物作用持续时间短，一般需一天多次用药，相对于长效品种，其副作用大一些。

上述药物建议根据个人情况准备1~2种。药师也考察过美国市场，抗过敏药物的品种与国内大同小异，均为非处方药，留学人员也可以自行到当地药店购买。

■ 晕车

针对有晕车/船/飞机史的留学人员，晕车药应该是必须要准备的。最常用的止晕药是茶苯海明，它主要通过对抗组胺以及作用于脑干前庭核，发挥镇静、抗眩晕和镇吐作用。其他药品如盐酸地芬尼多片（眩晕停片）、苯巴比妥东莨菪碱片（晕动片）、东莨菪碱贴片等也很常用。盐酸苯环壬酯片（飞赛乐）是新一代晕车药，价格较贵，但不良反应小（轻微嗜睡），效果明显，也可以选用。

晕车药建议在出发前半小时到1小时内使用；注意用药时不能喝酒或含酒精的饮料，酒、镇静催眠药可加重嗜睡作用；服药期间不能驾驶车船、操作机器设备及高空作业等，以免反应迟钝，发生危险。另外抗过敏药、抗感冒药中某些成分也有嗜睡作用，合用时应加以注意。晕车药机制大多相同或相近，不要同时使用多种晕车药，以免药物过量，引发不良反应。

■ 胃病

着凉、饮食不规律、饮食不良、腹泻、焦虑等常常引发胃痛、烧心、反酸等，此时可选择常见的胃药进行治疗。

胃病常见的治疗药物有抗酸药和抑酸药两种。抗酸药常见的有铝碳酸镁片等，可以直接中和胃酸和保护受损的胃黏膜。抑酸药的机制是抑制体内胃酸分泌，主要包括两类，质子泵抑制剂包括奥美拉唑、兰索拉唑、艾司奥美拉唑等，大多制成肠溶胶囊；H_2受体拮抗剂主要包括法莫替丁、雷尼替丁、西咪替丁等，一般为片剂。两类药中，前者抑制胃酸分泌的作用强于后者，且作用时间也较长。

抗酸药和抑酸药在美国属于非处方药，可以自行去药店购买。

■ 外伤和皮肤感染

外出活动时难免出现磕磕碰碰。当出现皮肤破损的时候，尽早做好简易的消毒工作是非常必要的。对此，药师建议准备创可贴、乙醇/碘伏棉球、纱布、棉签、云南白药等物品，以备不时之需。除此之外，其他药物也可以根据情况准备，如磺胺嘧啶银乳膏可以预防和治疗烫伤引发的局部皮肤感染；红霉素软膏可用于脓疱疮等化脓性皮肤病、小面积烧伤、溃疡面的感染和寻常痤疮；莫匹罗星软膏为局部外用抗生素，适用于革兰阳性球菌引起的皮肤感染，包括脓疱病、疖肿、毛囊炎等原发性皮肤感染及湿疹合并感染、溃疡合并感染、创伤合并感染等继发性皮肤感染。

脚气是一种真菌感染，可以备用硝酸咪康唑乳膏或盐酸特比萘芬乳膏进行治疗。

外伤和皮肤感染用药，在美国药店内均属于非处方药物，可供选择的品种也非常多。所以无需准备太多，必要时可以自己购买。

■ 其他药物

止痛药

疼痛的治疗药物主要包括对乙酰氨基酚、布洛芬等，这类药可用于缓解轻至中度疼痛，如头痛、关节痛、偏头痛、牙痛、肌肉痛、神经痛、痛经等，也用于普通感冒或流行性感冒引起的发热。针对外伤疼痛，如肌肉痛、扭伤疼痛、腰痛等，可局部外用双氯芬酸二乙胺乳膏。镇痛药在美国药店可以直接购买。

特定疾病药品

对于某些特定个体，药品的准备一般与特定疾病相关。经常便秘者应配备适当的药物，如外用的开塞露、甘油栓，口服的乳果糖、聚乙二醇等，药效相对温和且有效。

痔疮、肛裂等患者可准备马应龙麝香痔疮膏。如高血压、糖尿病、冠心病、哮喘等，药品的准备应咨询自己的医生。需要调整服药剂量的，尽量请医生帮助做好调整计划。建议携带好医生处方，以备海关检查。

■ 药物携带及使用注意事项

（1）很多国家对携带药品很严格，海关有可能对药品进行检查，所以出国前一定要事先了解所前往的国家对于入境药品的相关规定，避免不必要的麻烦。

（2）大部分国家建议入境者仅携带适量必需的药品，但必须符合某些条件。如需携带的药物中含有潜在的成瘾性或麻醉剂成分，美国海关要求必须申报。对于含有麻黄碱、伪麻黄碱的药品、某些中药或中成药，携带入境也有限制，有关详细规定，应在入境国相关药品管理部门网站查询。

（3）西药和中成药最好装在原包装中有说明书或者药品成分说明。携带大量或特别药品时请同时携带医生处方，以免入境时遇到不必要的麻烦。

（4）如果携孩子同行，建议在准备药品时，尽可能准备儿童专用剂型。服用药物时应注意参考说明书上的药品适用年龄，根据体重或体表面积计算药物使用量。

（5）准备药物时，要仔细查看其有效期。使用时也应注意药品是否在有效期内。

（6）根据药品说明书的规定合理贮存药品，以免药物因受到光照、热、潮湿、微生物等外界条件影响而变质失效。

（7）本文提及的药品大多为通用名称，在购买对应的药品时，可根据自己的需要和相关知识选择进口或国产品种。另外部分推荐药物未说明具体剂型（如片剂、胶囊、颗粒剂等），购买时可根据用药习惯自行选择。

（8）推荐尽可能携带固体剂型，不建议过多携带液体剂型。尽可能携带西药，不建议携带中药或中成药。

（9）由于药品种类丰富以及个体情况的差异，本文不可能列出所有的治疗用药品种。推荐范围之外的药品可在医生或药师指导下选择准备。

（10）简单的疾病可以进行自我药疗，对于复杂的疾病，还是建议到医院进行规范化的治疗，以免延误病情。

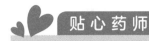
赴美携带药品的建议

以下为"中华人民共和国驻美利坚合众国大使馆"网站找到的"中国公民旅居美国手册（2015）"，其"入境篇"中有关携带药品的内容如下：

一般来讲，美国食品和药品监督管理局（Food and Drug Administration，简称 FDA）不允许从美国以外的国家购买处方药物入境，只有在美国能合法开具的处方药，才能被进口作个人用途。美海关禁止携带含有海洛因（heroin）、可卡因（cocaine）、大麻（marijuana）、LSD（一种强烈致幻剂）等麻醉精神类药物、镇定剂、安眠药、兴奋剂、抗抑郁剂、抗癫痫药和一些易被犯罪分子滥用的药物，如氟硝西泮（rohypnol，也叫罗眠乐，一种迷幻药）、丙种羟基丁酸盐（GHB，一种迷幻药）、芬芬（Fen-Phen，一种减肥药）等药物入境，也禁止通过邮寄或个人携带方式进口假处方药、非处方药和医用设备，包括用于治疗癌症、艾滋病、关节炎或多发性硬化症的非传统性治疗药物或设备。即使这些药物或设备具有其他国家的医生处方，在其他国家是合法的，只要其未经 FDA 批准就不能入境。另外，一些联邦政府允许持有的药物，在某些州可能是违法的。

美海关建议入境者仅携带旅途适量必需的药物。如需携带的药物中含有潜在的成瘾性或麻醉剂成分，请务必向海关官员申报携带的所有药物。

中国公民经常会携带一些中药或中成药入境，在此提醒注意，可以带一些感冒药或者日常用药，但是剂量不能超出个人日常用量。西药和中成药最好装在原包装中，且有中英文说明书或者药品成分说明。处方药请携带医生处方或医生出具该药品是保证您旅行健康所必需的声明。不要携带含有以下违禁或限制性成分的药物入境。这些含有违禁品成分的中药和中成药包括以下几种。

麻黄碱类药物：鼻炎片、柴连口服液、大活络丸、追风膏、复方川贝止咳糖浆、感冒胶囊、急支糖浆等。

士的宁类：跌打万花油、风湿关节炎片、骨刺胶囊、关节炎膏、颈腰康胶囊、胃尔康片、腰痛宁胶囊。

吗啡类：肠胃宁、咳喘宁、咳速停、克咳、小儿止泻灵等。

动物或动物器官：含有蝎子、蜈蚣、蟾蜍、穿山甲、水蛭、熊胆、虎骨、蛇胆、蛇蜕、蝉蜕、鹿茸、麝香、牛角、犀角、龟壳、燕窝、牛黄、阿胶等成分的中药或中成药（有关可入药的动物可查阅国内有关网站）。

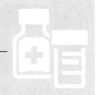

第六章

引起人体异常反应的药物

闺蜜检查胃镜时查出有幽门螺杆菌感染，医生给她开了杀幽门螺杆菌的药，吃了三四天后，闺蜜打来电话："我大便变成灰黑色，嘴巴有金属味，还能不能继续吃呀？"

现在，您可以带着疑问看完这篇，再看看本书第一篇中的"幽门螺杆菌感染"，猜猜是哪些药引起的，还能继续吃药吗？

引起粪便颜色改变的药物

● 李瑛瑛、吴朝阳

健康成人的粪便颜色通常为黄褐色，婴儿粪便通常为黄色或金黄色，粪便颜色会随着摄入食物的不同而发生改变，如摄入猪血，粪便会变为黑色。

而粪便颜色的改变也可能是体内疾病的预警，您正在服用的药物可能也会改变粪便的颜色，需要注意区分。

■ 常引起粪便颜色改变的疾病

最常见的会引起粪便颜色改变的疾病有消化道出血、痔疮、肛裂、肠息肉、结直肠癌、溃疡性结肠炎、胆道梗阻、急性肠炎等。

知识加油站

消化道出血引起粪便颜色改变的原因是：当出血时，红细胞发生破裂，血红蛋白里的铁在肠道细菌作用下产生硫化铁，使粪便呈黑色。硫化铁刺激肠道分泌黏液，使黑便发亮且多不成形，即为柏油样便。如出血量大且急，或出血部位位于消化道下段，如结肠和直肠，血液与肠液未能混合，加上血液的刺激使肠蠕动加快，即出现红色粪便。

■ 容易破坏消化道黏膜引起粪便颜色改变的药物

需要注意的是，有的药物破坏了消化道黏膜上的攻击因子与防御因子之间的平衡，也会引起消化道黏膜的损伤、糜烂，甚至溃疡、出血。特别是对原有消化性溃疡的患者，引起溃疡、出血、穿孔的危险性更大，应引起高度重视，及时就医。这类药物多是对胃肠道刺激比较大的药物，包括以下几种。

（1）解热镇痛抗炎药：洛索洛芬、吲哚美辛等。

（2）糖皮质激素：泼尼松、泼尼松龙、地塞米松等。

（3）抗凝血药：华法林、双香豆素、肝素等。

（4）抗血小板药：阿司匹林、氯吡格雷、替格瑞洛、西洛他唑等。

（5）纤维蛋白溶解药：降纤酶、尿激酶、链激酶等。

■ 药物本身或代谢产物会改变粪便颜色

还有一种常见的情况是：有的药物本身或其代谢产物的染色作用而使粪便颜色改变。这时可继续用药，停药后粪便颜色改变会消失。

常见的药物有以下几种：

（1）铋剂：枸橼酸铋钾、胶体果胶铋等可使粪便变成灰黑色或黑褐色。

（2）铁剂：硫酸亚铁、葡萄糖酸亚铁、枸橼酸亚铁等可使粪便变成黑褐色。

（3）抗菌药：利福平可使尿液、唾液、粪便、痰、汗液、泪液呈橘红色至红棕色。利福喷丁可引起大便呈橙红色。

（4）其他：药用炭及一些中药也可使粪便变成黑褐色。

当您服药过程中发现粪便出现颜色的改变时，注意查看说明书或是咨询药师。如果说明书中有提及，就安心服药，避免不必要的心理恐慌。否则，请及时就医，可通过粪便隐血等检查明确粪便颜色改变的原因。

引起尿液颜色改变的药物

● 李瑛瑛、吴朝阳

健康成人的尿液为淡黄色。尿液的颜色可因疾病因素、药物因素、饮食结构和饮水多少而改变。本节主要讲讲药物与尿液颜色改变的关系。

■ 药物的肾毒性，导致药源性血尿

因为药物的肾毒性导致的尿液颜色改变通常表现为茶色或洗肉水样的尿液，需要及时就诊通过尿常规检验来鉴别。特别注意的是，服用吡格列酮的糖尿病患者如出现黑尿，应立即就医。

用药前应询问药物的肾毒性大小。对于有肾毒性的药物，用药时必须注意给药剂量、使用频次、输注速度等。避免多种有肾损害的药物联合应用，注意药物之间的配伍禁忌，用药过程中定期监测尿常规、肾功能等相关指标。在发生血尿时，应立即停药，及时就诊，尽快明确诊断，给予相应治疗。

■ **药物的肝毒性，导致药源性黄疸**

黄疸是由于胆红素代谢障碍致血液中胆红素浓度增高而使巩膜、皮肤、黏膜及体液呈现黄染的临床症状和体征。所以，黄疸可使尿液颜色发生改变。对于肝毒性的药物，用药时要定期监测肝功能，如果出现皮肤变黄、巩膜黄染、尿液颜色加深、乏力、厌食等现象，应及时就诊，由医师做出准确处理，必要时停用可疑的药物，以免药物性肝损害进一步加重。

■ **有些药物可引起肌红蛋白尿**

他汀类药物（如辛伐他汀、氟伐他汀钠等）、非诺贝特等可引起横纹肌溶解，表现为肌肉无力、疼痛、肿胀，肌红蛋白尿（尿液呈棕红色）。上述症状应引起足够重视并及时就医。氨基己酸大剂量或疗程超过4周使用也可引起肌红蛋白尿，但停药后可缓解恢复。

■ **药物或其代谢产物的染色作用**

由于药物本身或其代谢产物具有一定的颜色，排泄到尿液中，使尿液染色，导致尿液色泽异常，但没有引起机体的生理、病理性改变，因此，是无害的，可继续用药。一般情况下停药2~3天后即可消失。

以下药物本身或代谢产物会引起尿液颜色改变。

（1）可使尿液颜色加深的药物：呋喃唑酮（深黄色至棕色）、黄连素（黄色或橙色）、维生素B$_2$（黄色）、叶酸（黄色）、大黄（黄色或橙色）等。

（2）可使尿液染成黑色的药物：替硝唑（黑色）、奎宁（暗黑色）、左旋多巴（暗黑色）等。

（3）可使尿液染成蓝色的药物：亚甲蓝（蓝绿色）、氨苯蝶啶（蓝色荧光）、阿米替林（蓝绿色）等。

（4）可使尿液染成红色的药物：甲硝唑（深红色）、利福平（橘红色）、利福喷丁（橙红色）、亚胺培南-西司他丁钠（红色）、多巴丝肼（红色）、依帕司他（褐红色）、多柔比星（红色）、表柔比星（红色）、柔红霉素（橘红色）等。

（5）其他可使尿液颜色发生异常改变的药物：恩他卡朋（红棕色）、氟他胺（琥珀色或黄绿色）、丙泊酚（长时间给药后变绿色）等。

当您服药过程中发现尿液出现颜色的改变时，注意查看说明书或是咨询药师，如果说明书中有提及，就安心服药，避免不必要的心理恐慌，否则，请及时就医，可通过尿常规等检查明确颜色改变的原因。

引起身体各部位颜色改变的药物

● 李瑛瑛、吴朝阳

我们再来了解一下可引起我们身体各部位颜色发生变化的药物。

■ 可引起舌苔颜色改变的药物

（1）**四环素**：使舌苔色暗或变色。

（2）**复方氯己定含漱液或氯己定**：长期使用能使口腔黏膜表面与牙齿着色以及舌苔发黄。

（3）**西地碘含片**：长期含服可导致舌苔染色。

（4）**铋剂**：使舌苔变黑。

（5）**青霉素V钾**：可见黑毛舌等。

■ 可引起皮肤颜色改变的药物

（1）**可产生色素沉着的药物**：氯米帕明、氯丙嗪、胺碘酮、硝普钠、烟酸、氢化可的松、维A酸、亚砷酸、环磷酰胺、雷公藤多苷、羟氯喹、氯喹、复方炔诺酮、复方左炔诺孕酮、复方甲地孕酮、孕二烯酮/炔雌醇片等。

（2）**药物性黄疸**：也会引起皮肤、黏膜的颜色改变，如使用维生素K、多沙唑嗪、辛伐他汀等。

（3）**长期外用糖皮质激素类药物**：可出现局部皮肤萎缩、变薄、毛细血管扩张、色素沉着、继发性感染等不良反应，在面部长期外用时，可出现口周皮炎、酒渣鼻样皮损等。

（4）**铁剂肌内注射**：注射部位可出现色素沉着。

■ 可引起眼部虹膜、结膜或角膜色素沉着的药物

包括曲伏前列素、地匹福林等。

■ 其他引起身体各部位颜色改变的药物

（1）**地蒽酚**：可引起指甲红褐色，衣物黄染。

（2）**利福平**：可引起唾液、痰液、汗液、泪液呈橘红色或红棕色。

（3）**利福喷丁**：服用后，可使唾液、痰液、泪液等呈橙红色。

（4）**二硫化硒**：可引起头发褪色。

（5）**氯法齐明**：服药2周后即可出现皮肤和黏膜红染，呈粉红色、棕色，甚至黑色，着色程度与剂量、疗程成正比。停药2月后色素逐渐减退，1~2年才能褪完，该药还可使尿液、汗液、乳汁、精液和唾液呈淡红色，可通过胎盘使胎儿着色。

（6）**卡培他滨**：可引起皮肤脱色。

（7）**柳氮磺吡啶**：可引起皮肤黄染。

（8）**四环素、多西环素、米诺环素**：可引起恒牙黄染。

（9）**左卡尼汀**：可引起全身异味。

（10）**曲安奈德鼻喷雾剂**：可使鼻分泌物呈黄色或绿色，感觉有异味。

当您在服药过程中发现自己身体出现颜色的改变时，注意查看说明书或请及时就医，因为有的是药物引起机体的正常改变，也有的情况可能是您正在滥用药物，需要专业人士判断是否需要立即停药处理。

引起味觉异常的药物

● 李瑛瑛、吴朝阳

■ 什么是味觉异常

味觉丧失是指分辨咸、甜、酸和苦物质的能力丧失。

味觉减退则指对味觉的分辨能力降低。

味觉异常改变包括正常食物味道变酸、变苦、乏味等，对具体味道难以判断，甚至有金属味或其他怪味等。

药物引起的味觉障碍（drug-induced taste disorders）是指由于药物的使用导致味觉功能丧失、味觉减退和味觉异常改变。

药物引起的味觉障碍不仅影响患者的生活质量，甚至通过影响患者用药依从性而影响药物的治疗效果。

引起味觉异常的常见原因

（1）进食刺激性食物。

（2）味蕾退化（老年人）。

（3）肿瘤压迫面神经或舌神经。

（4）各种疾病引起味蕾损伤。

（5）物理或化学因素致舌神经、鼓索神经损伤。

（6）维生素C、维生素D_2、烟酸及微量元素锌的缺乏，使味蕾敏感度下降。

（7）药物本身的味道。

（8）药物影响唾液成分，干扰正常味觉。

■ 可引起味觉减退或丧失的药物

对乙酰氨基酚、氨苄西林、克拉霉素、西咪替丁、糖皮质激素、氯沙坦、洛伐他汀、二甲双胍、甲硝唑等。

■ 可引起味觉异常的药物

可引起口腔金属味的药物

甲硝唑、蔗糖铁、骨化三醇、阿法骨化醇、格列美脲、二甲双胍、瑞格列奈、头孢曲松、乙胺丁醇、氯沙坦、硝苯地平、四环素、恩卡尼、卡托普利、雷米普利、福辛普利、别嘌醇、碘和碘化物等。

可引起口腔出现其他异味的药物

苦味：碳酸氢钠、氯霉素、奈多罗米钠、氮䓬斯汀鼻喷剂、阿司匹林、卡马西平、克拉霉素、硝酸异山梨酯、左旋多巴、普鲁卡因胺等。

甜味：卡托普利、乙酰唑胺、呋塞米、硝苯地平等。

氨味：枸橼酸铋钾等。

酸味：苯佐卡因等。

大蒜味：大蒜素胶囊等。

铜腥味：碘长期应用口内可出现。

鱼腥味：极少数患者应用ω-3鱼油脂肪乳注射液后可出现。

其他：标准桃金娘油具有特殊的芳香气味。

可致味觉异常改变的其他药物

托吡酯、培哚普利、格列吡嗪、丙硫氧嘧啶、青霉胺、阿奇霉素、亚胺培南-西司他丁钠、佐匹克隆、洛伐他汀、福莫特罗、双氯芬酸、秋水仙碱、别嘌醇、布地奈德、维生素D_3（早期中毒时）、碳酸氢钠（大量注射、存在肾功能不全或长期应用时）、丙酸倍氯米松鼻喷雾剂、复方氯己定含漱液（长期使用时）等。

服药后出现味觉障碍怎么办

药物引起的味觉障碍可能发生在用药早期，但多是在长期用药后缓慢出现的，其中，绝大部分患者使用过2~3种以上药物。每个人味觉障碍程度不一，多数情况下是可逆的，在停药后，可很快恢复正常；少数药物在停药后，要持续数周甚至数月才能恢复正常。只有极个别药物（如ACEI类药物），对味觉的影响可能是永久性的。

在药物所致味觉功能低下的患者中，约50%的患者血清锌浓度是降低的，其原因可能是药物及其代谢产物与锌形成水溶性络合物，或某些药物增加尿中锌的排泄，从而导致体内锌不足而引起味觉障碍。

多数情况下，补锌或多吃含锌量高的食物（每日补充25~100mg锌），如猪血、猪肝、芝麻、黄豆、牡蛎等，可改善味觉。补锌也要适量，不可把锌当成营养药长期服用，否则有害无益，因体内锌含量过高会减弱人体免疫力，影响铜和铁的吸收。也可在医生指导下，减小药物剂量或改用其他药物。

药物的不良反应

● 曾晓芳、林文强

"是药三分毒"，药能治病，但也可能产生有害反应。所有的药品都可能引起不良反应，只是反应的程度和发生率不同。所以，完全无毒副作用的药物是不存在的。

随着药品种类日益增多，药品不良反应的发生率也逐年增加。因此，了解药品不良反应的基本知识，对药物的安全使用至关重要。

通常人们对于药品不良反应有几个误区。

■ 误区1：药品不良反应是产品质量问题

许多人认为，只有假药、劣药才会引发不良反应。事实上，任何药物都会有不良反应，即使药品出厂时经过严格检测、审批，并按照正常使用量用在了适用的人群身上，也有可能出现不良反应。

药品不良反应是指合格药品在正常用法用量下出现的与用药目的无关的有害反应。

这个概念有两个非常重要的前提，一个是合格药品，一个是正常用法用量。所以，药品在使用过程中出现了不良反应既不是厂家的问题，也不是药品的质量问题。如果是由于药品质量问题而导致的有害反应属于药品不良事件，而不是药品不良反应。

不同的人对同一种药品的不良反应表现会有很大的差别，且反应有轻有重。一般来说，老年人、妇女和儿童是发生不良反应的高危人群。

生活中，老百姓常常把药品副作用等同于药品不良反应。然而，准确地说药品的副作用只是药品不良反应的一种。

产生副作用的原因是药物作用的选择性低，作用范围广。当其中某一作用被用来作为治疗目的时，其他作用就可能成为副作用。

药品不良反应除副作用外，还包括药品的毒性作用、后遗效应、变态反应等。此外，药品的不良反应常常涉及人体的各个系统、组织器官，表现形式如发热、皮疹、瘙痒、恶心、呕吐、关节痛、过敏性休克等。

■ 误区2：药品不良反应就是医疗事故

也有人认为，药品不良反应就是医疗事故，实际上药品不良反应的发生，既有药品的原因又有患者自身的原因，且呈现出患者的个体差异性。

例如，在服用消旋山莨菪碱片治疗胃痛时，患者常感到口渴、视物模糊，这是由于山莨菪碱有抑制口腔唾液分泌和散大瞳孔的作用。归根结底，这些不良反应就是山莨菪碱的药理作用。

而医疗事故是指医疗机构及其医务人员在医疗活动中违反医疗卫生管理法律、行政法规、部门规章或诊疗护理规范，造成患者人身损害的事故。它是一种人为的结果，例如医师开错药或药师发错药，导致患者出现严重反应，甚至危及生命。因此，药品不良反应并不是医疗事故。如果是由于医护人员的差错而引发的有害反应也属于药品不良事件。

■ 误区3：不良反应越多，药品就越可怕

老王患高血压多年，担心药品副作用一直不敢吃药，近来因头晕迷糊到医院就诊，拿到医生开的药后，他还是被药品说明书中一长串的不良反应清单吓坏了。老王再翻开另一种药的说明书，看到该药不良反应记载"尚不明确"，觉得该药没有不良反应，使用会很安全。

那么，事实是否如老王所想，药品的不良反应列得多，就真的不安全吗？

很多人总是因为药品说明书中一长串的药品不良反应描述而放弃治疗，首先需要大家对说明书中的不良反应描述树立正确的认识。

不良反应记载详细的说明书，往往说明对这个药品的疗效、可能发生的不良反应研究得比较透彻，药品使用过程中，临床医生会更清楚地认识所使用药品的不良反应与防范措施。总之，详尽的信息有助于增加临床治疗的安全性。

说明书中写的不良反应写着"尚不明确"，其实也说明对该药研究得不够透彻，毒副作用还不清楚。当不良反应发生时，我们难以判断究竟是药品的损害，还是疾病的变化，往往错过了最佳的治疗时间。

现实生活中，不存在没有不良反应的药品。说明书中没写不良反应信息不等于没有不良反应发生。对于不良反应描述不多的药品，使用前更需要咨询相关专业的医生。

不良反应的发生率常常是因人、因病、因药而不同。由于个体差异，有些人服药后会出现某些不良反应，常见的轻微不良反应有乏力、

头疼、嗜睡、口干、恶心等，症状一般在停药后消失，影响不大。而致癌、致残、影响器官功能等严重不良反应一般发生率极低。

总之，是否选择药物治疗，是医生与患者共同选择、权衡利弊、一起战胜疾病的过程，不要因为担心药品不良反应而耽误了最佳治疗时机。病之当服，砒霜也是至宝；病之不当服，参茸也是砒霜。

面对药品不良反应，我们该怎么做

● 曾晓芳、林文强

药品是一把双刃剑，一方面可防病治病，另一方面也可能发生不良反应而影响身体健康。因此用药前应仔细阅读药品说明书，关注用药注意事项、禁忌证和不良反应等相关内容，尽可能减少不良反应的发生。如果在用药过程中出现了不适症状，我们应该怎么办呢？

如果怀疑发生了药物不良反应，建议及时咨询医师或药师，有的不良反应比较轻微，患者可耐受；有的不良反应在连续用药后会减轻或消失，可能不需要停止使用可疑的药品；如果不良反应比较严重，应该立即停用可疑药品并去医院就诊治疗。可疑症状如确属药品不良反应，今后应慎重服用该种药品，如果不良反应十分严重应在每次就诊时向医师说明，避免再次使用同样的药物。

药品不良反应可能涉及人体的各个系统、器官、组织，有的临床表现与常见病、多发病的表现很相似。现在让我们来了解一下常见的药品不良反应的临床表现及防治措施吧。

■ 过敏反应

如果您在使用可疑药品几分钟至数小时内出现了以下症状：严重的皮疹或瘙痒、胸闷、气短、呼吸困难、口唇发绀等，应立即停用可疑药品，及时就诊或立即拨打急救电话送往附近医院，在医务工作者到来前，应尽可能迅速地使患者平卧，如果患者出现呕吐，则保持患者头部偏向一侧并清除异物，以防患者误吸呕吐物导致窒息。

■ 胃肠道反应

多数药品会发生胃肠道反应，表现为腹部不适、腹痛、恶心、呕吐、消化不良、排便习惯改变等，轻微的或可以耐受的不需特殊处理，不需停药，也可以遵医嘱在进食后服用以减轻胃肠道不适或加服保护胃肠道黏膜的药物。但要警惕严重的不良反应如消化道溃疡、出血、穿孔等，如果出现贫血症状、腹痛剧烈或出现柏油样便，应及时就诊，检查血常规及粪便隐血试验等。

■ 肝毒性

多数药物经肝脏代谢，有的药物会对肝脏造成一定的损害。患者肝损害多出现在用药一周后，部分有肝脏病史的患者肝损害出现在首次用药后1~2天，主要表现为恶心、食欲下降、尿黄、倦怠乏力、肝区疼痛、黄疸、肝酶异常升高等，如果出现以上肝毒性的症状或体征，应立即就医。如果您有肝脏疾病史（如肝癌、肝炎、肝功能不全等），就医时应详细告知医生，医生才能根据肝功评估结果，权衡用药利弊。除此之外，在用药过程中应严格按照说明书的规定，不得超适应证、超剂量使用。在用药前、后密切监测肝功能，如果肝酶为正常值3倍或以上应及时停药并就医。

■ 肾毒性

药物对肾脏的毒性表现为尿频、少尿、面部水肿、血尿、蛋白尿、结晶尿、尿液浑浊、肾功能异常、肾炎等，严重者出现肾衰竭。如果您在用药过程中出现了疑似肾功能损害的症状，请及时就医。儿童、老年人、血容量不足者、肾功能不正常者、有基础肾脏疾病者更易发生肾脏的损害，这些人在用药过程中更应密切监测尿常规和肾功能变化，一旦发现异常应及时给予对症治疗。

■ 横纹肌溶解

可能引起横纹肌溶解的药物如调脂药中的他汀类药物，抗病毒药拉米夫定、替比夫定等，如果在治疗过程中出现弥漫性肌肉疼痛、肌肉触痛、肌无力、关节痛等症状时，应考虑药物引起的肌肉骨骼系统损害，应及时就医与对症治疗。

■ 神经/精神系统损害

神经/精神系统损害主要表现为：头痛、头晕、震颤、抽搐、幻觉、椎体外系反应（主要表现为肌震颤、头向后倾、斜颈、阵发性双眼向上注视、发音困难、共济失调）等，严重者出现癫痫大发作、精神分裂样反应、意识障碍等，如果出现以上症状应及时就诊。同时，应避免长期大剂量使用容易出现此类不良反应的药物。

■ 血糖紊乱

若用药后患者出现恶心、呕吐、心悸、出汗、面色苍白、饥饿感、肢体震颤、一过性晕厥等现象，应考虑低血糖反应的可能性。轻度低血糖反应的处理关键在于立即食用15g含糖食品，如服用2~5个葡萄糖片，或服用半杯橘子汁或几块糖果等，而中重度低血糖必须立即就医，采取急救措施。

■ 血液系统毒性

对于有血液毒性的药物会引起血细胞计数的改变，应定期监测血常规及尿常规等指标，如出现寒战、发热、黄疸、腰痛、尿色加深等症状者，需及时治疗。

■ 耳毒性

对于患有第八对脑神经损害、肾功能损害、溃疡性结肠炎等疾病的患者应尽量避免使用耳毒性的药物，如氨基糖苷类抗菌药物。这类药物的治疗剂量与引起不良反应的剂量很接近，稍有过量就可能引起不良反应甚至导致耳聋等严重后果，因此，不要自行购买使用这些药物。

让您发生危险的药，一定要注意！

● 林接玉

失控的小轿车

王先生因为感冒出门前吃了两片泰诺，在开车去上班的路上，恍恍惚惚之间，撞上另一车道上的一辆车。交警来处理的时候，王先生告诉交警，他当天没有喝酒，出门时因为感冒难受吃了些感冒药，开车时就察觉到自己手脚不听使唤，头晕，整个人像飘起来似的，想刹车，却使不上劲。交警判断王先生是药驾。

■ 为什么吃了泰诺会让人精神恍惚

泰诺是一种复方感冒药，它的通用名为酚麻美敏片，每片含有对乙酰氨基酚325mg、盐酸伪麻黄碱30mg、氢溴酸右美沙芬15mg、马来酸氯苯那敏2mg。

马来酸氯苯那敏是一种抗组胺药，用于各种过敏，它具有明显的中枢抑制作用，会引起虚弱感、困倦、嗜睡等不良反应。

氢溴酸右美沙芬是一种中枢镇咳药，可抑制延髓咳嗽中枢而产生镇咳作用，它也会引起头晕、头痛、嗜睡等不良反应。

王先生吃了泰诺去上班，药物的成分让王先生出现头晕、精神恍惚，继而发生交通事故。

■ 说说常见的"药驾"

"药驾"是指驾驶员（包括驾驶飞机、车、船，操作机械、农机具和从事高空作业人员）服用了某些可能影响安全驾驶的药品后依然驾车出行的行为。由于这些药物服用后可能产生嗜睡、困倦、注意力分散、头晕、耳鸣、视物不清、反应迟钝等不良反应，很容易酿成祸患。有资料显示，在我国，由"药驾"造成的交通事故占全部交通事故的10%。

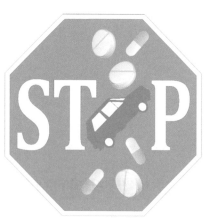

图3-13　警惕"药驾"

生活中，很多药物会让您降低正常的判断力和应急能力，从而发生危险，这样的危险可发生在开车时，还可发生在高空作业、日常工作，甚至是过马路等日常行为中。

■ 容易造成危险的药物

感冒药

感冒药多为复方制剂，如新康泰克、泰诺等。

多数感冒药中含抗过敏药马来酸氯苯那敏，会引起嗜睡、眩晕、头痛乏力、耳鸣和幻觉等副作用；有的感冒药中含镇咳药右美沙芬，会引起嗜睡、眩晕；有的感冒药中还含抗病毒药金刚烷胺，可刺激大脑与精神有关的多巴胺受体，服药后可能会产生幻觉、精神错乱、眩晕、四肢无力、倦怠。

抗过敏药

马来酸氯苯那敏、酮替芬、苯海拉明等抗组胺药，主要用来缓解过敏症状，这些药物有明显的抑制中枢神经系统的作用，常常有嗜睡、眩晕、耳鸣、幻觉等副作用。

心血管系统用药

某些抗高血压药如硝苯地平、利血平等服用后可能产生体位性低血压，出现头痛、头晕等症状；利尿药如呋塞米、吲达帕胺会导致多尿，影响注意力；抗心绞痛药如硝酸甘油、硝酸异山梨酯可能引起头痛、眩晕、视物模糊等反应。

神经与精神疾病药物

抗癫痫药如卡马西平、苯妥英钠等在发挥抗癫痫作用的同时，可引起视物模糊、复视或眩晕；镇静催眠药如地西泮、氯硝西泮、阿普唑仑等可诱导睡眠，引起嗜睡、头昏、乏力、共济失调等；镇痛药吗啡、可待因等可致幻觉、精神松懈、平衡感丧失等；其他作用于中枢神经系统的药物如抗抑郁、抗焦虑药多数会引起嗜睡、疲乏和判断力障碍。

脑白金是一种含有褪黑素的保健品，褪黑素对中枢神经有抑制作用，会诱导睡眠，要小心使用。

消化系统用药

抗消化道溃疡的药如奥美拉唑、西咪替丁服用后偶见疲乏、嗜睡等反应；解除胃肠痉挛药如阿托品、山莨菪碱可使睫状肌调节麻痹，导致视近物不清，影响正常工作能力。

糖尿病用药

降糖药选用不当或超量服会引起药物性低血糖反应，如心悸、头晕、多汗、昏迷、意识模糊等，影响日常安全。多数降糖药物都有引起低血糖反应的风险，但以胰岛素和磺酰脲类如格列齐特、格列本脲、格列美脲等多见。若在饥饿状态下用药更容易出现问题。

中成药消渴丸中含具有降糖作用的西药格列本脲，虽然剂量不大，但格列本脲降糖作用很强，具有诱发低血糖反应的风险。

含乙醇的药物

乙醇作为药物制剂工艺中常用的辅料或溶剂，用在酊剂、醑剂、流浸膏剂的制备中。某些口服溶液中也会加入一定浓度的乙醇，如藿香正气水、十滴水、复方甘草口服溶液等。乙醇是一种中枢抑制剂，易使患者的判断力下降，服用这些药物可能会造成酒驾。

 贴心药师

如何有效避免因服药产生的危险

（1）主动表明身份。

在看病或药店买药时，应主动说明自己的特殊职业，医生或药师会根据具体的情况选用可替代的对判断力影响较小的品种。

（2）仔细阅读说明书。

仔细阅读药品说明书，特别是不良反应、注意事项等，同时要注意复方制剂中是否含有影响驾驶的药物成分。

（3）选择恰当的用药时间。

如必须服用这类药物，可在服后休息6小时，观察服药后的反应再考虑是否可正常工作。对于一天服用1次的药物尽量安排在晚上睡前服用。

（4）留意服药后自身状态。

在服药后进行操作或开车时，应时刻留意自身状态，出现身体不适或异常，应休息，情况严重的要立即寻求帮助，及时就医。

（5）糖尿病患者备好应急食品。

若特殊职业者患糖尿病，在注射胰岛素和服用降糖药后应稍作休息再操作。同时，应在身上备有应急用的糖块或富含碳水化合物的食物，以免发生严重的低血糖反应。

特殊职业者用药务必要多一分谨慎，工作中若发现任何不适，应立即暂停工作，及时咨询医生。

手术前，您要注意那些可能要停用的药

● 林接玉

手术与药物治疗——作为最常见的两种医疗行为，两者息息相关。需要注意的是日常服用的一些药物可能影响手术的顺利进行。为保障手术安全，我们来理一理那些手术前可能要停用的药物以及注意事项。

■ 利血平

利血平对去甲肾上腺素能神经末梢中的囊泡膜具有很高的亲和力，会使囊泡膜失去摄取和贮存去甲肾上腺素和多巴胺的能力，从而使囊泡内递质的合成与贮存逐渐减少，以至耗竭，使去甲肾上腺素能神经冲动传递受阻，从而产生降压作用并伴有心率减慢。利血平可能会造成麻醉后剧烈的血压波动，影响手术安全。

处理方案

由于利血平的消除半衰期很长，服用后作用维持时间长，最好在术前1~2周就停药。

特殊提醒

注意含利血平的复方降压制剂，例如北京降压零号（复方利血平氨苯蝶啶片）、复方利血平片等。

■ β受体阻滞剂

β受体阻滞剂包括大家常见的普萘洛尔、比索洛尔、美托洛尔等，是治疗心血管疾病最常用的药物之一，研究表明β受体阻滞剂可显著降低手术后高负荷的室上性和室性心律失常，在心脏手术中起着关键作用。β受体阻滞剂在非心脏手术患者中也广泛应用。但该类药物在围手术期预防心肌缺血的应用存在争议。

处理方案

因心绞痛、冠心病、心力衰竭、有症状心律失常或高血压等明确适应证而正在使用β受体阻滞剂的患者，围手术期应继续使用β受体阻滞剂。若患者术前收缩压偏低，医师应当在术前考虑减量或暂停使用β受体阻滞剂。

特殊提醒

长期应用者不能突然停药，以免引起血压反跳性升高、心动过速、头痛、焦虑及心绞痛恶化等撤药综合征表现。当需停用β受体阻滞剂时，应逐渐减量以尽可能降低撤药风险。

■ 影响凝血功能的药物

这类药物包括大家常见的口服药物：阿司匹林、氯吡格雷、双嘧达莫、西洛他唑、噻氯匹定、替格瑞洛、阿加曲班、华法林、达比加群、利伐沙班等；以及注射用药：肝素类、替罗非班等。

这类药物会影响凝血功能，增加手术中或手术后出血的风险，同时影响手术前麻醉方法的选择，而中断使用这类药会增加血栓栓塞的风险。

处理方案

对于是否停药，要对手术大小及出血风险和血栓栓塞的风险进行全面、系统地评估。一般来讲，进行小手术（如白内障、牙科、皮肤科）时，如出血风险低，可在术前继续使用，但需注意术后有效止血。行大手术（如颅脑、脊柱、心胸外科手术）时，手术出血风险高，应停止口服抗凝药物，并且在医生的指导下根据血栓风险决定是否用肝素桥接抗凝。

特殊提醒

服用抗血栓药物的患者要定期抽血检查凝血功能，根据检查结果调整药物的使用。

■ 降糖药

围手术期血糖异常（包括高血糖、低血糖和血糖波动）会增加手术患者的死亡率和并发症发生率，延长住院时间，影响远期预后。这一类药物包括阿卡波糖、格列齐特、瑞格列奈、格列美脲、二甲双胍、西格列汀、吡格列酮，以及注射用的胰岛素和利拉鲁肽等。

处理方案

糖尿病患者手术当日停用口服降糖药和非胰岛素注射剂如利拉鲁肽注射液。磺脲类和格列奈类口服降糖药可能造成低血糖，术前应停用至少24小时；二甲双胍有引起乳酸酸中毒的风险，肾功能不全者术前停用24~48小时。停药期间监测血糖，使用常规胰岛素控制血糖水平。无需禁食、禁水的局麻小手术可保留口服降糖药。

特殊提醒

避免术前不必要的长时间禁食，糖尿病患者择期手术应尽量安排在当日第一台进行。禁食期间注意血糖监测，必要时输注含糖输液。

■ 其他

利尿药

临床上常用的利尿剂主要有氢氯噻嗪、螺内酯、呋塞米、布美他尼、吲达帕胺、托拉塞米、氨苯蝶啶、依他尼酸等。有研究显示对于接受非心脏手术的患者使用利尿剂与术后的急性肾损伤相关；术前利尿剂的使用与心脏手术术后主要不良事件的发生率增加有关。而且由于围手术期使用利尿剂存在发生低钾、低钠等电解质紊乱、低血容量及氮质血症的潜在风险，目前多建议在手术当天停用利尿剂。而对于心力衰竭或血容量超负荷的患者，围手术期临床医生可能会继续使用利尿剂。

茶碱类

茶碱类药物如氨茶碱、多索茶碱等，治疗窗较窄，其浓度超过最大治疗浓度后出现心律失常等不良反应的风险增加，且茶碱的代谢可能会受到围手术期多种用药的影响，故多推荐术前24小时停用茶碱类药物。

单胺氧化酶抑制剂（MAOI）

临床常用的MAOI有异烟肼、吗氯贝胺、司来吉兰、呋喃唑酮等。MAOI与哌替啶、芬太尼家族等麻醉性镇痛药合用，可引起严重的低血压、呼吸抑制、昏迷，甚至死亡，2周内使用过MAOI的患者禁忌使用芬太尼家族镇痛药。MAOI可加强静脉巴比妥类药物的呼吸抑制和降压作用，并使其作用时间延长；接受MAOI治疗的患者对升压药极为敏感，可引起高血压危象、脑出血甚至死亡。是否停药由麻醉医生和开具MAOI的医生共同商议。MAOI属于不可逆性拮抗药，停药后MAO功能的恢复需要2周。因此MAOI应逐渐减量至停药，2周后才可手术。这期间可用其他药物代替MAOI治疗相关疾病。

中药

很多中药的成分尚不明确，围手术期使用可能会对生理功能造成影响，由于药物代谢需要一定的时间，中药最好在手术前7天停服。

贴心药师

围手术期药物的管理直接影响到手术的安全及术后结局。围手术期及时跟医生沟通，确认是否有需要进行药物调整是非常有必要的，而且最好提前1~2周咨询医生。同时，术后何时恢复继续服药也是要明确的。

医生，我对磺胺过敏！

● 李瑛瑛、吴朝阳

"你好，我对磺胺类药物过敏，能吃西乐葆（塞来昔布）吗？"正在审核的我抬头一看，一脸疑惑，塞来昔布不属于磺胺类抗菌药呀，这两者会存在交叉过敏吗？

我快速查看西乐葆说明书，说明书【禁忌】这项醒目写着："塞来昔布不可用于已知对磺胺过敏者。"

没有含"磺胺"二字的药物也会导致磺胺过敏吗？我们有必要查一查"磺胺类药物过敏"的来龙去脉。

我们通常认为，"磺胺类"就是指磺胺类抗菌药，包括大家熟悉的"复方磺胺甲噁唑""磺胺嘧啶银""磺胺醋酰钠"等，一看就知道是"磺胺家族"的成员，自然会熟知说明书中"磺胺过敏者禁用"的风险。

但是，磺胺类药物，还包括很多药名中没有"磺胺"的药物。根据药理作用的不同，有观点认为可将磺胺类药物分为磺胺类抗菌药和磺胺类非抗菌药。

最危险的事往往发生在"无知者无畏"的时候，我们要注意的是药名里没有"磺胺"二字的药物。

■ 磺胺类抗菌药和磺胺类非抗菌药

磺胺类抗菌药

磺胺类抗菌药除了含有磺胺类药物所共有的"NH_2-SO_2"结构，还含有N_4位的芳基胺（-Ar-NH_2）和N_1位的五元或六元含氮环。这些位置的取代与磺胺类抗菌药物的过敏反应密切相关，例如发生速发型过敏反应时，血浆IgE识别的就是这些取代基。而含有这些取代基的药物代谢后的产物，与其他几种类型的过敏反应有关。

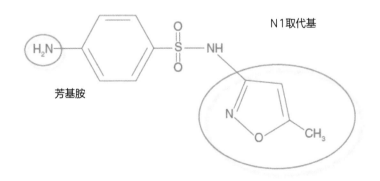

图3-14　与磺胺类抗菌药物过敏相关的化学结构

由于所有磺胺类抗菌药都具有这些相似性结构，因此在磺胺类抗菌药之间存在较高交叉过敏反应的风险，若对一种磺胺类抗菌药物过敏，那么磺胺类抗菌药都不能使用。

磺胺类非抗菌药

大多数磺胺类非抗菌药都不包含这些与过敏相关的特征结构，理论上讲，磺胺类抗菌药和磺胺类非抗菌药之间发生交叉过敏反应的风险较低。但是，临床中又时有与磺胺类抗菌药物交叉过敏的个例报道。

因此，存在争议的焦点是，已证明对含磺胺类抗菌药过敏的患者是否可以使用磺胺类非抗菌药？

在临床调查中显示，磺胺类抗菌药过敏者使用磺胺类非抗菌药后，多数未发生交叉过敏及严重的过敏反应。但这不表明磺胺类抗菌药过敏者以后可以安全使用磺胺类非抗菌药。因为根据大数据分析显示，具有磺胺类抗菌药过敏反应的患者可能会增加多种药物过敏的风险，包括对磺胺类非抗菌药的过敏反应。这可能与患者本身对过敏反应的易感性增高有关。

■ 如何处理磺胺过敏

（1）有磺胺类抗菌药物过敏史的患者，就诊时应告知医师。

（2）不应使用说明书中明确提到"磺胺过敏史者禁用"的药品。对于说明书中未将磺胺过敏史者列为禁忌的药品，根据患者既往对磺胺类抗菌药的反应情况来判断：①若患者既往曾发生过严重或威胁生命的过敏反应，如速发型超敏反应、Stevens-Johnson综合征、中毒性表皮坏死和肝毒性反应等，则不应使用；②若患者既往的过敏反应为轻到中度，在没有其他更好的替代药品的前提下，可在密切监护下从小剂量开始使用。

（3）如果患者存在用药禁忌，但因病情所需无更好的替代药品治疗（如患者充血性心力衰竭必须使用袢利尿剂）时，可以尝试脱敏治疗。

（4）磺胺类抗菌药物过敏的患者误服上述药物而出现过敏症状时，

必须立即停用所服药物。过敏反应症状较轻的患者，可在医生指导下服用抗组胺药物，或使用一些外用药物。如过敏反应较严重，必须立即送至医院，采取措施抑制过敏反应，防止休克。

（5）磺胺类抗菌药物过敏的患者如果外用磺胺类药物，包括软膏、滴眼液等也要注意过敏的可能。

 贴心药师

磺胺类抗菌药物

磺胺嘧啶、磺胺甲噁唑、磺胺异噁唑、柳氮磺吡啶、磺胺米隆、磺胺嘧啶银、磺胺多辛、磺胺醋酰钠、磺胺嘧啶锌等。

磺胺类非抗菌药

（1）氨苯磺胺衍生物：噻嗪类利尿剂（氢氯噻嗪、环戊噻嗪、苄氟噻嗪、氯噻酮、美托拉宗、甲氯噻嗪、泊利噻嗪、三氢噻嗪、环噻嗪、氢氟噻嗪、苄噻嗪）、吲哒帕胺等。

（2）含磺酰胺基：呋塞米、托拉塞米、布美他尼等。

（3）含对氨基苯磺酰胺基：甲苯磺丁脲、醋酸己脲、格列本脲、格列吡嗪、格列齐特、格列喹酮、格列美脲等。

（4）含苯磺酰胺基：塞来昔布、帕瑞昔布等。

（5）含磺酰基：丙磺舒、砜类药物（氨苯砜、醋氨苯砜、苯丙砜、二乙酰胺苯砜）等。

（6）含磺酰氨基：尼美舒利等。

（7）碳酸酐酶抑制剂（碳酸离子与磺酰基团结构类似）：乙酰唑胺、醋甲唑胺、布林佐胺等。

（8）抗病毒药：安泼那韦、西多福韦等。

（9）抗癫痫药：唑尼沙胺。

（10）抗心律失常药：伊布利特、索他洛尔。

（11）内皮素受体拮抗剂：波生坦、西他生坦。

（12）降胆固醇药：瑞舒伐他汀。

（13）其他结构类似的药物：对氨基水杨酸钠、萘啶酸等。

（14）复方制剂：含上述药物的复方制剂，如氯沙坦钾氢氯噻嗪、缬沙坦氢氯噻嗪、厄贝沙坦氢氯噻嗪、颠茄磺苄啶、消渴丸（含格列本脲）、珍菊降压片（含氢氯噻嗪）等。

回到最初的塞来昔布问题，虽然目前的循证医学证据不支持它与磺胺类抗菌药物存在交叉过敏，但鉴于说明书明确提醒："塞来昔布不可用于已知对磺胺过敏者。"所以对于对磺胺类药物过敏的患者，不推荐使用塞来昔布。

"神药"氯喹引出的关于蚕豆病的思考

● 林接玉、吴朝阳

2020年春季大家谈论最多的话题莫过于新冠肺炎疫情了，于是颇受关注的磷酸氯喹走进了大家的视线，其说明书中"对葡萄糖-6-磷酸脱氢酶缺乏症患者慎用"这点引起了蚕豆病患者们的警惕。

■ 蚕豆病与葡萄糖-6-磷酸脱氢酶的关系

蚕豆病常在蚕豆成熟的季节流行，当机体进食蚕豆、蚕豆制品、接触蚕豆花粉或服用某些药物后，引起红细胞破坏而产生急性血管内溶血，是由于参与红细胞磷酸戊糖旁路代谢的葡萄糖-6-磷酸脱氢酶（G-6-

PD）活性降低和（或）酶性质改变而导致的一种遗传性疾病。蚕豆病男性发病多于女性，40%的患者具有家族史。

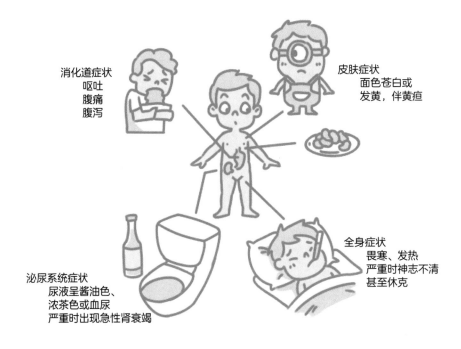

消化道症状
呕吐
腹痛
腹泻

皮肤症状
面色苍白或
发黄，伴黄疸

泌尿系统症状
尿液呈酱油色、
浓茶色或血尿
严重时出现急性肾衰竭

全身症状
畏寒、发热
严重时神志不清
甚至休克

图 3-15　蚕豆病的症状

■ 典型的临床表现

食用蚕豆或服用可疑药物后数小时至数日内出现血管内溶血，具体症状为发热、头晕乏力、烦躁、恶心呕吐、脸色苍白、腹痛、尿液呈酱油样或浓茶色，严重者可出现抽搐、昏迷、肝脾肿大，甚至肾衰竭、休克等。但并不是每一个蚕豆病患者都会发病，发病的严重程度也不一样。

■ 如何筛查是否患有蚕豆病

通常新生儿出生后都会要求做一些遗传代谢病的筛查，其中就有红细胞G-6-PD缺乏症的筛查。未做此项筛查的人群，对于有药物或食物诱发溶血史者，可考虑进行G-6-PD缺乏症的筛查试验。

筛查试验主要分为G-6-PD活性筛选试验和红细胞G-6-PD活性测定，可半定量判定G-6-PD活性，分为正常、中度和严重异常。

■ 蚕豆病发生溶血的机制

蚕豆病患者体内参与红细胞磷酸戊糖旁路代谢的葡萄糖-6-磷酸脱氢酶（G-6-PD）活性下降或缺乏，机体红细胞在蚕豆内某些成分或某些药物作用下无法大量生成能保护红细胞的抗氧化物质〔还原型烟酰胺腺嘌呤二核苷酸磷酸（NADPH）和还原型谷胱甘肽（GSH）〕，造成红细胞内的血红蛋白氧化变性而导致溶血。

■ 诱发蚕豆病患者溶血的因素

（1）食用蚕豆。

（2）服用某些药物。

（3）接触含萘物品（如樟脑丸）。

（4）感染。

（5）糖尿病、酮症酸中毒等。

■ 诱发蚕豆病患者溶血的可疑药物

药师通过查阅药品说明书，整理了一部分有明确提到可能诱发蚕豆病患者发生溶血的药物：

（1）**磺胺类药物**：复方磺胺甲噁唑、磺胺嘧啶、柳氮磺吡啶、格列吡嗪、格列本脲等。

（2）**砜类药物**：氨苯砜等。

（3）**抗疟药**：氯喹、羟氯喹、伯氨喹、奎宁、乙胺嘧啶等。

（4）**硝基呋喃类**：呋喃唑酮、呋喃妥因、呋喃西林等。

（5）**解热镇痛药**：阿司匹林、赖氨匹林、对氨基水杨酸等。

（6）**其他**：亚甲蓝、诺氟沙星、依诺沙星、非那吡啶、氯霉素、小檗碱、哌嗪等。

（7）有文章报道但说明书没有相关内容提醒的可能诱发蚕豆病患者发生溶血的药物：维生素K类、环丙沙星、莫西沙星、多柔比星、美沙拉嗪、硝酸异山梨酯、对乙酰氨基酚、氢氯噻嗪、氯苯那敏、苯海拉明、赛庚啶、奥氮平、链霉素、秋水仙碱、丙磺舒、氨基比林、保泰松、吲哚美辛、二巯基丙磺钠、奎尼丁、苯海索等西药；金银花、珍珠粉、牛黄、黄连、熊胆、安宫牛黄丸、保济丸、复方番泻叶合剂等中药或中成药。

　　市面上的药品种类繁多，多数未做对蚕豆病的临床用药观察，不确定对蚕豆病患者是否安全，另外由于中药或中成药成分复杂，针对红细胞G-6-PD缺乏症的研究也并不完善，建议蚕豆病患者的所有用药应在医生指导下进行，尽量少服不明成分的中药或中成药。

　　需要说明的是蚕豆病患者的红细胞G-6-PD缺乏程度不同，对药物的代谢和排泄是不同的，对同一种药物是否引起溶血以及溶血的严重程度也不同。对于轻症患者应立即停用可疑药物，停药后溶血可逐渐缓解者无需特殊治疗；对于重症患者除立即停药外，应及时就医。

 贴心药师

　　蚕豆病患者该注意些什么

　　（1）新生儿出生后应及时筛查红细胞G-6-PD缺乏症，确诊为G-6-PD缺乏症者，乳儿及哺乳期妈妈应避免接触蚕豆、蚕豆制品、含萘物品（如樟脑丸），谨慎服用可能诱发溶血的药物。

　　（2）蚕豆病患者就医时应告知医生自己是红细胞G-6-PD缺乏症患者，并咨询相关的注意事项。

　　（3）蚕豆病患者需服药时，在服药期间应密切观察身体状况，监测血常规，若有溶血迹象，应减量或停药，并及时就医。

药源性溢乳

● 李瑛瑛、吴朝阳

王阿姨，53岁，近期因上腹部不适、恶心、反酸、嗳气并伴有呕吐，前往医院就医，医生开具多潘立酮片和雷贝拉唑肠溶片，让她口服5天。用药后，王阿姨的不适感有所减轻。她又前往药店购买后继续用药，几个月后发觉自己乳房有些许溢乳，发胀并疼痛，情绪也有些焦躁、不稳定。

王阿姨怀疑自己是不是患上了什么乳腺方面的疾病，就前往医院就医，医生详细询问病情和用药史，并做了相关检查，建议她先停服多潘立酮片观察一段时间再说。果然，王阿姨乳房胀痛溢乳的现象渐渐消失。

■ 什么是药源性溢乳

王阿姨这种情况被称作药源性溢乳，并不少见，主要是因为服用了某些药物引起高泌乳素血症（HPRL），使血清中的泌乳素（也叫催乳素，简称PRL，是一种多肽激素，由垂体分泌）水平升高（一般指 > 30ng/ml）。

药源性溢乳的机制

垂体泌乳素的分泌主要受下丘脑泌乳素的抑制因子（最主要为多巴胺）和释放因子（如促甲状腺激素释放激素）调节，如果下丘脑的抑制因子分泌不足或抵达垂体的途径受阻，可引起高泌乳素血症。各种多巴胺受体拮抗剂或促甲状腺激素释放激素会刺激泌乳素的分泌增加。

药源性溢乳一般在用药2周左右发生，呈现可逆的现象，一般停药数周内症状好转或消失，女性发生率高于男性。

高泌乳素血症的症状及危害

高泌乳素血症的患者可能没有症状，也可能出现以下症状及危害（见表3-3）。

表3-3　高泌乳素血症的症状及危害

性别	男	女
一般表现	很少：男性乳房发育，溢乳（约20%）	乳房体积增大、溢乳
	可能增加乳腺癌的发病率	乳腺癌或卵巢功能异常的风险增加
	性欲降低	不孕症、性欲降低
	勃起功能障碍、射精量减少、少精症	尿道和阴道黏膜萎缩、阴道干涩和性交困难
	骨密度降低	骨密度降低
	青春期延迟或第二性征减退	可能：中等强度的敌意、焦虑和沮丧、痤疮和多毛症

■ 常见的可引起高泌乳素血症的药物

抗精神病药：氯丙嗪、奋乃静、氟奋乃静、三氟拉嗪、硫利达嗪、氟哌啶醇、氟哌利多、舒必利、氨磺必利、利培酮、帕利哌酮、奥氮平、阿立哌唑、齐拉西酮、氯米帕明、氟伏沙明、西酞普兰、帕罗西汀、舍曲林、阿米替林、氯氮平、硫必利、多塞平、氟西汀、丁螺环酮、普罗瑞林等。

抗雄激素：氟他胺等。

孕激素：甲羟孕酮、甲地孕酮及口服避孕药等。

消化系统药：西咪替丁、雷尼替丁、法莫替丁、奥美拉唑、甲氧氯普胺、多潘立酮等。

降压药：维拉帕米、甲基多巴、拉贝洛尔等。

阿片类镇痛药：美沙酮、吗啡、阿扑吗啡、海洛因等。

胆碱能药物：毒扁豆碱。

抗惊厥药：苯妥英钠。

其他：氟桂利嗪、利血平等。

■ 发现药源性溢乳后如何处理

减少、停止或换用药物，血泌乳素水平下降，说明和药物相关，可能是药源性溢乳。

但是抗精神病药物所致高血泌乳素水平下降相当缓慢，停止口服抗精神病药通常会在2~3周内泌乳素水平正常化，有的甚至停药后24周才能正常化。但是停药可能会增加患者疾病复发的风险，故临床上不予推荐。

值得注意的是，血泌乳素水平值应以间歇性测定2~3次后的均值为准。另外，MRI和CT的阴性检测结果是支持药源性所致HPRL的重要依据之一。

 贴心药师

患者如果发现溢乳或乳房胀痛的现象，要及时找专科医生就诊，同时告诉医生或药师您正在服用的药物，进行血清泌乳素测定、泌乳素动态试验、MRI或CT等相关的检查，以避免发生药物性高泌乳素血症。

为防范药物致泌乳等副作用的发生，要严格掌握适应证，不可私自加大用药剂量，不可私自延长用药时间。若引起泌乳的药物需要长期使用，应定期测定血清泌乳素，或者选用不会引起血清泌乳素升高的药物代替。

抗精神药需要长期服用，同时不良反应发生率高，并且不能随意换药、停药，否则容易引起复发或是症状加重。建议这类患者第一次开始服药前进行泌乳素水平测定，并且定期进行持续检测，及时发现治疗过程中出现的高泌乳素血症，提高抗精神病患者的服药依从性。

纠正泌乳素过度分泌的药物有多巴胺激动剂（如溴隐亭、卡麦角林、培高利特）及垂体功能减退的替代药物（如甲状腺素、肾上腺皮质激素、性激素等）。不能擅自服用这些药物，需要经过医师的综合评定，根据各人不同情况进行治疗。

当挂瓶遇上静脉炎

● 林接玉

说说本药师今生难忘的剖宫产术后挂瓶经历。术后静脉输注氯化钠注射液500ml+缩宫素注射液20单位，葡萄糖氯化钠注射液500ml+15%氯化钾注射液10ml+维生素C注射液2g，复方氯化钠注射液500ml，8.5%复方氨基酸注射液（乐凡命）250ml，经左手背静脉用留置针进行输液治疗。

一天后，输注部位就肿起来了，换到右手背静脉进行输注，第三天，撤掉输液，医生要求下床活动，伤口的痛、宫缩的痛已让人怀疑人生，要下床只能依靠手拉着床的扶手起来，可是手刚一使力，两个手背扎输液针的地方痛得也让人咬牙切齿。认真观察一下左右两个手背，都肿着呢，还红起来了，摸上去或者一使劲就感觉疼得厉害。

就挂个瓶而已，手为啥那么疼？

■ 什么是静脉炎

患者进行输液治疗时，血管穿刺部位发生疼痛或不适感是常见的并发症之一，临床称之为静脉炎。

静脉炎是由于物理、化学或感染等因素对血管内壁的刺激而导致的血管内壁的炎症表现。

静脉炎的临床表现：首先出现静脉穿刺部位不适或轻微疼痛，进而局部组织发红、肿胀、灼热、疼痛，并沿静脉走向出现条索状红线和（或）可触及条索状硬结，有时伴有畏寒、发热等全身症状。

知识加油站

静脉炎的分级及标准

0级：没有症状；

1级：穿刺部位发红，伴有或不伴有疼痛；

2级：穿刺部位疼痛，伴有发红和（或）水肿；

3级：穿刺部位疼痛伴发红，条索状物形成，可触及条索状静脉；

4级：穿刺部位疼痛伴有发红，条索状物形成，可触及条索状静脉，其长度大于2.5cm，有脓液流出。

静脉炎的分类及原因

机械性静脉炎：①不规范的固定方法造成穿刺部位未固定牢靠，针管滑动；②选用的导管管径太粗，刺激血管壁；③穿刺部位太靠近关节处，由于关节活动造成针管与血管壁不断地摩擦引起炎症反应；④患者不经意改变体位，可能使针头刺穿血管壁，液体漏于血管外，穿刺部位肿胀，产生机械性压迫而致局部疼痛。

化学性静脉炎：药物具有刺激性或稀释不足，输液的酸碱度过高，液体药物中葡萄糖含量大于10%，渗透压大于900mOsm/L，液体药物含有颗粒物等都易造成化学性静脉炎。

细菌性静脉炎：通常与消毒方法不正确、输液套管无菌状态被破坏、导管留置时间过长有关。

血栓性浅静脉炎：化学药物刺激、导管持续性输液、静脉曲张等易致血栓性浅静脉炎。

患者自身的因素：比如患者当前存在感染、免疫缺陷、糖尿病、肿瘤化疗等易发生静脉炎。另外老年患者血管脆性大，皮下脂肪少，穿刺过程中导管易刺激血管，引起收缩或痉挛，从而使针梗刺激血管内膜造成机械性切割损伤或穿破血管致血液外渗；儿童及妇女，痛觉比较敏感，输液过程中容易躁动致输液管移动，也易发生静脉炎。

静脉炎对患者影响较大，可能带来疼痛，甚至导致血管及周围组织永久性损害，可能延长患者住院时间，增加治疗费用，降低患者的满意度，故应积极预防输液性静脉炎。

文章开头药师静脉输液后引起手部疼痛主要是由于输入具有刺激性的药物后引起的化学性静脉炎。

■ 哪些药物易致静脉炎

上面我们了解了静脉炎的基础知识，接下来我们来学习一下哪些药物会引起化学性静脉炎。

强酸或强碱性药物

正常人血浆pH值为7.35~7.45。药物的pH < 7.0为酸性，pH < 4.1为强酸性，pH > 9.0为强碱性。从外周静脉输入强酸或强碱的药物会引起血浆pH值的改变，会对局部血管内膜造成刺激和损伤，引起局部血小板发生凝集，并释放一系列炎症介质如前列腺素、血栓素和白三烯等，使血管壁通透性增高，发生局部血管的白细胞浸润性炎症，可导致内膜粗糙，增加血栓形成的可能。

2016年的《输液治疗实践标准》推荐的外周静脉输注药物的最适pH值为6~8。

强酸性药物举例：多种微量元素注射液（pH=2.2）、胺碘酮注射液（pH=2.5~4.0）、注射用盐酸万古霉素（pH=2.5~4.5）。

高渗透压药物

人体血浆渗透压正常范围为280~310mOsm/L。药物渗透压过高时，血管细胞内的水向血液中移动，血管内膜脱水，细胞皱缩痉挛，导致渗漏，甚至血栓形成。药物的渗透压是引起静脉炎相关性最高的因素，渗透压越高，静脉刺激越大。2016年的《输液治疗实践标准》中将渗透压 > 900mOsm/L的药物定为高危险药物，要求选择中心静脉给药。

高渗透压的药物举例：50%葡萄糖注射液（2526mOsm/L）、20%甘露醇注射液（1098mOsm/L）、8.5%复方氨基酸注射液（810mOsm/L）。

刺激性药物

强刺激性药物在很短时间内大量快速进入血管内，超过了血管本身缓冲应激能力或在血管受损处堆积，引起血管内膜受累；弱刺激性药物长时间滴入血管，持续刺激血管内膜，使内皮细胞破坏，也会引起静脉炎。

刺激性药物举例：血管活性药物如肾上腺素注射液、异丙肾上腺素注射液、垂体后叶素注射液等；部分抗肿瘤药物如5-氟尿嘧啶注射液、注射用卡铂、注射用环磷酰胺等；部分抗感染药物如注射用两性霉素B、注射用盐酸万古霉素、注射用阿昔洛韦等。

发疱剂

发疱剂即腐蚀性药物，是指当从给药的血管通路进入周围组织的时候，会引起起疱、组织脱落或坏死的药物。

发疱剂举例：部分抗肿瘤药物如注射用盐酸表柔比星、依托泊苷注射液、注射用盐酸长春新碱；普通药物如葡萄糖酸钙注射液、盐酸多巴胺注射液等。

浓度太高的药物

药物的浓度越高，对血管刺激越大而且部分药物浓度高易析出结晶，引起血栓。药物溶液通过输液导管进入血管腔，如果浓度过高，静脉内血液不能够进一步稀释，输入的溶液则会对血管内皮细胞造成损伤，特别是那些与血液pH、渗透压相差太大或本身有刺激性或腐蚀性的药物。临床很多药物都对输注浓度有要求，如依托泊苷注射液稀释后浓度≤0.25mg/ml、多西他赛注射液稀释后浓度≤0.9mg/ml、15%氯化钾注射液稀释后浓度≤3mg/ml。

文章开头药师静脉输注的氯化钾注射液属于高渗透性及阳离子溶液，pH值为5，渗透压为800mOsm/L，是刺激性强的药物，另外钾离子对血管壁上的神经纤维细胞有刺激作用，如果局部浓度过高，会导致内皮细胞肿胀、血管痉挛，形成静脉炎；8.5%复方氨基酸注射液也属于高渗溶液，渗透压为810mOsm/L，对血管也有刺激性，故药师输注这些药物后引起穿刺口肿胀、疼痛。

■ 输液后有静脉炎了怎么办

如果您在医院输液时感觉静脉穿刺的地方疼痛，请尽快如实把您的静脉穿刺口的情况告知您的管床医生和护士，配合医生和护士做相应的处理。

输液后，静脉穿刺口疼痛还可以尝试以下方法。

局部冷敷或者热敷

局部冷敷可使血管收缩、组织细胞代谢率下降，可以减少药物外渗的量及正常细胞对药物的摄取，从而减轻对组织细胞的损害。冷敷适用于对组织有刺激性的药物如蒽环类药物、氮芥、依托泊苷、紫杉醇、多西紫杉醇等药物的外渗。

局部热敷可以引起血管扩张，加快外渗药物的吸收、分散和摄取，减轻药物外渗所致皮肤伤害。热敷适用于药液对组织刺激性小、容易吸收的药物外渗。

贴心药师

到底是要冷敷还是要热敷，《静脉治疗标准》中并没有明确的规定，您可以咨询您的医生或者护士，遵医嘱操作。

50%硫酸镁湿敷

50%硫酸镁具有高渗透性，能迅速消除局部组织的炎性水肿，具有镇静和改善毛细血管及小动脉的痉挛，消除黏膜水肿，扩张局部血管，增强血液循环，改善血管内皮细胞功能的作用。镁离子还能降低神经细胞的兴奋性，能起到止痛的作用。

具体操作方法：静脉输液穿刺处用碘伏消毒后，用50%硫酸镁浸湿的纱布覆盖于输液穿刺口肿胀局部，纱布需3~4层，以药液完全浸湿纱布又不会滴漏为宜，用保鲜膜包绕。每日更换硫酸镁纱布及保鲜膜2次。

马铃薯外敷

马铃薯含有大量淀粉、龙葵碱等物质。淀粉具有高渗作用，外敷起到消肿止痛的作用；马铃薯中的龙葵碱具有兴奋平滑肌以及加强血液流通的作用，可以在较短时间内使肿胀消退；马铃薯中可提取一种凝集素，具有杀菌作用；马铃薯中含有丰富的B族维生素，可保护组织免受炎症侵害；其含有的维生素C可加速患处的愈合。故马铃薯具有散结、止痛、消肿、消炎、促进损伤的组织细胞修复的作用，从而可以用来治疗和预防静脉炎。

具体操作方法：新鲜马铃薯洗净后切成厚度为0.2~0.3cm的薄片，覆盖于输液穿刺口肿胀局部，外敷范围要超过肿胀范围1~2cm，用保鲜膜覆盖在薄片上，每半小时更换1次。注意:马铃薯切片后须马上使用，否则影响效果。

新鲜芦荟外敷

芦荟中的芦荟酊是抗菌性很强的物质，具有直接杀菌作用。芦荟中的异柠檬酸钙具有促进血液循环、软化血管、扩张毛细血管、使血液畅通的作用。

具体操作方法：把新鲜芦荟叶片剖开，将叶内面外敷于输液穿刺口肿胀局部，再包上保鲜膜，4~5小时后去除，每日1~2次。

多磺酸黏多糖乳膏（喜辽妥）外涂

多磺酸黏多糖能迅速穿透皮肤，抑制组织中蛋白质分解酶及透明质酸酶的活性，抑制血栓的形成和生长，具有抗炎修复血管内膜损伤、促进血液循环、缓解疼痛和压迫感、减轻水肿和血肿等作用。

具体操作方法：在输液穿刺口肿胀局部均匀涂抹喜辽妥乳膏，并适度按摩 3~5 分钟，可以用纱布覆盖在表面。每日2~3次。注意：该药仅用于皮肤表面，且不能用于有破损的皮肤和开放性伤口。

湿润烧伤膏外涂

湿润烧伤膏主要由黄柏、黄连、黄芩、罂粟壳、地龙等组成，诸药合用，具有活血化瘀、解痉抗炎、清热解毒、凉血消肿、止痛散结等作用，适用于治疗输液后发生的静脉炎。

具体操作方法：将湿润烧伤膏均匀涂抹于静脉穿刺口疼痛处，面积大于疼痛红肿区2~3cm，可进行适度的按摩，每4~6小时换药1次。

第1篇 第2篇 第3篇

【药】点汇编：生活中的用药常识

第4篇 第5篇 跋

第七章

安全用药为肝肾"减负"

减轻肝脏负担，您做对了吗

● 魏娜、刘茂柏

■ 为什么会出现肝功能不全

肝脏是人体新陈代谢最旺盛的器官，像一个精密的"化工厂"，它的功能强大：合成大量人体所需的重要物质如白蛋白、凝血因子；具有分泌胆汁、参与物质代谢、解毒、吞噬、造血及免疫功能等作用。身体吸收的营养物质及排泄的有害物质大多数都要经过肝脏，而且大部分药物也要经肝脏代谢，所以说肝脏的负担是很重的。

如果肝脏细胞因为各种疾病造成损害，使其合成、分泌、代谢、解毒、免疫等功能严重受损，超出肝脏能够承受的范围，就会出现肝功能不全，就是人们常说的"肝不好""肝脏功能不好"等。肝功能不全时，身体会出现各种各样的问题：低蛋白、凝血功能低下致出血、黄疸、感染、肾功能障碍及肝性脑病等临床综合征。

■ 如何减轻肝脏负担

为了保护肝脏，平时就要尽量减少它的负担，保持良好的生活方式。日常注意营养摄入均衡，多食蔬菜、水果等含纤维素高的食物，尽量做到不熬夜、不酗酒、不吸烟、不吸二手烟、不滥用药物、保持乐观的情绪。

对于肝功能不全的患者，因其特殊的病理会影响药物在体内的代谢，因此用药应遵循一定的用药原则，主要有以下几点：

（1）尽量选择不经肝脏代谢和对肝脏毒性小的药物。

（2）精简用药，少用或不用无特异性治疗作用的药物，减轻肝脏负担。

（3）避免选用前体药物（前体药物本身没有作用，需要在肝脏转化为有活性的药物），应直接选用活性母药，也就是药物本身就能发挥作用，不需要再经肝脏转化。

（4）评估肝功能程度，结合药物的肝脏清除程度，选择用药。

（5）充分考虑肝功能障碍时机体对药物敏感性的变化。

■ 减轻肝脏负担的误区

当出现肝功能不全时，患者由于过度"小心"，还常常踏入以下这几个认识误区，您中招了吗？

误区1：保肝药用得越多越好

保肝药物不是用得越多越好，而应根据患者不同的病因、病期和病情，有针对性地选择。

保肝药物主要分为以下几类：①抗炎类药物如复方甘草酸苷；②肝细胞膜修复保护剂如多烯磷脂酰胆碱；③解毒类药物如谷胱甘肽；④抗氧化类药物如水飞蓟宾；⑤利胆类药物如熊去氧胆酸。

同时使用的保肝药物种类一般不宜过多，通常选用1~2种保肝药物，最多不超过3种，以免增加肝脏负担。通常也不推荐选用主要成分相同或相似的药物进行联用，如解毒类药物谷胱甘肽与硫普罗宁、抗氧化类药物水飞蓟宾与双环醇等。

误区2：我肝不好，吃中药更安全

很多人认为中药安全，但在服用中药后出现肝损伤的例子不在少数。

中药损肝的因素有哪些呢？

（1）某些中药本身对肝脏有损伤作用：如菊三七（又名土三七）、雷公藤、蜈蚣、蝎子、百花蛇、水蛭等。

（2）品种混用：某些中草药同名异物、伪品混用，如误以土三七作为三七使用而造成肝损伤。

（3）加工炮制不当：不合理炮制可能增加中草药肝损伤的风险，如生首乌或不规范炮制何首乌的肝损伤发生风险高于规范炮制的何首乌。

（4）外源性有害物质污染：中草药在生长、加工、炮制、储藏、运输等环节上受到污染或发生变质，导致中草药农药残留、重金属和微生物毒素等严重超标而引发肝损伤。

某些中成药实际为中西药复方制剂，并且含可致肝损伤的化学药，如治疗感冒的中西药复方制剂常含有对乙酰氨基酚，如果服用大剂量成分相同的制剂可致肝损伤。

有些中药损肝，但也有些中药是有保肝作用的。如抗纤维化中成药扶正化瘀胶囊、复方鳖甲软肝片、安络化纤丸等具有抑制脂质过氧化和氧化应激反应的作用，在一定程度上可以阻止肝脏炎性反应的发生和发展。

误区3：有肝毒性的药物不能吃

对于肝功能不全的患者，肝脏对药物的代谢功能下降、药物清除能力降低、代谢排泄异常以及适应性降低导致对药物肝毒性的易感性增加，也更易引起药物蓄积而导致肝毒性反应。但有肝毒性的药物并不是肝功能不全患者用药的绝对禁忌证，此类患者应慎用或减量使用具有肝毒性的药物。

如临床上广泛使用的他汀类（如阿托伐他汀、瑞舒伐他汀等）降血脂药物有肝毒性，对于活动性肝病患者是禁忌（活动性肝病主要是指肝脏持续或反复损伤，可表现为肝酶持续升高），但非活动性肝病并不是他汀类使用的禁忌证。

由于肝脏也是一个"沉默"的器官，许多肝功能不全患者临床表现并不明显（肝损害的主要症状有：乏力、不爱进食、恶心等）。因此用药期间应常规定期监测肝功能。一般服药前应进行肝功能检测，开始治疗后4~8周复查肝功能，如无异常，则逐步调整为6~12个月复查1次；如天冬氨酸氨基转移酶（AST）或丙氨酸氨基转移酶（ALT）超过3倍正常值上限（ULN）（如AST正常值范围为0~46 U/L，正常值上限为46 U/L，3倍正常值上限为138 U/L），应暂停给药且仍需每周复查肝功能直至恢复正常。对于轻度的肝酶升高（即肝酶小于正常值上限3倍）并不是治疗的禁忌证，可继续服用他汀类药物，部分患者升高的ALT可能自行下降。

因此，并不是绝对禁用具有肝毒性的药物，而是应在医师或药师的指导下，权衡利弊合理选用并定期监测肝功能。

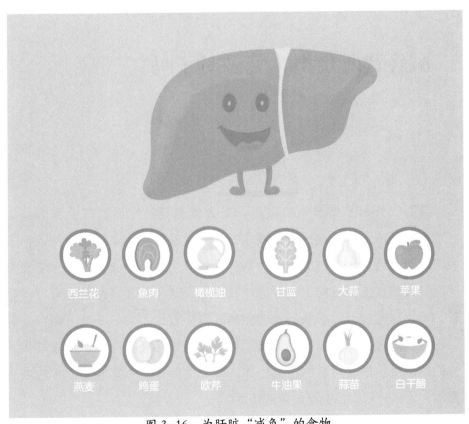

图3-16 为肝脏"减负"的食物

396

为了减轻肝脏负担，我们需要保证健康的饮食与生活习惯，保持乐观的情绪。对于肝功能不全患者，一般保肝药最多不超过3种，以免加重肝脏负担；有些中药有保肝作用，但有些中药会导致肝损伤；对于肝毒性药物应权衡利弊合理选用。

总之，肝功能不全患者应在医师及药师指导下，规范合理用药，切不可乱用药或随意联合用药，应做到定期监测肝功能。

减轻肾脏负担，您做对了吗

● 魏娜、刘茂柏

■ 为什么会出现肾功能不全

肾脏，外形长得像一对扁豆，是人体重要的排泄器官，我们身体好比一座城市，肾脏就是这座城市的下水道及水净化系统。它把人体多余的水分和代谢废物排出去，让身体保持一个舒适健康的状态。它又被称为身体的过滤吸收网，主要通过肾小球、肾小管及肾血管实现过滤吸收。肾小球通过滤过血浆，生成原尿。肾小管起到对氨基酸、蛋白、葡萄糖等重吸收，氨、药物、毒物等排泌及浓缩稀释功能。肾血管提供充分的血流量，保证肾脏的正常运作。除此之外，身体吸收的营养物质、毒物、大部分药物都要经过肾脏排泄。

当各种病因引起肾功能严重障碍时，人体内环境就会发生紊乱，出现肾功能不全，就是人们常说的"肾不好""肾脏功能不好"等，常会出现下肢水肿、少尿、无尿、高血压、高血钾等问题。

■ 如何减轻肾脏负担

为了保护好我们的肾脏，平时就要尽量减少它的负担，养成良好的生活方式：适当运动，保持清淡饮食，低盐低脂，选择优质蛋白饮食，适当摄入大豆制品，做到不熬夜、不酗酒、不吸烟、不滥用药物、保持乐观的情绪。

对于肾功能不全的患者，因其病理状况会影响药物在体内的排泄，所以应遵循一定的用药原则。主要有以下几点：

（1）明确诊断，合理选药。

（2）避免或减少使用肾毒性大的药物。

（3）注意药物相互作用，特别应该避免与有肾毒性的药物合用。

（4）肾功能不全而肝功能正常的患者可选用具有双通道排泄的药物（双通道排泄即主要消除途径为胆道/粪便排泄；次要途径经尿液排泄，可有效减轻肾脏负担和药物蓄积）。

（5）必要时进行血药浓度监测，设计个体化给药方案。

（6）定期检查肾功能，依据肾小球滤过率和肌酐清除率（反映肾功能指标）及时调整治疗方案和药物剂量。

■ 减轻肾脏负担的误区

当出现肾功能不全时，有些患者由于过度"小心"，踏入以下几个认识误区，您中招了吗？

误区1：低蛋白饮食就是吃素

长期高蛋白饮食会加重肾脏负担，同时增加体内有毒的氮代谢产物的产生，从而进一步损伤肾功能，因此应减少膳食中的蛋白质。但有些人认为低蛋白饮食就是吃素，并拒吃奶制品、蛋类、鱼肉等，这是错误的。其结果会导致营养不良，不利于肾功能的恢复。

低蛋白饮食推荐蛋白质摄入量为每日 0.6~0.8g/kg〔假设患者50kg体重，蛋白质推荐摄入量为每日30~40g。每日食用一个鸡蛋及200ml牛奶（相当于12g~15g蛋白质）），还要提高优质蛋白（鱼、瘦肉、蛋、乳类等）的比例。原则上应食动物蛋白（鸡肉、猪肉等），但尽量少食肝、肾、心、鱼卵等动物内脏，因其可转变为尿酸和其他代谢废物，增加肾脏负担。

对豆制品类植物蛋白，长期流传着"肾病患者不能吃豆制品"的说法。其实，豆类蛋白含必需氨基酸（人体不能合成或合成速度远不适应机体的需要，必须由食物蛋白供给，这些氨基酸称为必需氨基酸）并不比动物蛋白少很多，是最好的植物性优质蛋白。而豆类食品在蛋白质含量丰富的同时，胆固醇含量远远低于动物蛋白，且富含亚油酸和磷脂，在减轻血管硬化、延缓慢性肾衰竭进展方面的作用优于动物蛋白。因此，"慢性肾功能不全患者不宜食用豆制品"的观念应得到纠正。患者可根据病情适量选用。

低蛋白膳食的同时，热量供给必须充足。可选择一些热量高而蛋白质含量低的主食类食物，如土豆、藕粉、芋头、山药、地瓜等。

误区2：我肾不好，吃中药更安全

中药品种常宣传"纯中药制剂，无毒无害""药性平和，无任何毒副作用"等将人们引入中药无害论的误区。但部分中药导致肾功能损害的报道屡见不鲜。

中药往往使用周期长、效果呈现缓慢，因而用药损害也是一个逐步积累、渐进的过程。"龙胆泻肝丸事件"就是众所周知的典型案例。

■ 临床常见含有肾毒性成分的中药有哪些

（1）含有马兜铃酸成分：马兜铃、关木通、天仙藤、细辛、广防己等。含有此成分的中成药包括龙胆泻肝丸、大黄清胃丸、小儿咳喘颗粒等。

（2）雷公藤类：主要含雷公藤定碱、雷公藤次碱、雷公藤晋碱、雷公藤春碱和雷公藤增碱等生物碱，有大毒。含此成分的中成药有雷公藤片、雷公藤多苷片等。

（3）柴胡类：主要成分为柴胡皂苷。含此成分的中成药有小柴胡片、柴胡口服液、舒肝和胃丸、牛黄清心丸、逍遥丸等。

（4）草乌：主要含乌头碱，含有乌头碱的中药主要有乌头、附子、草乌、雪上一枝蒿、落地金钱、血乌、铁棒锤等。中成药中含有上述药材的也含有乌头碱如十二味珊瑚丸、小儿至宝丸、小金丸、小活络丸、天麻丸、中华跌打丸等。

（5）朱砂类：主要成分为硫化汞，易导致汞中毒。含此类药物的中成药包括一捻金、七厘散、小儿惊风散、安宫牛黄丸、人参再造丸、柏子养心丸等。

（6）雄黄类：主要成分为硫化砷，导致砷中毒。中成药包括小儿清热片、牛黄至宝丸、牛黄消炎片、牛黄解毒丸等。

❤ 贴心药师

为了减轻肾脏负担，我们需要保证健康的饮食及良好的生活习惯，保持乐观的情绪。对于肾功能不全患者，应注意低蛋白饮食，可适量摄入动物蛋白、豆制品，同时保证热量供给充足。服用中药时需警惕部分中药会导致肾功能损害。

总之，肾功能不全患者应在医师及药师指导下，规范合理用药，切不可乱用药，应做到定期监测肾功能。

鱼肉

麸麦面包

苹果

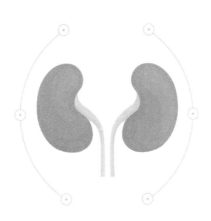

西瓜

南瓜

草本植物

图 3-17　减轻肾脏负担的食物

第 4 篇

药师说『药』：

聊聊国外那些药

第一章

常见的国外非处方药

蜈蚣丸

● 许晨霞

今天中午几位同事的饭后小食是——蜈蚣丸。

事情起因要追溯到几天前，婶婶拿着一包写满"天书"的药过来问我："妹妹说一次吃一把，您学药的快帮我看看到底怎么吃吧。这个是蜈蚣做的吗？"答案自然是否定的。

蜈蚣丸小档案

出生地：泰国。

祖籍：中国福建。

成分：蜈蚣——一只也没有。

功效：生津、止咳、去痰。

服用方法：咳嗽时服用，每次服2~4丸，含于口内。

口味：中药原味、梅子味、薄荷味、香茅味4种。

包装：不同口味的包装不同，中药原味是布满蜈蚣的经典款包装，因为蜈蚣图案太重口，其他口味都是"小清新"版包装。

厂家：沈天河（五蜈蚣标）有限公司。

■ 泰国神药的祖籍是中国福建

"五蜈蚣标止咳丸"的创始人是二战前旅居泰国的华人沈水狮先生，沈先生去泰国前在中国福建的药行工作，积累了不少中医中药的知识。到泰国后配制了治疗咳嗽的中草药制剂，也创立了自己的品牌"五蜈蚣标"。成分是全中药，发明人也是华人，它只是出生在泰国而已。

■ 蜈蚣丸的成分是什么

港版蜈蚣丸包装上直接标出了它的主要成分：甘草、五倍子、莲子、肉桂、苦杏仁、麦冬、薄荷素油、玉竹、骨碎补。再次证明了这种药和蜈蚣一点关系也没有。

■ 让蜈蚣丸远离孩子

几个月前有一则报道：一个3岁儿童误服170多粒（一包30粒）蜈蚣丸导致中毒生命垂危。

至于味道，说实话药刚入口时，明明那么酸，然而过一会儿冒了一点点的薄荷味出来，确实是小孩喜欢的味道。5分钟之后居然嘴里又有点甜的感觉，再加上它的形状是小丸状的像小孩吃的零食，这才导致小孩误服，差点出了人命。

所以，在此提醒各位家长，药品一定要放在小孩够不到的地方，最好加锁。

无比滴

● 林碧娟

炎炎夏日，蚊虫滋扰，不管是家里还是户外，每当看到孩子们被蚊虫咬出一个个"红包"，不仅会因奇痒难耐抓得破皮，还有潜在携带疾病的风险，当妈的都为此操碎了心。

在各种驱蚊止痒的外用药水中，有个海淘网红止痒消肿的药水风靡于妈妈圈中。

提起它的名字，很多妈妈们都会表示："哦！'无比滴'，我知道啊！"

各路海外代购更大肆宣称："婴儿无比滴宝宝止痒液3个月以上的宝宝就可以使用，可以直接涂抹皮肤，能快速解决蚊虫叮咬引起肌肤刺痒发红问题，方便又安心。"

然而，尽管传说中的无比滴止痒效果很好，但随着用的人越来越多，它的安全性也引来了质疑的声音，有些自媒体药物评论员提出呼吁——无比滴的安全隐患大。

我们仔细比对了一些相关资料，发现这个明星产品的背后隐藏着一种平常存在感不高的药物——苯海拉明，它是导致其成为安全隐患的主要原因，但无比滴说明书上关于适用人群及用法用量都与国内外苯海拉明的说明书和相关报道不一致。

■ 适合用药的人群

无比滴的止痒效果主要得益于添加了苯海拉明——最早的H_1受体拮抗剂。自从1945年苯海拉明问世后，皮肤科广泛将它应用于瘙痒型变态反应性疾病，如荨麻疹、过敏性皮炎、湿疹、瘙痒症等。

驱蚊止痒外用的无比滴系列幼儿版（粉色）说明书上提到3个月以上幼儿可用，另外成人版的提到6个月以上幼儿可用。

然而，国内含苯海拉明的外用搽剂在药品说明书上明确指出，婴幼儿、孕妇及哺乳期妇女禁用。

在美国版的说明书上提到2岁以下的孩子使用，安全性和有效性不明确，所以不建议2岁以下孩子使用。

考虑到苯海拉明对中枢神经有明显的抑制作用，英国药品和健康产品管理局（MHRA）自2009年起也建议不再给6岁以下儿童使用含有苯海拉明成分的感冒药。

也许有人认为，即使添加了苯海拉明这个成分，外用给药皮肤能吸收的药量应该微乎其微吧。可对于经皮吸收的药物而言，儿童尤其是婴幼儿的皮肤角质层薄，经皮吸收较成人强，如果体表大面积、高浓度用药可发生全身性吸收。

鉴于此，不管是口服还是外用，我国国家处方集儿童版都没有收载此药。

■ 药物剂量

无比滴不管幼儿版还是成人版，日本版、香港版还是新加坡版，苯海拉明的添加量均为2g/100ml（20mg/ml），在使用次数上仅仅提到"一日3~4次涂抹"，没有特别提醒涂抹用量及皮肤面积限量。

查阅了一些不良反应报道的相关文献发现，苯海拉明的致死量约为40mg/kg，超剂量用药可引起昏睡、心悸、精神错乱、抽搐、肌震颤、呼吸困难、低血压甚至惊厥等中毒反应。婴儿与儿童用药过量可致激动、幻觉、抽搐，甚至死亡。同时也有小剂量苯海拉明导致儿童中毒反应的少量报道。

美国苯海拉明的说明书特地强调了：即使是2周岁以上儿童外用，每天涂抹不要超过3~4次，也不能大面积地涂抹。

另外，苯海拉明这类抗组胺药物常有快速减效反应或称耐药性反应，初期疗效往往非常显著，但随着用药时间的延长，效果即逐渐下降。

即使是外用，苯海拉明也不适合长期应用，因为超过2个月可能引起溶血或者造血功能障碍。

抗组胺药虽属抗变态反应药物，但此类药物本身亦可引起过敏，有引起药物过敏性皮疹的病例。根据美国FDA的更新数据显示，目前上市的单方的苯海拉明口服药还是按处方药管理。

由此可见，出于安全性考虑，2周岁以下宝宝还是不要用含有苯海拉明的无比滴，2周岁以上的每日使用次数及涂抹面积也最好咨询下药师。

■ 宝宝被蚊虫叮咬了应该怎么办

宝宝的身体健康，一直是大人最关心的。通常，花露水、风油精等被视为"作战"必备神器。但是对儿童，尤其是婴幼儿来说，同样不推荐使用。由于儿童皮肤娇嫩，不宜接受较大的化学物刺激，风油精、花露水对于部分人来说可能会引起刺激（或过敏），反而更痒；而乙醇具有刺激性，主要作用是避免蚊虫叮咬、消毒杀菌，止痒效果一般。

■ 如何有效止痒

可以选择含有炉甘石的软膏，炉甘石能够缓解瘙痒，并作为中度的防腐、收敛、保护剂治疗皮肤炎症或表面创伤，广泛用于皮肤科。此外价格便宜，效果也还不错。

特别提醒：平常要勤给宝宝洗手，将宝宝的指甲剪短，避免因瘙痒挠抓伤皮肤引发局部感染。如果宝宝对蚊虫叮咬过敏严重，局部出现红肿，有明显水疱，甚至伴随发热，就需要及时带宝宝去就医处理！

平常还是要尽量预防宝宝被蚊虫叮咬，最安全、最有效的预防办法是使用蚊帐。

日常生活中我们在使用一些含有药用成分的日常护理品时，或许效果让人惊呼，但同时还需要谨慎地考虑一下安全性，毕竟药品让人存不得侥幸心理，遇到用药疑问，别忘了还有一大波医师、药师在背后可以保驾护航！

抗疲劳眼药水

● 张金

近几年"海淘"似乎成了一种时尚，在"海淘"物品大军中，日本的几款眼药水可谓是 "抢手货"。从平价的"乐敦"到号称眼药水届爱马仕的"Sante Beauteye"，人们对其趋之若鹜。那这些网红眼药水真的有传说中那么神奇吗？小药师带您来探个究竟！

■ "乐敦"维他命40α眼药水

首先出场的是"乐敦"维他命40α眼药水，下面是从乐敦官网上看到的产品成分。

主要成分：甲硫酸新斯的明0.005%、马来酸氯苯那敏 0.03%、硫酸软骨素钠 0.1%、天然维生素E 0.05%、维生素B_6 0.1%、L-天冬氨酸钾 1%。

辅料：硼酸、硼砂、L-薄荷醇、右旋龙脑、桉树油、乙二酸钠、聚氨基乙烯硬化蓖麻油、pH调节剂。

甲硫酸新斯的明

这是一种抗胆碱酯酶药，具有一定的缩瞳、降低眼压以及缓解眼疲劳的作用。导致眼睛疲劳的原因很多，常见的是睫状肌功能异常。睫状肌能调节眼睛焦距，当我们的眼睛看远处时，睫状肌不需要很费力；但是看近处时，为了能看清楚，睫状肌就必须努力收缩，使焦点移近。这就是为什么如果我们持续看书、看电视就会感觉眼睛酸涩、疲劳。

理论上，甲硫酸新斯的明可能相当于睫状肌的"兴奋剂"，能够增加睫状肌收缩。但是查阅《中国药典》发现甲硫酸新斯的明在眼睛的药动学数据还是空白的。

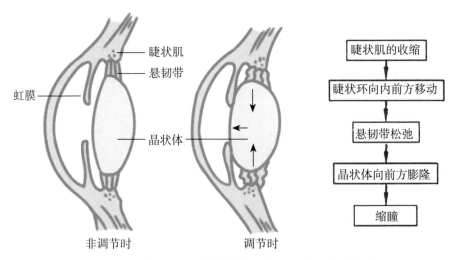

非调节时　　　　　　　调节时

图 4-1　睫状肌在药物的长期作用下处于疲惫状态

在使用含这个成分的眼药水后，可能短时间内看近的东西会变清晰，但是长期使用可能造成在药物作用下睫状肌勉强继续工作，导致疲劳更难缓解。相当于熬夜时喝红牛可能让您觉得当下没那么疲惫，但是身体已经是处于透支状态。

此外，假性近视的人群睫状肌本身就处于紧张状态，用后适得其反。

马来酸氯苯那敏

这就是大家比较熟悉的"扑尔敏"，这个成分添加到眼药水中是为了缓解眼部瘙痒。

再来看看包装上标示特别显眼的几种成分：

维生素

维生素E在体内参与自由基的清除，维生素B_6为水溶性维生素，都是人体不可或缺的。但是，二者在眼科的作用尚未明确。

硫酸软骨素钠

是酸性黏多糖，是眼组织中的重要成分之一，具有促进角膜水分代谢、改善微循环、保护角膜并促进角膜组织损伤修复的功能，同时还可在角膜表面形成一层保护膜，防止水分散发，有效缓解视疲劳和干眼症状。

L-天冬氨酸钾

补充微量元素钾，但在眼科作用值得商榷。

二乙酸钠

是防腐剂，防腐剂对眼睛尤其眼表的伤害巨大。有动物实验表明，含有防腐剂的眼药水作用于眼睛15分钟后会导致角膜上皮细胞分离、通透性增加、细胞边缘剥落、微绒毛消失，这些因素累积起来会打破眼表环境的平衡，长期使用会导致眼睛干涩、过敏、炎症等恶性循环。所以有防腐剂成分的眼药水不推荐长期使用。

L-薄荷醇、右旋龙脑

是滴眼时产生清凉感的主要成分，这类成分滴在眼睛上到底是什么作用机制、有无不良反应和毒性反应、哪些人不适用，目前都没有相关研究。

■ "参天FX"眼药水

接着再来看看这款"参天FX"眼药水的成分。

主要成分：甲硫酸新斯的明、牛磺酸、L-天门冬氨酸钾、盐酸四氢唑啉、氯苯那敏和 ε-氨基己酸。

辅料：三氯叔丁醇、苯二甲烃铵氯化物、硼酸、右旋龙脑、D-樟脑、L-薄荷脑、pH调节剂。

主要有效成分与乐敦40α相同的有甲硫酸新斯的明、氯苯那敏、L-天冬氨酸钾，那剩下的那些成分又是做什么的呢？

盐酸四氢唑啉

为 α_1 肾上腺素受体激动剂，能收缩血管，减轻眼睛红肿和充血的症状。这就是让用户感受到改善眼部红血丝的成分。但是作为一种肾上腺素受体激动剂，其改善红血丝作用是治标不治本！很多人也不管眼部为什么充血，买来就滴，滴完一开始不红了，结果过几天更红，再接着滴……如此恶性循环！长期使用容易导致干眼症。

ε-氨基己酸

预防及治疗血纤维蛋白溶解亢进引起的各种出血。显然是为了在收缩血管后防止出血添加的。

牛磺酸

机体内含量最丰富的自由氨基酸，占视网膜中游离氨基酸总量的50%。动物实验证明，缺乏牛磺酸可导致视网膜中视杆细胞与视锥细胞广泛变性。然而，牛磺酸应用于人体，在眼科中的治疗作用仍需要进一步论证。

三氯叔丁醇、苯二甲烃铵氯化物

在辅料中属于防腐剂，理由如前所述，依旧是不推荐长期使用。

右旋龙脑、D-樟脑、L-薄荷脑

这3个是让眼睛产生清凉感的成分，由于这款产品清凉度等级比较高，所以添加量也就不言而喻。

■ **"Sante Beauteye" 眼药水**

最后，我们再来看下号称眼药水界爱马仕的"Sante Beauteye"。它真心对得起这个价格吗？

主要成分：牛磺酸、维生素B_{12}（氰钴胺）、硫酸软骨素钠、盐酸四氢唑啉、氯苯那敏。

辅料：氨基乙酸、乙二胺四乙酸二钠盐、香茅醇、透明质酸钠、苯乙醇、苯二甲烃铵氯化物、吐温-80、D-樟脑、L-薄荷醇、等张剂、pH调节剂。

维生素B_{12}

与上面介绍的滴眼液不同的是这款添加了维生素B_{12}，其药理作用是参与体内甲基转换及叶酸代谢，促使甲基丙二酸转变为琥珀酸，从而参与三羧酸循环、神经髓鞘脂质的合成及维持有髓神经纤维功能的完整性。换句话说就是，营养眼部神经，适度缓解眼疲劳。但是《马丁代尔药物大典》《新编药物学》《中国国家处方集》等药学权威书籍均未发现维生素B_{12}在眼科中的应用。另外值得一提的是维生素B_{12}呈粉红色，这也就是让"Sante Beauteye"呈现粉色的成分。

盐酸四氢唑啉

长期使用可导致干眼症的发生。

辅料部分

较前面两款也更多，其中氨基乙酸、苯二甲烃铵氯化物为防腐剂。苯乙醇、香茅醇为香料成分，就是淡淡玫瑰香味儿的来源。D-樟脑、L-薄荷醇前面也提过了，清凉感源自于此。

贴心药师

　　细心观察会发现，医院药房里的眼药水都只有一个功效：要么抗菌、要么抗炎、要么抗过敏、要么治疗青光眼、要么就是人造泪液湿润眼睛等。而这几款网红眼药水都是一股脑儿将几种功效打包在一起，即便您只想滴个眼药水润润眼睛也得乖乖接受不必要的抗过敏等治疗。小药师查阅了很多眼科视疲劳及干眼症相关的治疗指南，上文提到的甲硫酸新斯的明、盐酸四氢唑啉、氯苯那敏等成分均未提及。

　　我们还要注意，日本不少眼药水包装盒上会标注"第二类医药品"。根据日本相关规定，第二类药品属于需要注意副作用的药物，应当由药师介绍用量和副作用后才能购买。

　　因此，眼药水不是您想用就能用。导致眼睛不适的原因多种多样，例如细菌感染、病毒感染、眼压增高、过敏、老花眼、免疫性因素等，一定要经眼科医生明确诊断后，选择合适的眼药水才是正确的操作。

知识加油站

　　不用眼药水就能缓解眼疲劳的方法

　　劳逸结合，如果长时间看书、看电脑、看手机等近距离用眼时需注意休息，看看远处，做做眼保健操，使眼睛充分放松。通常成人用眼1小时休息10分钟，青少年用眼30分钟就要休息。

注意用眼姿势，眼睛与屏幕的距离保持在60~80cm比较合适，可采用下视10°~15°的视角，保持颈椎直立，转动眼睛向下看。双眼轻度向下方注视荧光屏，使眼球暴露于空气中的面积减小到最低，降低角膜的干燥度。

有意识增加眨眼次数，眨眼时泪液可以均匀涂在眼表，维持眼睛湿润，这对常用电脑的人也是最简单的方式。

适当热敷眼睛，用40℃左右的温水浸湿拧干的温热毛巾敷眼睛，每次15分钟，有助于湿润眼表，活血、通脉、明目，缓解视疲劳状态。

保证均衡的营养摄入，多食用富含维生素的食物，培养健康的生活方式以及确保充足的睡眠，是消除眼疲劳的最佳措施。例如多进行户外运动，像乒乓球、羽毛球等，当眼球追随目标时，睫状肌不断地放松与收缩，可促进眼部新陈代谢，从而减轻眼疲劳。

"机不离手"该如何护眼

"机不离手"是现代人的通病，看手机只要10分钟就能导致睫状肌处于紧张状态。建议成人使用手机不超过30分钟；儿童不宜使用手机，手机屏幕发出的光线对尚未发育成熟的眼睛伤害巨大！

同时，在使用手机的时候要有背景光，不能在黑暗的环境中使用。否则会造成瞳孔长时间散大，堵塞眼内液体循环流通，很容易导致青光眼的发生。如果实在想玩手机，最好调整手机屏幕的对比度，使亮度和色泽尽量柔和，最好开一盏低亮度的照明灯当背景光。

此外，不能躺着玩手机，否则对眼球的压迫力大，容易造成视力下降。

日本感冒药

● 张金

■ muhi面包超人感冒颗粒

家中有小宝宝的爸爸妈妈们日淘购物车中基本少不了muhi面包超人感冒颗粒。相较于国内朴实包装、不计较口感的儿童感冒药，这款颜值爆表，极致追求又"好喝"又"好喂"的感冒颗粒确实很难不吸引人。具体成分可见表4-1。

表4-1　muhi感冒颗粒成分表

成分	含量〔1日量3包（4.5g）中的含量（mg）〕	功效
对乙酰氨基酚	450	退热、减缓疼痛
马来酸氯苯那敏	1.75	抑制喷嚏、流鼻涕、鼻塞等症状
羟苯酰苯酸替培啶	37.5	止咳、排痰
消旋盐酸甲基麻黄碱	30	通畅气道使呼吸顺畅

添加剂：乙基纤维素、鲸蜡醇、十二烷基硫酸钠、三醋精、D- 甘露醇、纤维素、羧甲基纤维素钙、羟基丙基纤维素、预胶化淀粉、阿斯巴甜（L- 苯丙氨酸化合物）、索马甜、维生素 B_2、香料

成分分析

羟苯酰苯酸替培啶

首先我们要关注下"羟苯酰苯酸替培啶"这个成分，它又叫"海苯酸替培啶"，属于非麻醉中枢性镇咳药。muhi面包超人感冒颗粒在其官网宣称本品治疗咳嗽疗效好，加入了兼有止咳、祛痰功效的特效成分"羟苯酰苯酸替培啶"。

替培啶是一种新药，原来其通过抑制延髓的咳嗽中枢而降低咳嗽的感应性，产生镇咳作用，同时可促进支气管腺体分泌和气管黏膜上皮纤毛运动，产生祛痰作用，单看这药理作用可能会觉得有点"耍流氓"，想阻止您咳嗽的同时又想让您咳痰。替培啶镇咳作用相当于或强于可待因。根据目前所能查到的资料表明，其耐受性好、无成瘾性、毒性极小。

这样一个看似"完美"的药品，对于婴幼儿服用方面尚无更多证据。值得注意的是，这个成分目前在《中国国家处方集》《中国药典》均无法查到。

对乙酰氨基酚

其用于小儿的退热效果及安全性还是值得肯定的，几乎国内复方感冒药中都有它的身影。该产品每包中所含的对乙酰氨基酚量为150mg，按照说明书的推荐剂量给小朋友服用即可。切不可在服用本品后发现还未退热又给宝宝服用其他含有对乙酰氨基酚成分的药品，否则很容易导致药物过量，引起不必要的肝肾损害。

马来酸氯苯那敏

它是一种抗组胺药，有助于消除或减轻打喷嚏和流涕等症状，国内复方感冒药中非常常见。值得注意的是，该成分可诱发癫痫，故禁用于癫痫患儿，并且婴儿、哺乳期妇女禁用。用药后可出现嗜睡、疲乏等不良反应。

产品说明书上提到，2岁以下的婴幼儿请优先接受医生诊疗，若非在不得已的情况下，请勿服用此药。

甲基麻黄碱

它是拟肾上腺素药，为鼻减充血剂，可收缩鼻黏膜血管，减轻鼻塞、流涕等症状。目前国内指南对于鼻减充血剂推荐品种为伪麻黄碱和麻黄碱，其中伪麻黄碱副作用较小，最为常用。而甲基麻黄碱未在指南中推荐。

用法用量

每日服用3次，饭后30分钟以内服用（见表4-2）。

表4-2 不同年龄服用"muhi感冒颗粒"的用量

年龄	1次服用量
满7岁且不满11岁	1包
满3岁且不满7岁	2/3包
满1岁且不满3岁	1/2包
1岁以下	不可服用

注意事项

（1）通常只有在小朋友发热超过38.5℃时才给予服用退热药，如对乙酰氨基酚、布洛芬等，因感冒导致的发热在38.5℃以下推荐首选物理降温。但是muhi面包超人感冒颗粒是一个复方制剂，包含了解热、抗组胺、镇咳、祛痰、鼻减充血作用的所有成分，所以，不推荐一发现宝宝有感冒症状时就服用该产品。

（2）muhi面包超人感冒颗粒禁用于苯丙酮尿症患者（因本药剂中含有L-苯丙氨酸化合物）。

（3）由于本品为小朋友喜欢的草莓味，所以需放置于儿童无法触碰到的地方，以防误食。

对于1包打开后的剩余部分，请在袋口处折叠2次后存放，并于2日内服用，否则需丢弃。

■ 大正制药感冒颗粒

下面再聊一款日淘成人用的感冒颗粒。

很多人特别迷信"大正制药感冒颗粒"这款产品，一出现头痛或咽喉不舒服等感冒初期的症状，立马就冲一包喝下去。它的成分如下。

1包（0.96g）含有：愈创木酚甘油醚60mg、磷酸双氢可待因8mg、消旋盐酸甲基麻黄碱20mg、对乙酰氨基酚300mg、马来酸氯苯那敏2.5mg、无水咖啡因25mg、核黄素（维生素B$_2$）4mg。

辅料：纤维素、二氧化硅、乳酸菌、D-甘露糖醇、羟丙纤维素、硅酸铝镁、阿斯巴甜（L-苯丙氨酸化合物）、香料、香草醛。

成分分析

与上面介绍的那款感冒颗粒相同的成分有对乙酰氨基酚、马来酸氯苯那敏以及甲基麻黄碱，这里不再赘述。剩下的那些成分又是做什么的呢？

愈创木酚甘油醚

是一种祛痰药，口服后刺激胃肠黏膜，引起轻微的恶心，反射性促进支气管分泌增加，使痰液稀释，有一定的舒张支气管的作用，达到增加痰液排出的效果。对于肺出血、急性胃肠炎和肾炎患者禁用，妊娠3个月内孕妇禁用。

磷酸双氢可待因

具有较强的镇咳及镇痛作用，镇痛强度介于吗啡和可待因之间，镇咳作用较可待因强一倍，毒性则相对较低，可用于各种原因导致的剧烈干咳和刺激性咳嗽。但是孕妇、哺乳期妇女、12岁以下儿童禁用。此外，痰多患者禁用，因其能抑制咳嗽，使大量痰液阻塞呼吸道，继发感染而加重病情。

无水咖啡因

可加强解热镇痛的疗效，同时也可以部分抵消马来酸氯苯那敏引起的嗜睡作用。

维生素B_2（核黄素）

维生素B_2是一种水溶性维生素，是食物中能量利用必不可少的。核黄素缺乏可引起口角炎、唇干裂、舌炎、角膜炎等。感冒患者常常食欲不振，影响从食物中摄取足量的维生素B_2。

用法用量

一日3次，餐后30分钟内温水冲服（见表4-3）。

表4-3　不同年龄服用"大正制药感冒颗粒"的用量

年龄	1次服用量
15岁及以上	1包
12~14岁	2/3包
未满12岁	请勿服用

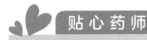
这两款产品对感冒的常见症状可谓是大包围，解热、镇咳、祛痰、缓解鼻塞、减少流涕、保持清醒等功效一应俱全。

然而，普通感冒主要是对症治疗，流行性感冒则需要抗病毒治疗。我们需要根据不同的症状，选择不同配方的药物。只有卡他症状如鼻塞、打喷嚏、流清水样鼻涕时，应该选择抗组胺药如氯苯那敏以及减充血剂如伪麻黄碱。若伴有发热、肌肉酸痛时，可以选择解热镇痛药对乙酰氨基酚。若发展为咳嗽、咳痰，应加用镇咳药及祛痰药，这里需要注意下若痰多的情况下不建议使用镇咳药，否则不利于痰液排出。

可见，日淘感冒药并不神奇，无论小朋友还是大朋友感冒，都应根据症状选择药物方为明智之举。

撒隆巴斯止痛贴

● 张金

近几年"海淘"盛行，海淘药品的功效也被大肆夸大，特别是日本药品。相信不少去日本自由行的小伙伴们必不可少的一个行程就是去药妆店扫货。久光制药的"撒隆巴斯止痛贴"是购物车中的常客。

2019年4月加拿大卫生部发出警告，日本多款眼药水会产生健康危害，目前已经在境内下架各种日本网红眼药水，并禁止这些产品的进口。那同样来自日本的"撒隆巴斯止痛贴"的安全性、有效性又如何呢？

久光制药官网公布的该产品成分如下。

每100g膏体中包含水杨酸甲酯6.29g，L-薄荷醇5.71g，维生素E醋酸酯2g，dl-樟脑1.24g。

■ 成分分析

水杨酸甲酯

通过查阅Chemical Book网站及《马丁代尔药物大典》，水杨酸甲酯又称冬青油，由石南科植物冬青叶蒸馏而得。盛产于北美，在北美的本土部落已经使用了几个世纪，用于治疗疲劳及呼吸系统疾病。水杨酸甲酯天然品存在于茶油、冬青油、绿茶籽油等精油中以及樱桃、苹果、草莓的果汁中。

水杨酸甲酯用途广泛，可做食品、日化的香精香料，还可用于矫味剂、芳香剂、防腐剂、杀虫剂等。当然，这些都不是我们今天要谈的重点。重点是本品具有消炎镇痛的作用，可局部用于缓解与肌肉骨骼、关节及软组织疾病有关的疼痛。一片长6.5cm、宽4.2cm的"撒隆巴斯止痛贴"，含水杨酸甲酯36mg、L-薄荷醇33mg、维生素E12mg、dl-樟脑7.1mg。

本品水杨酸甲酯的含量为6.29%，目前中国市面上常见的含有水杨酸甲酯的外用制剂含量还有12.7%〔复方水杨酸甲酯乳膏（曼秀雷敦）〕、11.8%〔复方水杨酸甲酯乳膏（珠海联邦）〕和1.5%〔复方水杨酸甲酯巴布膏（冷巴）〕三种。与大家所熟悉的阿司匹林类似，同属于水杨酸类非甾体抗炎药，水杨酸甲酯在血浆中完全水解为水杨酸。外用水杨酸甲酯制剂可穿透皮肤组织，直接作用于肌肉组织，而不是通过血循环再分布，血浆中仅维持低浓度的水杨酸，因此，全身毒副作用还是比较低的。

此外，其他常见的外用止痛贴膏有效成分有氟比洛芬、酮洛芬、洛索洛芬、吲哚美辛等，也都是属于非甾体抗炎药。有研究表明，氟比洛芬、吲哚美辛、乙酰水杨酸抑制环氧化酶活性所需的等效浓度分别为$2\,\mu mol/L$、$5.6\,\mu mol/L$和$3000\,\mu mol/L$。简言之，乙酰水杨酸产生的抗炎、止痛效果比较弱，产生与氟比洛芬相同的止痛效果则需要更大的剂量，进而发生不良反应的概率也会相应提高。同属于水杨酸类的水杨酸甲酯亦是如此。

另外，复方南星止痛膏、麝香海马追风膏、麝香壮骨膏、伤湿止痛膏、关节止痛膏、少林风湿跌打膏、伤痛平膏、神农镇痛膏、红花油、活血止痛膏等多种中成药外用止痛制剂中均含有水杨酸甲酯这一成分。除了充当辅料促进主药吸收，也可发挥一定的消炎镇痛作用。

维生素E

"撒隆巴斯止痛贴"官网宣称，该产品为全新维生素E加强配方，促进血液循环，快速舒缓僵直及酸痛的肌肉。维生素E为脂溶性维生素，能对抗自由基的过氧化作用，可抗衰老、保护皮肤。加入到贴膏基质中可加速水杨酸甲酯的吸收，但是促进血液循环则有些夸大其词了。

薄荷醇、樟脑

外用制剂中含有薄荷醇和樟脑时，可增加水杨酸甲酯的皮肤吸收，并可抑制水杨酸甲酯转变为水杨酸。

■ 国外贴膏制剂工艺优势

与国内的常见贴膏剂型相比，撒隆巴斯止痛贴在膏贴大小上设计了多种规格，患者可根据自身实际需求选择不同大小的止痛贴，这一点可以说是非常贴心了。另外，贴膏没有明显的异味，在使用过程中不用担心影响到他人。想要成为一枚优秀的贴膏，撕贴方面的体验度自然十分重要，撒隆巴斯止痛膏在贴用时与皮肤的贴合性还是很理想的，在撕下后也不会在皮肤表面残留胶体，也不会有出现贴膏"拔毛"似的痛感。

总的来说，日本药品在工艺方面、患者体验感方面确实值得借鉴。

用法用量

每日贴用不超过4次、每次贴用不超过8小时。有实验表明，500mg水杨酸甲酯敷于兔子皮肤表面24小时，可有中度的皮肤刺激。

使用注意事项

（1）阿司匹林过敏患者禁用。

阿司匹林又称乙酰水杨酸，与水杨酸甲酯有相同的结构部分，因此，不可用于阿司匹林过敏的患者。

（2）正在服用华法林的患者不推荐使用。

有报道当使用水杨酸甲酯局部制剂后，华法林的抗凝作用增强。因此不建议正在服用华法林的患者使用"撒隆巴斯止痛贴"。非要用的话需监测INR。

（3）妊娠、哺乳期妇女不可用。

"撒隆巴斯止痛贴"含有樟脑。樟脑易被人体吸收，各种给药部位均是如此。樟脑可透过胎盘，对神经系统有影响。《马丁代尔药物大典》提到，就算是微量樟脑也不能涂抹于婴儿鼻孔内，因为这可能会造成瞬间的虚脱。因此，不可用于妊娠期、哺乳期妇女。

（4）第三类医药品避免滥用。

本品为第三类医药品，安全性较高，不需要凭借医生处方或药师建议即可在开放的货架上购买到。但是仍需注意避免滥用，以免延误病情。

第二章

美国非处方药选购指南

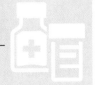

● 吴雪梅

随着旅居海外的华人越来越多，如何利用当地的药品，看来也是众人关注的问题，而介绍相应的药学和治疗学知识，相信也会让很多人受益。为此，这部分内容总结了美国药店常见的非处方药，教授大家如何在美国选择非处方药，进行自我药疗。并且罗列了药物和常见疾病症状的英文，记住这些英文对于顺利地选购非处方药非常重要。

同时药师在此提醒大家，若是长期用药或者在服用OTC后症状无改善，请及时就医并进行规范治疗。同时为预防疾病或是治疗疾病，除了药物之外，恰当的生活管理也尤为重要。

现在大家就和我走进美国的药店，一起逛逛吧！

■ 感冒

感冒是生活中非常常见的疾病，无论是在美国还是在中国，非处方药品种非常多。那么在进行选购时，应根据感冒症状来选择相应的药品（见表4-4）。

表4-4　不同感冒药成分的选择

感冒症状	对应药物成分	作用原理
发热（fever） 头疼（headache） 全身酸痛（body aches）	对乙酰氨基酚（acetaminophen） 布洛芬（ibuprofen） 阿司匹林（aspirin）	通过抑制前列腺素合成发挥解热镇痛作用

感冒症状	对应药物成分	作用原理
鼻塞（stuffy nose; nasal congestion）	伪麻黄碱（pseudoephedrine）去氧肾上腺素（phenylephrine）	收缩上呼吸道黏膜毛细血管，减轻鼻窦肿胀，缓解鼻塞症状
咳嗽（cough）	右美沙芬（dextromethophen）	抑制延脑咳嗽中枢产生镇咳作用
咳痰（expectoration）	愈创木酚甘油醚（guaifenesin）	支气管分泌增加，使痰液稀释，易于咳出
流鼻涕（runny nose）打喷嚏（sneeze）	氯苯那敏（chlorpheniramine）苯海拉明（diphenhydramine）多西拉敏（doxylamine）	通过抑制微血管扩张，降低其通透性，缓解症状
疲劳萎靡（fatigue and malaise）	咖啡因（caffeine）	中枢兴奋药，促进精神兴奋，解除疲劳

感冒药的主要成分基本上是由上述药物组成的。值得注意的是：感冒药复方制剂很多，很容易重复用药，不建议同时服用多种感冒药。

■ **烧心**

烧心指的是胸骨后的烧灼感，多为胃酸反流至食管，刺激食管而引发。也就是说，"烧心"这个词不能顾名思义地以为是心脏方面的疾病，而是由于食管功能异常而引起的病症。反复烧心者应警惕反流性食管炎。

治疗烧心的药物统称为抗酸药，通常摆放在药店中标注有"Antacid"的区域，常见药物包括抗酸药、H_2受体阻断剂和质子泵抑制剂3种。H_2受体阻断剂和质子泵抑制剂称为抑酸药。作用强度上，抑酸药强于抗酸药。药物建议在饭前半小时至1小时空腹情况下服用，疗效更好。抗酸药和抑酸药联合用药时，建议两类药服用时间间隔2小时以上（见表4-5）。

表4-5　常见治疗烧心的药物

常见药物	药品名称	备注
抗酸药	碳酸钙（calcium carbonate） 氢氧化镁（magnesium hydroxide） 氢氧化铝（aluminum hydroxide） 碱式水杨酸铋（bismuth subsalicylate）	用于治疗偶尔烧心。以咀嚼片为主，常标示"Chewable"，建议嚼碎后再喝水服下。复方制剂也较多，可加入二甲基硅油（simethicone）、法莫替丁等
H₂ 受体阻断剂	法莫替丁（famotidine） 雷尼替丁（ranitidine） 西咪替丁（cimetidine）	用于治疗偶尔烧心。与质子泵抑制剂相比，起效较快但持续作用时间较短
质子泵抑制剂	艾司奥美拉唑（esomeprazole） 奥美拉唑（omeprazole） 兰索拉唑（lansoprazole）	用于治疗频繁烧心（每周发作 2 天以上）。此类药物常制成肠溶制剂，药品上常标注 "Delayed release"（延迟释放）字样，此类药品应整粒吞服，不能嚼碎或研碎服用

■ 腹泻

腹泻俗称"拉肚子"，是指排便次数明显超过平日习惯的频率，粪质稀薄，水分增加，每日排便量超过200g，或含未消化食物或脓血、黏液。腹泻常伴有排便急迫感、肛门（anus）不适、失禁（incontinence）等症状。腹泻可分为以下几种（见表4-6）。

表4-6　腹泻的分类

腹泻分类	描述	发病原因
急性腹泻	急性腹泻发病急剧，病程在 1~3 周之内	大多是感染引起。多数是由于食用了含有病原菌及其毒素的食物，或饮食不当而引起的胃肠道黏膜的急性炎症
慢性腹泻	慢性腹泻指病程在两个月以上或间歇期在 2~4 周内的复发性腹泻	发病原因更为复杂，可为感染性或非感染性因素所致

腹泻分类	描述	发病原因
旅行者腹泻（travelers diarrhea）	主要指在旅行期间或旅行后，每天有3次或3次以上未成形粪，或未成形粪次数不定但伴有发热（fever）、腹痛（abdominal pain）或呕吐（vomiting）	旅行者腹泻可由多种微生物引起，大多能自行缓解

相比国内抗腹泻药品，美国止泻用的非处方药偏少，有条件的华人可以从国内带一些常用的止泻药备用，如盐酸小檗碱片、蒙脱石散、肠道菌群调节剂等。美国主打治疗腹泻的产品主要为以下3种（见表4-7）。

表4-7 美国主打治疗腹泻的药品

美国主打产品	作用原理	主要剂型	适用疾病
洛哌丁胺（loperamide）	通过减慢肠道蠕动而治疗腹泻	片剂、口服液等	非感染性腹泻
碱式水杨酸铋（bismuth subsalicylate）	通过吸附细菌毒素和对病原性微生物的直接抗菌活性来治疗急、慢性腹泻	咀嚼片、口服液等	感染性腹泻
电解质补充剂（electrolyte solution or tablet）	补充电解质和水分，可防止腹泻和呕吐过度引发的脱水和电解质丢失	口服溶液、泡腾片	感染性和非感染性腹泻的辅助治疗

■ **便秘**

与腹泻相对应，部分人群受到便秘的困扰。便秘是指排便频率减少，一周内大便次数少于2次，或者2~3天才大便1次，粪便量少且干结时称为便秘。引起便秘的常见原因有以下几种。

（1）饮食组成不良：如饮食过于精细，食用含粗纤维特别是不消化纤维的蔬菜、水果、粮食过少，油脂缺乏，饮水不足等。

（2）排便习惯不良：有便意时不及时排便，抑制便意。习惯排便时看书，不积极排便。依赖泻药排便或滥用泻药，使肠道排出敏感性降低。

（3）生活起居无规律，每日排便无定时，睡眠不足或久睡不起。长途旅行或因工作繁忙未养成按时排便的习惯。

（4）老年人因体衰而排便无力，妊娠女性全身体力过弱，膈肌、腹肌、肠壁平滑肌无力等，均可造成排便困难。

治疗便秘的药物主要是缓泻剂（laxative）。进入药店，寻找包装盒上标示有英文"Laxative"的药品，就是治疗便秘的药物。常见的分类如下（见表4-8）。

表4-8　常见泻药的分类

分类	主要药物	作用原理
接触型泻药（stimulant laxative）	番泻苷（sennoside）比沙可啶（bisacodyl）蓖麻油（castor oil）	主要通过影响肠道活动，吸收肠黏膜中水分和电解质而引起导泻，从而治疗偶发性便秘。这三种药物的起效时间均为12小时，但栓剂的起效时间一般为15~60分钟
润滑性泻药（lubricating laxative）	矿物油（mineral oil）	通过局部滑润并软化粪便而发挥作用。起效时间6~12小时
盐类泻药（saline laxative）	氢氧化镁（magnesium hydroxide）枸橼酸镁（magnesium citrate）磷酸钠（sodium phosphate）	盐类泻药在肠道难以吸收，大量口服形成高渗透压而阻止肠内水分的吸收，扩张肠道，刺激肠壁，促进肠道蠕动。镁剂的起效时间一般为半小时至6小时。磷酸钠的剂型是灌肠剂，灌肠剂起效快，建议使用后至少1~5分钟再去排便。不要保留灌肠液超过10分钟
容积性泻药（bulking laxative）	甲基纤维素类（methylcellulose）	膨胀性泻药服用时建议多喝水，不建议吞咽有困难的老人服用
渗透性泻药（osmotic laxative）	聚乙二醇（polyethylene glycol）甘油（glycerin）	聚乙二醇3350粉起效较慢，时间为1~3天；甘油栓或灌肠剂起效较快，一般为15~60分钟
粪便软化型泻药（stool softener laxative）	多库酯钠（docusate sodium）	作用温和，起效也慢，一般半天至3天起效

■ 痔疮

痔疮这种如坐针毡的毛病，应该要怎样进行治疗呢？治疗痔疮的非处方药大多是外用剂型，包括软膏剂、乳膏剂、凝胶剂、喷雾剂等，用法大多比较简单，就是涂抹或喷在痔疮处。栓剂使用时需要塞入直肠，在体温条件下，栓剂会融化，药物就可以覆盖在痔疮处。另外一些辅助性的湿纸巾性用品，可以用于保持局部清洁。痔疮治疗药通常包括止痛、收缩血管、收敛、润滑保护、辅助治疗的成分，如表4-9所示。

表4-9　治疗痔疮的药物成分及用途

药物成分	用途
利多卡因（lidocaine） 普莫卡因（pramoxine） 地布卡因（dibucaine）	局麻药，用于止痛，在复方制剂中作为主药
去氧肾上腺素（phenylephrine）	收缩血管，在复方制剂中作为主药
金缕梅提取物（witch hazel）	收敛，作为辅助成分
可可豆脂（cocoa butter） 矿物油（mineral oil） 甘油（glycerin） 凡士林（petrolatum）	润滑保护，作为辅助成分
维生素E（vitamin E） 芦荟提取物（aloe） 泛醇（panthenol）	辅助治疗，作为辅助成分

治疗痔疮的非处方药大多是复方制剂，局麻药与去氧肾上腺素为痔疮治疗的主要成分，在选择药物时，建议首选含有这两种成分的药品，也可以同时选择两种分别以去氧肾上腺素和局麻药为主药的药品，在治疗时配合使用。

■ 疼痛

平日生活中，大家常常受到各种户外运动伤害、痛经、关节炎等造成的疼痛的困扰，那么我们应该如何在美国药店购买药物自行治疗呢？

对于疼痛，美国非处方柜台上以非甾体抗炎药为主，在包装上一般标示有"Pain reliever/fever reducer"字样，意为解热镇痛作用。同时标示有"Enteric Coated""EXTENDED-RELEASE"字样服用时应整片吞服，不能压碎、咀嚼、掰开和溶解药物。对于痛经（dysmenorrhea）、关节炎（arthritis）、头痛（headache）、背痛（backache）、偏头痛（migraine）、牙痛（toothache）等可选择口服药。口服药物可分为单方止痛药物与复方止痛药物，镇痛作用部位主要在外周，对各种创伤引起的剧烈疼痛和内脏平滑肌绞痛无效。对于外伤疼痛，可选择外用药品。总结见表4-10。

表4-10　不同类型止痛药

止痛药类型	药品	备注
单方止痛口服药物	布洛芬（ibuprofen） 乙酰氨基酚（acetaminophen） 萘普生（naproxen） 阿司匹林（aspirin） 水杨酸镁（magnesium salicylate） 非那吡啶（phenazopyridine）	非那吡啶片可用于尿道及膀胱疼痛、灼热感和尿频、尿急等不适，于餐后服用。服药期间尿液会呈橙红色，不必过于担心；阿司匹林的剂量有两种，81mg和325mg。应用于止痛时，应选择含量为325mg的阿司匹林。低剂量的阿司匹林主要用于冠心病的长期治疗
复方止痛口服药物	复方对乙酰氨基酚/阿司匹林/咖啡因（caffeine） 复方对乙酰氨基酚/柏马溴（pamabrom）片 复方对乙酰氨基酚/咖啡因/吡拉明（pyrilamine）片 复方对乙酰氨基酚/柏马溴/吡拉明片	咖啡因、柏马溴为利尿药，吡拉明为抗组胺药；痛经药的组方较为特别，主要由止痛药、利尿药和抗组胺药组成。对于疼痛伴随失眠的患者，含有助眠药和止痛药的复方制剂可能是更好的选择，里面通常含苯海拉明，有利于促进睡眠

续表

止痛药类型	药品	备注
外用止痛药物	辣椒素（capsaicin） 利多卡因（lidocaine） 三乙醇胺水杨酸（trolamine salicylat） 二盐酸组胺（histamine dihydrochloride） sub zero 凝胶	对于运动扭伤（lumbago）、腰痛（backache）、关节痛等，如果没有皮肤破损和液体渗出，个人推荐应用外用药物，可减少全身副作用的发生。贴剂（patch）、霜剂（cream）、气雾剂（aerosol）等为常见的外用剂型

■ **失眠**

在药店的货架上，治疗失眠的药物上都有一个明显的英文标识："Nighttime sleep aid"。治疗失眠的非处方药主要有两种：苯海拉明（diphenhydramine）和多西拉敏（doxylamine）。相比较常用的安眠药（安定类），这类药物不会产生依赖性，但作用强度会相对弱。对于爱旅游的人士，也可以用来倒倒时差。

对于某些患者来讲，失眠的同时可能会伴随头痛或其他部位的疼痛，这时含有助眠药和止痛药的复方制药可能就是您最好的选择，里面通常含有止痛药布洛芬（advil片）、对乙酰氨基酚（tylenol片）、萘普生（aleve片）、阿司匹林（aspirin）等。

■ **晕车**

晕车的英文为motion sickness，美国市场上晕车药主要有茶苯海明和美克洛嗪两种，其主要通过对抗组胺以及作用于脑干前庭核，发挥镇静、抗眩晕和镇吐作用，即可以防晕防吐防恶心。晕车药出发前30~60分钟服用，主要品种见表4-11。

表4-11 主要晕车药的品种

中文名（剂量）	英文名	适用人群	持续作用时间	嗜睡副作用	用法
茶苯海明（50mg）	dimenhydrinate	2岁以上	6~8小时	大	2~6岁：6~8小时半片，1天不超过半片；6~12岁：6~8小时半片至1片，1天不超过3片；12岁以上：4~6小时1~2片，1天不超过8片
美克洛嗪（25mg）	meclizine	12岁以上	1天	小	1天1次，1次1~2片

■ 过敏

过敏在生活中属于常见的疾病。花粉过敏、过敏性鼻炎等常引起的流鼻涕、打喷嚏、眼睛发痒流泪、鼻咽发痒、鼻塞等症状，慢性荨麻疹、瘙痒型皮肤病及其他过敏性皮肤病等可引起的皮肤瘙痒、红肿、红斑、风团等症状。此时通常选用口服抗过敏药进行治疗，包括长效品种、短效品种和复方制剂。

长效品种有氯雷他定（loratadine）、西替利嗪（cetirizine）、左西替利嗪（levocetirizine）和非索非那定（fexofenadine）；短效品种有氯苯那敏（chlorphenamine）和苯海拉明（diphenhydramine）；复方制剂常常由上述药物加入伪麻黄碱（pseudoephedrine）组成。

当过敏以鼻塞症状为主时，且口服抗过敏药物疗效不佳时，可以选择局部应用的鼻用抗过敏药物，常见的药物有氟替卡松（fluticasone）、布地奈德（budesonide）、曲安奈德（triamcinolone）。掌握正确使用鼻用激素的方法很重要，可在相关文章中查看。症状严重时，两类药物也可以协同使用。

美国市场上的口服抗过敏药与中国市场基本相同。大家可以根据自己需求选择不同的药物。服用这类药物后应避免从事开车、操作精密仪器、高空作业等工作，避免饮酒。

■ 女性避孕

避孕（contraceptive），常常是女性朋友比较关注的话题。进入美国药店中，首先寻找标识为"Family planning"（计划生育）、"Feminine care"（女性保健）或者"Personal intimacy"（亲密关系）的药架或标示牌。在美国的市场上，常见的女性避孕非处方药的品种主要有表4-12所示的两种。

表4-12　常见的两种非处方避孕药

	口服避孕药	外用避孕药
药品名称	左炔诺孕酮（levonoegestrel）	壬苯醇醚 -9（nonoxynol-9）
作用机制	合成的孕激素类药物，可以抑制排卵和受精，也可以抑制受精卵着床。于房事后使用	可杀死精子，从而发挥避孕作用。于房事前使用
备注	药物服用时间应在房事后 72 小时（3 天）内，一般越早越好。如服药后 2 小时内发生呕吐，应立即补服 1 片	常见凝胶剂、栓剂、片剂、膜剂、避孕海绵等

■ 轻度外伤用药与护理

出外旅游或日常家居生活中，磕磕碰碰在所难免。对于日常生活中常见的外伤包括扭伤（sprain）、挫伤（contusion）、刀割伤（knife cut）、烧伤（burn）、烫伤（scald）以及创口感染等，进行适当的处理是必要的。在美国，寻找"First aid"的标示牌或者寻找创可贴所在的药架，就能找到此类药品。药物品种较多，总结如表4-13。

表4-13　轻度外伤用药

药物品种	药物 / 医疗用品名称	备注
抗菌药（antibiotic）	杆菌肽（bacitracin） 新霉素（neomycin） 多粘菌素 B（polymyxin B）	用于预防和治疗轻微的割伤、擦伤和烧伤感染。对氨基糖苷和其他相关抗生素有交叉过敏者禁用

药物品种	药物／医疗用品名称	备注
消毒剂 （antisepitic）	苯扎氯胺（benzalkonium chloride） 苄索氯胺（benzethonium chloride） 次氯酸钠（aodium hypochlorite） 洗必泰（chlorhexidine） 聚维酮碘（betadine） 卡地姆碘（cadexomer iodine）	用于外伤。碘类消毒剂除用于外伤外，还可用于清洁湿性溃疡和伤口。如静脉瘀滞性溃疡、压疮、糖尿病足溃疡以及感染的创伤和手术伤口等
止痛药 （pain killer）	利多卡因（lidocaine） 普莫卡因（pramoxine） 水杨酸甲酯（methyl salicylate）	对抗外伤、烧伤引发的疼痛和痛痒
中药提取物	金盏花（calendula） 茶树油（tea tree oil） 芦荟（aole）	适用于烧伤和烫伤的治疗
创面护理产品	创口贴（bandage） 全能急救套装（first aid kit）	外伤护理

■ 皮肤真菌感染

　　皮肤真菌感染常见的有：① 足癣：多发于脚趾、脚底等部位，国外称为"athlete's foot"，可引发痛痒、水疱（blister）、脱皮、发红溃烂或皮肤增厚、开裂、结垢疼痛等；②股癣：易发于腹股沟和大腿内侧，英文为"jock itch"或"tinea cruris"，早期症状是小片红斑（erythema）、脱屑（desquamation），并逐渐扩展而向四周蔓延，之后可能出现丘疹（papule）、水疱、结痂、色素沉着或脱屑等，后期可导致局部皮肤发生增厚呈苔藓化，常伴痒感；③ 体癣：多发于躯干、腿、手臂和颈部，以环状皮疹（rash）为主要表现特征，英文为"ringworm"，症状表现为瘙痒（pruritus）、发红和脱屑。美国OTC市场为皮肤真菌感染的治疗提供了多种剂型选择，包括乳膏、液体喷雾剂、粉末喷雾剂、外用粉剂等。治疗的药物主要包括咪康唑、布替萘芬和特比萘芬。相应的疗程如表4-14。

表4-14　治疗皮肤真菌感染的药物

药物	适应证	疗程
克霉唑（clotrimazole）乳膏	体癣	4 周
布替萘芬（butenafine）乳膏	股癣、足癣、体癣	股癣 2 周 足癣 1 周 体癣 2 周
咪康唑（miconazole）粉末喷雾剂、液体喷雾剂、干粉剂	股癣、足癣、体癣	股癣 2 周 足癣 4 周 体癣 2 周
特比萘芬（terbinafine）乳膏	足癣、股癣、体癣	足癣趾间 1 周 足底侧面 2 周 股癣、体癣 1 周

■ **女性阴道真菌感染**

　　这是当真菌感染发生在女性阴道外部皮肤或阴道内部时，造成的一种常见的妇科疾病，常由生活在阴道中的真菌（念珠菌）过度生长所引起，故又称为念珠菌感染。主要症状为阴道瘙痒（pruritus），阴道分泌物增加，阴道疼痛、刺痛或灼热，阴道外皮肤出现皮疹（rash）或发红，排尿时灼热，房事痛苦等。

　　治疗药物主要有3种：噻康唑、咪康唑和克霉唑，有栓剂、片剂、植入剂和软膏。逛药店时您可以发现，这类药物主要品牌有"Walgreens仿制药""MONISTAT""VAGISTAT""Equate"。购买时需要注意包装盒上的"1""3""7"等数字，指的是治疗疗程（天），疗程越长，日剂量越低。

美国药店及买药之林林总总

● 吴雪梅

■ 美国药店的特点

和国内很多专门卖药的连锁药店不同，美国的药店多设在真正的超市中。

药品或医疗相关的产品分布在超市的特定区域内，常见非处方药产品包括解热镇痛药、感冒咳嗽药、避孕产品、抗过敏药、抗酸药、急救护理用品等。药品和膳食补充剂（国内俗称保健品）大多是放在同一个区域出售的。

真正以出售药品为主的美国三大连锁药店为"CVS/Pharmacy""Walgreens""Ride Aid"，即使是这些药店，也有一些区域用于专门出售化妆品、护理用品等。

美国排名第一的连锁药店非"CVS/Pharmacy"（CVS/药房，简称CVS）莫属。根据维基百科介绍，CVS/药房是美国零售和医疗保健公司CVS Health的子公司，总部位于罗德岛。据2016年统计，CVS/药房共开设有9600家连锁店，并占据市场处方总收入最大份额。

"Walgreens"是美国第二大连锁药店，成立于1901年，其总部设于伊利诺伊州，是美国三大连锁药店中历史最为悠久的，是一家真正意义上的百年老店。截至2018年8月31日，该公司在全美共经营着9560家药店。

"Rite Aid"创始于1962年，总部设在宾夕法尼亚州，是美国第三大连锁药店，也是东海岸最大的连锁药店。

这三大连锁药店共同占据了社区药物销售的大部分市场，三个药店之间的区别不是很大，常见品种比较雷同。除了经营非处方药以外，各药店的内部一般均设有处方药调配区域，配备执业药师提供处方药服务、疫苗接种和药物咨询等。由于美国的处方药是可以凭借处方在药店取药的，因此对于处方药市场份额的竞争才是各大药店真正的实力体现。

除了实体药店外，三大连锁药店均设有网上销售平台，为消费者提供更为便捷的服务模式。

除了上述三大连锁药店外，一些比较知名的超市也均设有药房，如"Costco" "Walmart" "Giant eagle"等。

■ 膳食补充剂与药品的区别

与国内非处方药盒上有明显的"OTC"标识不同的是，美国非处方药的药盒上大多是没有这个标识的，因此可能出现难以区别膳食补充剂和药品的问题。我的经验是一般标有Dietary Supplement就是膳食补充剂。说句题外话，我是比较喜欢膳食补充剂这个词的，它相对保健品来说，对消费者不具有诱导作用。

■ 仿制药与原研药的区别

在美国三大连锁药店内，我们经常可以看到标示有"CVS" "Walgreens" "Rite Aid"字样的药品，其实这就是我们常说的仿制药了，只是这些仿制药是这三大连锁巨头委托专门的药厂生产的。仿制药相对于原研药的优势是价格便宜。以下是抑酸药奥美拉唑在网站上的销售价格，原研药厂家阿斯利康生产的商标名为"Prilosec"的药品价格为87.8美分/片，而CVS委托生产的仿制药价格为55.9美分/片。

从药品管理的角度，仿制药应通过与原研药同样的一致性评价才可以上市销售，理论上两者的治疗效果类似，因此在选择上消费者可以根据其价格差距和本身经济承担能力自行选择。

■ 处方药在美国药店可以买到吗

非处方药可以在药店直接买到，不需要凭借医生的处方。而无论是美国还是中国，处方药的定义都是需要有医生的处方才能分发的药品，而医生在开具处方前必须对患者存在诊疗行为并建立医患关系。美国医生开具的处方上，清楚地标示有医生的姓名和执照号，而每个药店都可以从联网计算机上查到医生的执业登记信息。如果药店在没有处方的情况下出售处方药，或者医生随意开处方药，都将承担一定的法律责任。这就意味着医生在未见到患者、未对患者进行必要的诊断前是不会轻易地开处方的。

因此委托国外的朋友直接购买处方药实在是一件让对方非常为难的事情。

随着科技的发展，远程医疗或许可以为有这方面需求的朋友提供合法的途径。远程医疗是指以计算机技术、遥感、遥测、遥控技术为依托，医疗人员对患者进行远距离诊断、咨询和治疗的医疗服务。由于美国是联邦制国家，各州对远程医疗的规定和政策各不相同，还存在着临床、法律和社会等许多方面的障碍，有关远程医疗诊治的具体条件也在不断地细化中。但作为一种海外医疗的途径，建议有强烈医疗需求的个人进行有目的性地咨询，以寻求一种合法有效的解决途径。

第

5

篇

预防传染病家庭用药锦囊

2019年12月份，一场牵动人心的新型冠状病毒肺炎疫情愈演愈烈，然而病毒无情人有情，随着病魔肆虐，全国纷纷施援。危急时刻，药师们也在后方积极响应，为此次"战疫"贡献着自己力所能及的力量。他们坚守岗位，笔耕不辍，通过一篇篇科普文章在各种媒体宣传疫情期间的防护物资及药品的正确使用，规范民众的用药行为，避免在焦灼的情绪下"乱用药""用错药"的行为，这些"及时雨"引发了社会的广泛关注，阅读量非常大。

声明：抗疫科普文章撰写是基于当下查阅的相关权威文献资料，具有很强的时效性，由于对新型冠状病毒的认识不断加深，治疗方案也在不断变化，因此文章中观点或文献仅供参考。

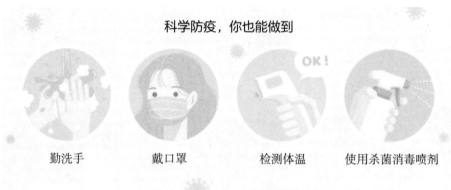

科学防疫，你也能做到

| 勤洗手 | 戴口罩 | 检测体温 | 使用杀菌消毒喷剂 |

图 5-1　疫情期间的自我防护

病毒来袭，为您附上一份口罩使用说明书

● 林碧娟

试问一下各位，随着新型冠状病毒的信息不断更新，什么物品能为出行多带来点安全感？沉思数秒，作为药师的我，寻思许久，在没有特效药之前，我更加确定了有一样重要的物品——口罩！

嗯，废话不多说，为了避免大家陷入选择困难症，我们开门见山直接晒出管用的——医用外科口罩，并附上一份口罩说明书。

产品名称：医用外科口罩。

用途：防飞沫；外用。

成分：三层结构，外层与内层是防黏布，中层是起关键作用的熔喷布。

 贴心药师

网络上流传正反有别，但实际上对于口罩来说，最关键的是中层的熔喷布，这是一层孔隙很小、密度高的纤维，起到95%以上的过滤效果，从防护效果来看，正反两面并无差别。

我们会注意到，有颜色的外层比较薄，内层较厚，这是因为外层往往有商品Logo，主要起简单隔离和美观的作用；内层因为要和我们的脸贴合需要防潮湿，所以设计得厚点，我们戴口罩讲究正反面的原因也在此。

适用时机

（1）为防止将疾病传染给他人，有发热、咳嗽、流涕等呼吸道疾病症状时。

（2）医院看病/探望；病毒流行季节。

（3）人流量大的公共场合尤其是通风不良处如电影院、超市、地铁等。

用法用量

每次一片，每4小时更换一片。

注意事项

（1）分清口罩上下、正反面，上方内有鼻夹金属条，一般正面有颜色，反面浅色。

（2）戴口罩前要洗手。因为口罩是相对无菌的，如果手比较脏就去触摸口罩，会把手上的脏东西蹭到口罩上，要知道冠状病毒在普通纸上也能蹦跶个2~3天，这样口罩就白戴了。

（3）为避免过快潮湿，记得口罩反面朝内，有金属条的一端朝上，将两端的绳子挂在耳朵上。

（4）用双手紧压鼻梁两侧的金属条，使口罩上端紧贴鼻梁，然后向下拉伸口罩，使口罩不留褶皱，更好覆盖鼻子、嘴巴。

（5）正确的戴法可以避免气体从鼻梁两侧出入，从而发挥口罩的过滤及换气功能，保护自己也保护他人。

那么，需要N95口罩吗

从防病毒的效果对比来看，医用外科口罩就可以了！如果要顺便防PM2.5的话再考虑N95！

最后，再敲下小黑板：

（1）佩戴前要洗手，摘除口罩后也要洗手。

（2）分清口罩内外、上下（浅色面为内，深色面或有图标的为外，带鼻夹部为上），不能两面轮流戴。

（3）避免手接触到口罩内侧面。

（4）最好每4小时更换，如变潮湿、破损应立即更换。

第一章

家庭常用消毒剂

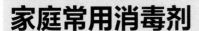

过氧乙酸消毒液的配置和使用

● 吴秋莹

知识加油站

新冠病毒对紫外线和热敏感，56℃ 30 分钟、乙醚、75%乙醇、含氯消毒剂、过氧乙酸和氯仿等脂溶剂都能杀灭新冠病毒。

过氧乙酸为强酸性氧化剂，可以迅速杀灭各种微生物，包括病毒、细菌、真菌及芽孢，起作用后会分解成醋酸、水和氧气，0.5%以下消毒液对人体无害，属于高效低毒消毒剂。

适用于耐腐蚀物品、环境、室内空气等的消毒。

■ 过氧乙酸的配制方法

原液的配置方法

市售的过氧乙酸通常为二元包装，为A液、B液分开包装的两瓶一

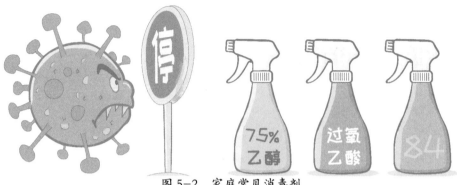

图 5-2　家庭常见消毒剂

组。使用前按产品使用说明书要求将A、B液混合并放置所需时间，一般为24小时，即成原液。

稀释液使用时现配现用

根据有效成分含量按容量稀释公式$C_1 \times V_1 = C_2 \times V_2$，用纯净水将过氧乙酸原液稀释成所需浓度。

C_1和V_1为过氧乙酸原液的浓度和毫升数。

C_2和V_2为配制过氧乙酸使用液的浓度和毫升数。

 贴心药师

要配制0.2%使用液800ml，取有效含量16%的原液多少ml？纯净水多少ml？

根据公式，需原液体积（ml）=800×0.2%/16%=800×0.002/0.16=10（ml）。就是在790ml的水中加入10ml的原液即得800ml的0.2%的使用液。

■ **过氧乙酸的使用方法**

熏蒸法

可对室内空气进行消毒。使用15%过氧乙酸（7 ml/m³）加热蒸发，相对湿度60%~80%，室温熏蒸2小时。

喷洒法

主要用于环境消毒。用0.2%~0.4%过氧乙酸溶液喷洒，作用30~60分钟。

浸泡法

凡耐腐蚀可浸水的物品都可采用此法。将待消毒的物品浸没于装有0.1%~0.2%过氧乙酸溶液的容器中，加盖，浸泡30分钟。

擦拭法

大件物品或其他不能用浸泡法消毒的物品用擦拭法消毒。消毒使用的浓度和作用时间同浸泡法。

喷雾法

可对室内空气、墙壁、门窗、地板等表面进行消毒。使用0.5%过氧乙酸溶液，按照20~30ml/m³的用量进行喷雾消毒，作用60分钟。

■ 过氧乙酸使用的注意事项

（1）过氧乙酸不稳定，应贮存于通风阴凉处，远离可燃物质。

（2）稀释液应现用现配，使用时限小于等于24小时。

（3）过氧乙酸对多种金属和织物有很强的腐蚀和漂白作用。

（4）接触过氧乙酸时，应采取防护措施，如不慎溅入眼中或皮肤黏膜上，应立即用大量清水冲洗。

（5）空气熏蒸消毒时，室内不应有人。

（6）应单独使用，忌与碱或者有机物混合。

■ 过氧乙酸对人的不良反应

过氧乙酸作用完毕后会分解成醋酸、水和氧气，虽然对人体无害但是有的人可能会引起接触性皮炎、急性湿疹、酸性眼结膜损伤，可诱引支气管哮喘、过敏性鼻炎复发。

含氯消毒剂的配置和使用方法

● 林接玉

■ 什么是含氯消毒剂

含氯消毒剂是指溶于水能产生次氯酸钠的消毒剂，空气中的二氧化碳溶解于含氯消毒液中，与次氯酸钠反应，生成具有强氧化性的次氯酸，其分子量小易扩散到微生物表面并穿透至体内，使微生物体内的蛋白质氧化变性导致微生物死亡，是一种高效消毒剂，能消灭各种细菌繁殖体（包括分枝杆菌）、病毒、真菌及其孢子，对细菌芽孢也有一定的杀灭作用。相对其他消毒剂如乙醚、氯仿等而言，含氯消毒剂比较适合居家使用。

含氯消毒剂的消毒能力通常用有效氯来衡量。有效氯是指与含氯消毒剂氧化能力相当的氯量，含量用mg/L或%（g/100ml）表示。

市面上常用的含氯消毒剂包括含氯消毒液（如84消毒液，有效氯为5.5%~5.6%，相当于55000~56000mg/L）和含氯消毒片（如爱尔施牌含氯消毒片，有效氯含量为每片450~550mg）。

知识加油站

为什么叫84消毒液，而不叫74或94呢

据说在1984年，地坛医院的前身北京第一传染病医院成功研制出能迅速杀灭各类肝炎病毒的消毒液，经北京市卫生局组织专家鉴定，授予应用成果二等奖，定名为""84肝炎洗消液"，后更名为"84消毒液"。

含氯消毒液的适用范围

物品、物体表面、分泌物、排泄物等的消毒。

常用的居家消毒方法

浸泡法、擦拭法、喷洒法。

■ 购买注意事项

市面上的消毒剂产品鱼目混杂，时常也会看到关于销售伪劣消毒剂的报道，选购含氯消毒剂时须注意以下几点：

（1）看清有效成分，必须是"次氯酸钠"，看有效氯的含量有多少；带"氯"字的消毒剂，比如含苯扎氯铵或氯己定的消毒液，不属于含氯消毒剂，不能有效地杀灭新型冠状病毒。

（2）认准"卫消证字"如"闽卫消证字（2004）第xxxx号"，只有获得"消"字号认证，才是国家认证的消毒产品。

（3）要到正规超市、商场或通过正规、官方的途径购买。

■ 含氯消毒剂的问与答

问题1：要配置成多少浓度合适呢？如何配置

含氯消毒液要达到一定的浓度才能起到消毒作用，也不是越高越好，应严格按照说明书的要求进行配置，建议居家使用的含氯消毒液浓度范围为250~500mg/L。

以配置3L浓度约为500mg/L的消毒液为例：

若是有效氯为5.5%~5.6%的84消毒液，则取约30ml的原液，加冷水至3000ml（即按1∶100的配比来配置）。

注：含氯消毒剂原液所需量=预配制浓度×预配制数量（ml）/原液浓度

加水量=所需量−原液量

若是有效氯含量为每片450~550mg的含氯消毒片，则取3片溶于3000ml的冷水中。

问题2：家居用品如何消毒呢

日常接触的门把手、各种开关、遥控器、电脑键盘、鼠标、台面、固定电话、洗手盆、坐便器等物品表面，可以用含有效氯250~500mg/L的含氯消毒液擦拭，等待不少于15分钟的时间后用清水再擦拭。

地面可用含有效氯250~500mg/L的含氯消毒液进行湿式拖地，等待不少于15分钟的时间后用清水再拖一遍。

日常用品（如毛巾、餐具、茶具、被罩等）可用含有效氯250~500mg/L的消毒液浸泡1小时，浸泡容器要盖上盖子，否则消毒剂挥发后会影响消毒效果。

如果地面有呕吐物、分泌物等明显的污染，可用有效氯为1000mg/L的含氯消毒液进行擦拭清洗。不管是用含氯消毒剂擦拭或拖地或浸泡，都要让它作用一段时间，最后都需要用清水重新擦拭或冲洗。

问题3：可以用于手机、电脑、电视等电器的消毒吗

含氯消毒剂对金属有腐蚀作用，若使用可能对这些精密电器造成损坏，若须消毒可以采用75%乙醇喷洒在纱布上，再用纱布进行擦拭。

问题4：含氯消毒液能用于衣物的消毒吗

含氯消毒液本身具有漂白的功能，所以适用于纯白色的棉、麻、涤材质的织物，不可用于彩色织物，不可用于丝绸、毛、尼龙、皮革等衣物，否则会损坏衣物纤维。

问题5：家里需要每天消毒吗

对于非疫区且未接触确诊或疑似病例的家庭，如果尽量待在家里，家人也都完全健康的情况下，只要做好日常家居卫生，每周彻底清洁一次，勤洗手，多开窗通风即可。

如果是疫情高发区，或家人有接触过确诊患者而居家隔离的家庭，可以考虑对家居环境进行每天消毒。

问题6：消毒完后需要通风吗

使用含氯消毒剂对房间或屋内物品进行消毒，在消毒后开窗通风至少半小时，尽快让房间中氯浓度降低，减少消毒剂可能对人体造成的危害，是非常有必要的。而且在预防病毒的过程中，勤开窗通风本来就是一项有效的举措。

问题7：可以将各种消毒用品混合使用或存储吗

不可以。洁厕灵+含氯消毒液=氯气中毒。

含氯消毒液中的次氯酸钠呈碱性，洁厕灵的主要成分为盐酸，呈酸性，两者混合相遇，会发生剧烈的反应，产生大量的泡沫，释放氯气。氯气是一种很臭、刺激性很强，具有挥发性的有害气体。人体吸入后会刺激食管及呼吸道，导致恶心、呕吐、气管炎、肺水肿等，吸入量过大会导致心搏骤停。因此清洁卫生间时，含氯消毒液和洁厕灵一定不要一起使用。

含氯消毒剂也不能和乙醇混合使用。事实上不同的消毒液不但不能混合使用，而且也不能混在一起储存，混储也有安全隐患。

 贴心药师

（1）含氯消毒液对皮肤有刺激性，也易挥发，应现配现用。配好后的消毒液要在24小时内使用完，使用时应戴口罩、手套，避免接触皮肤。

（2）消毒方式、消毒液浓度、作用时间是有效消毒的3个要素，缺一不可。使用前必须认真阅读使用说明书，严格按照说明书的操作方法执行消毒。

（3）在购买与使用时要注意生产日期，久置的含氯消毒液有效氯含量下降会影响消毒效果。所以也不建议囤太多的消毒液，而且囤多了也容易导致安全隐患。

（4）含氯消毒液要在25℃下避光密闭保存，且应放在儿童够不到的地方。

家用乙醇（酒精）消毒液的配置和使用

● 林琦

在新冠病毒肆虐期间，大家都关心怎么消毒，前面讲了过氧乙酸和含氯消毒液，这里的"乙醇"就是大家熟知的"酒精"，我们来研究研究酒精。

 知识加油站

以下两个使用酒精消毒的方法对吗

（1）手机消毒：酒精涂擦手机。

（2）居家空气消毒：酒精喷洒空气。

可能有不少人会觉得这两种方法都没问题吧？且看以下讲解。

答疑解惑1：酒精涂擦手机表面进行手机消毒——对

新冠病毒的主要传播途径是经呼吸道飞沫和接触传播。而手机是大家接触极多的物品，也有可能成为病毒的载体。有研究表明，新冠病毒在干燥塑料表面可存活2天，光滑的金属表面可存活更久，大家连电梯都不敢按了，手机更是要多多消毒。手机不耐腐蚀，不能水洗，以75%乙醇消毒，不失为一个好方法。

如何消毒手机

《医疗机构消毒技术规范》指出：物体表面的消毒时，使用70%～80%（体积比）乙醇溶液擦拭物体表面2遍，作用3分钟〔70%~80%（体积比）乙醇溶液即75%左右乙醇溶液〕。

为什么要擦2遍，还要持续擦拭3分钟呢？

有研究发现，75%乙醇灭活SARS病毒的感染活性至少需要2分钟，但是核酸的完全破坏，需要延长时间至30分钟。新型冠状病毒是SARS的"近亲"，这个时间也是差不多的。

注意清洁消毒手机时，也别忘记洗手。二者同时进行，才能有效地避免病毒交叉传递。

答疑解惑2：用酒精喷洒进行居家空气消毒——错

这几天朋友圈不断被喷洒酒精消毒导致房屋着火的新闻刷屏，虽然各地消防员叔叔积极辟谣，酒精也说这个锅我不背。但不能否认，酒精是易燃易爆物品，当空气中乙醇溶度超过3%，即可发生火灾，而且酒精消毒的有效浓度是75%左右，室内喷洒酒精是达不到这么高的浓度的，反而会导致室内空气乙醇浓度过高，极易引起火灾。

禁止使用喷洒酒精方式消毒室内空气。

■ 使用酒精消毒的时候操作规范

手部消毒，您要这么做

第一步：取少量75%左右的乙醇溶液置于掌心，均匀涂抹双手。

第二步：按照以下步骤进行揉搓，直至手部干燥。

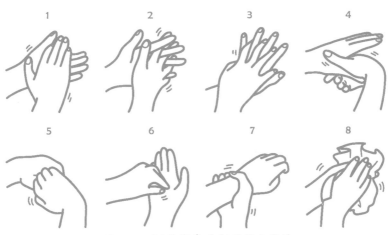

图 5-3　酒精消毒手部步骤 7 步法

皮肤消毒，您要这么做

使用75%左右的乙醇溶液擦拭皮肤2遍，持续作用3分钟。

物体表面消毒，您要这么做

使用75%左右的乙醇溶液擦拭物体表面2遍，持续作用3分钟。

诊疗器具消毒，您要这么做

将待消毒的物品浸没于装有75%左右的乙醇溶液中消毒＞30分钟，加盖；或进行表面擦拭消毒。

■ 室内空气消毒，您要这么做

（1）普通家庭首选通风，可采取每日 1~2次开窗通风30分钟/次以上或机械通风。

（2）空气质量差时或无良好通风条件时：

室内有人：可采用循环风式空气消毒机进行空气消毒；

室内无人：可用紫外线（定期消毒1~2次/天，每次消毒照射时间＞30分钟）或定期采用消毒剂喷雾（1000mg/L过氧乙酸）的方法。

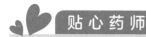

贴心药师

（1）酒精、过氧化氢等属于易燃易爆危险品。疫情防控期间，使用酒精等进行清洁消毒时要避开烟头、明火、电熨斗等热源；给电器、灶台等消毒时，应先切断电源和火源，冷却后再进行。家中不要大量囤积酒精；不慎引燃时可用灭火毯、湿衣物等覆盖灭火，严禁用水泼、扇风等不当方法灭火。

（2）酒精不应用于被血、脓、粪便等有机物严重污染表面的消毒。

（3）酒精很容易挥发至空气中，用后应盖紧、密闭，置于阴凉处保存。

（4）有些人对酒精过敏，醇类过敏者应慎用。

75%和95%乙醇都找不到了，可以找白酒来帮忙吗

白酒主要成分是乙醇，但是由于酿制方法的差异，乙醇比白酒会多些醚、醛等杂质，而且浓度也比常见的白酒高。

60°的白酒，就是指含有60%的酒精。但白酒的成分复杂，一般除了酒精和水还含有高级醇、有机酸、酯类、多元醇、酚类等成分，含有这些杂质的酒并不适宜用于消毒杀菌。酒精消毒时所需的浓度应在70%~80%，市面上常见的白酒的酒精度多在65%以下，这样的浓度是达不到消毒杀菌的标准。所以不建议您找白酒用来消毒。

不过市面上还是有少部分酒的酒精浓度超过70%，例如"生命之水"伏特加，这个酒的酒精浓度高达96%，在医用酒精欠缺的现状下，也可以稀释后（酒精浓度75%）拿来救急。但是，无论是饮用还是作为消毒使用时，一定提高警惕——不可同时抽烟！

注意：酒精消毒时只能外用不能内服！口服白酒无法起到消灭新型冠状病毒的作用。

为什么95%乙醇不能直接用来消毒，而75%乙醇可以

95%乙醇的酒精浓度过高导致菌体表面迅速凝固，形成一层薄膜，阻止了酒精继续向菌体内部渗透，需要花更多的时间才能杀灭细菌病毒。

75%乙醇使组成细菌病毒的蛋白质缓慢凝固，使酒精能继续向菌体内部渗透，从而迅速彻底消毒杀菌。

例如，100%乙醇杀灭大肠杆菌需要24小时，而75%左右的乙醇只需要30~60秒。

要如何把95%的乙醇配成75%的乙醇

课堂问题

100ml的95%乙醇可配成75%乙醇多少ml？

答疑解惑

先算配成75%乙醇的总体积：95% × A=75% × B，已知A为95%乙醇体积，即100ml，求B。

计算结果：B=126.66ml

所以理论上用蒸馏水稀释至126.66ml，从而获得75%乙醇。

那是不是直接加水26.66ml就可以了呢？不是的，我们观察的100ml乙醇和100ml水混合后的总体积并不是200ml，而是少于200ml。这就是乙醇和水的互溶。所以我们加水的量会多于26.66ml。

在实际操作上，考虑到家庭的设备条件和75%浓度左右的酒精就可以满足消毒的需求，所以可以直接加入大约30ml纯净水即可。

家里没有量杯量水的体积怎么办

水的密度是$1g/cm^3$，$1ml=1cm^3$，所以是1ml水=1g。这样我们要30ml水，就称30g水。

第二章

防治新冠病毒家庭用药及营养剂

疫情面前，"利巴韦林"想说爱您不容易

● 魏娜

■ 利巴韦林对感冒管用吗

利巴韦林又名"病毒唑"，被认为是一种广谱抗病毒药，也因为"病毒唑"这个名字，很多人理所当然地认为利巴韦林可用于治疗各种病毒性疾病，盲目地用它治疗感冒。

《普通感冒规范诊治的专家共识（2012）》中明确指出：目前尚无专门针对普通感冒的特异性抗病毒药物，普通感冒无需使用抗病毒药物治疗。盲目使用抗病毒药物有明显增加相关不良反应的风险。

《流行性感冒诊疗方案（2019）》推荐的流感抗病毒药物有神经氨酸酶抑制剂（奥司他韦、扎那米韦、帕拉米韦）、血凝素抑制剂阿比多尔等，并未推荐使用利巴韦林。

那利巴韦林被用于治疗什么疾病呢？

根据说明书，利巴韦林适应证为：①呼吸道合胞病毒引起的病毒性

肺炎与支气管炎，皮肤疱疹病毒感染；②与干扰素α联合使用，治疗成人慢性丙型肝炎。并明确指出利巴韦林不宜用于未经临床确诊为呼吸道合胞病毒感染的患者。

■ 可以用利巴韦林来预防新冠病毒感染吗

《新型冠状病毒感染的肺炎诊疗方案》（试行第八版）指出：抗病毒治疗具有一定的治疗作用。利巴韦林与干扰素或洛匹那韦/利托那韦联合应用，推荐剂量是"每次500mg，一日2~3次静脉输注，疗程不超过10天"。

因为目前没有明确有效的抗病毒药物，加用利巴韦林，是专家们面对新冠肺炎采取的治疗方法之一，可以说还只是"权宜之计"，不适用于普通大众。不能盲目使用利巴韦林来预防新冠病毒感染。目前利巴韦林对于新冠肺炎的治疗效果还不确定，我们还要继续等待循证医学的证据。

■ 什么人群都能放心用利巴韦林吗

儿童

利巴韦林在儿童中的使用，国内外有着不同的推荐，见表5-1和表5-2。

表5-1 国外应用利巴韦林对于儿童的推荐剂量

不同国家推荐	国外应用利巴韦林对于儿童的推荐剂量
美国食品药品监督管理局（FDA）	25~36kg，200mg，早晚各服 1 次； 37~49kg，早 200mg，晚 400mg； 50~61kg，400mg 早晚各服 1 次； 大于 61kg，参考成人剂量
欧洲药品评估局（EMEA）	不推荐儿童使用利巴韦林
澳大利亚药物评估委员会	18 岁以下患者禁服利巴韦林

表5-2 国内应用利巴韦林对于儿童的推荐剂量

利巴韦林剂型	国内应用利巴韦林对于儿童的推荐剂量
利巴韦林片	用于呼吸道合胞病毒性下呼吸道感染：推荐儿童每日按体重 10mg/kg，分 4 次服用，疗程 7 天 与干扰素 α 联合用于治疗儿童丙肝：尚无数据

利巴韦林剂型	国内应用利巴韦林对于儿童的推荐剂量
利巴韦林注射液	儿童按体重一日 10~15mg/kg，分 2 次给药。每次滴注 20 分钟以上，疗程 3~7 天
利巴韦林颗粒	用于儿童尚无数据

从表中可以看出，国外很多国家不推荐儿童使用利巴韦林，但国内在小儿中应用利巴韦林的现象较普遍。目前各剂型说明书都提到对于儿童用药尚缺乏详细的安全性和有效性研究资料。所以利巴韦林制剂在儿童中的使用也需要更多的循证证据支持。

因此对于儿童用药需明确用药指征，切不可随意用药，同时应严格按规定剂量给药，用药中需密切监测可能出现的不良反应。

计划妊娠的女性和其男性伴侣或妊娠、哺乳期女性

利巴韦林在FDA药物妊娠分级中为X级，就是最危险的级别。大量研究表明，利巴韦林有明显的致畸和（或）胚胎毒性。即使接触低至1%的治疗剂量，也会产生明显的致使胎儿畸形的可能性。同时，利巴韦林也可导致男性睾丸毒性。所以利巴韦林禁用于孕妇及计划妊娠的女性和其男性伴侣。利巴韦林在体内消除很慢，多剂量给药的半衰期为12天，而且可能在血浆中存留长达6个月。因此，女性及其男性伴侣在使用利巴韦林治疗期间及停药后6个月内应采取有效措施避免妊娠。

利巴韦林少量药物由乳汁排泄，动物研究显示对母子二代均具毒性，因此不推荐哺乳期妇女使用利巴韦林，如必须用药需暂停哺乳，乳汁也应丢弃。

此外，对于怀孕中或备孕中的医务人员应避免参与利巴韦林的雾化操作。

老年患者

在老年患者中使用本品发生贫血的可能性大于年轻患者，老年人肾功能多有下降，容易导致蓄积，说明书均不推荐老年患者使用本品。但面对重症的新冠肺炎老年患者，如医师考虑使用的受益大于潜在的风险，治疗

前应监测血常规、肝功能、肾功能（对于肌酐清除率<50ml/min的患者，不推荐使用利巴韦林），治疗中也需要监测可能出现的用药风险。

■ 利巴韦林随处可见，安全吗

2006 年，《国家药品不良反应信息通报》（第11期）就曾警示利巴韦林的安全性问题，最主要的毒性是溶血性贫血。此外，生殖毒性也是其最严重的不良反应之一。利巴韦林还可能出现全身不良反应，如头痛、疲劳、寒战、发热等感冒样症状等。

这么多的不良反应，我们应该怎么办？

警惕溶血性贫血

在治疗开始后 1~2周内发生，应定期进行血常规、生化指标检查，尤其血红蛋白检查（血红蛋白开始下降是发生贫血的象征）。

警惕生殖毒性

对可能怀孕妇女每月进行怀孕测试，计划怀孕的男女至少停用利巴韦林6个月，妊娠期及哺乳期妇女禁用利巴韦林。

警惕对肝、肾功能的影响

肝、肾功能异常者慎用。肌酐清除率<50ml/min的患者，不推荐使用利巴韦林。

警惕其他不良反应

对于利巴韦林注射液，应避免该药与其他药物同瓶配伍，滴注期间需要控制滴速（滴速过快，可引起变态反应或静脉炎）。

下列情况不推荐使用利巴韦林

（1）地中海贫血、镰刀细胞性贫血患者。

（2）有胰腺炎症状或明确有胰腺炎患者。

（3）具有心脏病史或明显心脏病症状患者，因利巴韦林引起的溶血性贫血可能导致心脏疾病恶化。

贴心药师

（1）利巴韦林使用时应严格掌握适应证，不可盲目使用。

（2）明确有指征应用利巴韦林，需进一步判断有无禁忌，规范用药。

（3）用药中应严密监测可能出现的安全风险（如溶血性贫血等）。

（4）对于利巴韦林，不应作为家庭药箱的常备药。该药应在医师或药师指导下规范使用。

维生素C对感冒及新冠肺炎预防作用的讨论

● 林碧娟

维生素C，是人体无法自己制造的一种维生素，能治疗并预防"坏血病"，因此也称为"抗坏血酸"。目前比较明确的用处包括：

（1）防治坏血病。

（2）辅助治疗各种急慢性传染病及紫癜等。肝硬化、急性肝炎和砷、汞、铅、苯等慢性中毒时肝损害的解毒治疗等。

■ 维生素C能预防或治疗病毒感染吗

赫尔辛基大学公共卫生学院Harri Hemila教授的团队，从上个世纪90年代起，他们就开始对维生素C能否预防与治疗普通感冒作系统性综述（高质量研究证据）并逐年更新，持续关注维生素C对感染性疾病的效果。

在SARS流行之后，结合国际上维生素C调节免疫方面的研究，Harri Hemila教授还专门写信提议将维生素C用于治疗呼吸道重症病毒感染患者。在我国《传染性非典型肺炎（SARS）诊疗方案（2004版）》中关于重症SARS的治疗原则中提到"要补充水溶性和脂溶性维生素"，但没有具体剂量用法的展开描述。

Harri Hemilä教授团队研究成果

随着一些关于维生素C的双盲随机对照临床试验继续开展，该团队于2013年在考克兰数据库上更新了系统性评价。

社区人口：服用维生素C仅降低3%的发病风险，且无统计学意义。

极端的体力活动人群：参与极端的体力活动人群（马拉松运动员、滑雪和在靠近北极地区演习的士兵）降低了52％的发病风险，有统计学意义。

日常补充维生素C：每日补充0.2g及以上的维生素C可使成人的感冒病程缩短8%，使儿童的感冒病程缩短14%；每日1~2g的剂量则可使儿童的病程缩短18%。

感冒发作病例使用治疗量的维生素C：感冒发作病例使用治疗量的维生素C（开始出现症状后，使用量每日高达8g），发现维生素C对感冒严重程度或持续时间均无明显效果。

结论

对于普通人群，维生素C不能减低普通感冒的发病风险，但对于短期进行极端体力运动的人可能是有用的。维生素C成本低、安全性高，从适量补充可缩短感冒病程的结果来看，感冒患者或可补充维生素C。

Vorilhon团队研究成果

2018年来自法国克莱蒙特大学全科医学的学者Vorilhon等人也发表了一项关于维生素C防治儿童上呼吸道感染疗效的荟萃分析。

结论

维生素C没有预防效果，但可缩短病程（1.6天），建议6岁以下的儿童与反复上呼吸道感染者补充维生素C。

药师点评：在多项荟萃分析中，从专业角度、研究的延续性以及系统性综述的发布平台的质量等方面来看，Harri Hemilä教授团队的研究均被考克兰数据库收录，具有一定参考价值，但纳入的多数研究集中于上世纪80年代以前，不能排除人群中维生素C有无缺乏，且五花八门的剂量及给药的依从性使得干预措施的分析复杂化。由于很多研究获取普通感冒的病例资料较为容易，并未收集到其他病毒感染的试验，而维生素C对流感、冠状病毒等感染的防治效果仍局限于体外（细胞水平）和体内（动物水平）的研究阶段。

■ 维生素C对肺炎的治疗有帮助吗

临床上认为维生素C对病毒感染可能有益是基于2个主要因素：①急性感染患者血循环中维生素C处于低水平（可能与代谢消耗有关），同时衰老也与血浆维生素C低水平有关；②基础研究所提及的维生素C对免疫的调节作用。新冠病毒等经呼吸道传播的病毒可导致病毒性肺炎，那么，维生素C对肺炎的治疗有用吗？

Harri Hemilä教授团队研究成果

前面提到Harri Hemila教授团队对维生素C几十年的跟踪评价，他们对维生素C是否能防治肺炎（未特指病毒感染）也做过系统性评价。其中预防性用药的临床研究发现，预防性使用维生素C组肺炎的发生率显著降低至少80%，可能与肺巨噬细胞需要维生素C来参与协调抵抗空气传播的病毒和细菌有关。治疗性用药的临床研究发现，维生素C治疗组病死率较低。

结论

遗憾的是不管是预防用药还是治疗用药，各仅有一项双盲随机、安慰剂对照试验，各项临床研究的异质性大，现有的数据不足以支持维生素C用于普通民众预防与治疗肺炎，也建议进一步开展临床试验。

CITRIS / ALI试验

维生素C也有报道应用于治疗急性呼吸窘迫综合征（ARDS）或脓毒症休克等重症患者。CITRIS / ALI试验是美国7个重症监护病房多中心开展的关于评估维生素C在败血症和ARDS中作用的一项研究。维生素 C

（50 mg/kg）对比安慰剂，每6小时静脉给药1次，持续4天。结果发现，在败血症和急性呼吸窘迫综合征患者中输注96小时的维生素C并不能显著改善器官功能障碍评分或改变炎症和血管损伤标志物。

结论

尽管结果为阴性，但有专家提出这项研究存在维生素C给药时机（给药过迟）或剂量不当的问题，需要更多研究数据论证。

药师点评：不管是过去的非典、中东呼吸综合征，还是现在的新冠肺炎，患者致死的主要原因都是ARDS，以及其他多器官功能衰竭导致的并发症。学者提出炎症因子风暴是导致新冠重症的重要病理基础，炎症反应存在自由基和活性氧的释放，也是导致组织损伤的重要因素。

■ 维生素C的安全性如何

不良反应

作为水溶性维生素，维生素C可随尿液排出，常规剂量的不良反应报道较少。治疗性用药，一般日剂量几克普遍认为是安全性较好的。现有关于静脉注射大剂量维生素C治疗重症患者的给药方案、研究结论各有不同，有报道出现草酸盐肾结石、铁过载的零星个案，但静脉注射大剂量维生素C的临床研究尚未报道过严重不良反应，有研究发现败血症的重病患每日按200mg/kg剂量给药也耐受良好，甚至癌症患者单次剂量达1.5g/kg，每周给药3次也可耐受。

合并用药

尽管不良反应可耐受，但重症患者合并用药品种较多，维生素C具有有机酸的性质，极不稳定，在中性或碱性溶液中极易被破坏而失去生理效能，当与碱性药物如氨茶碱、碳酸氢钠及抑酸药物等配伍应用时，可因酸碱中和反应，使两种药物都失去药效，需建立不同静脉通路或与维生素C错开给药时间，以免相互影响。

小结

现有循证证据显示，维生素C对普通人预防与治疗感冒/肺炎是无效的；对短期进行极端体力运动的人，应激状态下可能有预防作用。

大剂量维生素C静脉给药治疗重症感染/急性呼吸衰竭的相关研究渐多，用于治疗重症新冠是正开展的临床试验，请拭目以待。

疫情期间如蔬菜水果摄入较少，可以用维生素C替代补充日常所需，但不要盲目跟风新研究加大剂量，同时要注意有无药物相互作用。

免疫调节剂对预防新冠肺炎有效吗

● 魏娜

新冠肺炎疫情爆发，身边朋友们开始进行各种咨询：健康人群需要使用免疫增强剂来提高身体抵抗力防御病毒吗？确诊免疫低下的人群或抗疫一线的医务人员需要使用免疫增强剂吗？

■ 什么是免疫调节剂

免疫调节剂是具有调节机体免疫功能的药物，可以用于治疗免疫功能低下和（或）紊乱所引起的疾病。这个概念明确了免疫调节剂具有药物的特性，并对机体免疫功能具有增强或抑制以及双向调节作用。

根据免疫调节剂对机体免疫作用的不同，可以分为免疫增强剂、免疫抑制剂、双向免疫调节剂。我们今天重点讲讲具有增强免疫功能的免疫增强剂。

■ 免疫增强剂分类

按来源分

微生物制剂：细菌溶解产物等细菌制剂。

化学制剂：匹多莫德、左旋咪唑等。

生物制剂：人免疫球蛋白、胸腺肽、脾氨肽、转移因子等。

按给药途径分

口服剂型：细菌溶解产物、匹多莫德片、胸腺肽肠溶片、脾氨肽口服冻干粉、转移因子胶囊、左旋咪唑片等。

注射剂型：静注人免疫球蛋白（pH4）、注射用胸腺五肽、注射用胸腺法新等。

■ 免疫增强剂的作用

药品说明书

说明书的适应证大多为治疗用药，其中细菌溶解产物、胸腺肽肠溶片说明书中有提到可预防呼吸道感染，但能否预防新型冠状病毒感染需要更多的循证证据支持。

临床指南

《新型冠状病毒（2019-nCoV）感染的肺炎诊疗快速建议指南》（标准版）未推荐应用上述免疫增强剂。

《新型冠状病毒感染的肺炎诊疗方案（试行第八版）》对于儿童重症、危重型病例可酌情考虑使用静脉丙种球蛋白。

《福建省新型冠状病毒感染的肺炎患者药物治疗指导方案（试行第一版）》在"其他药物治疗"中写到：免疫调节剂如胸腺法新，在确定免疫功能低下时，可酌情应用。临床应检测外周血T淋巴亚群CD3+、CD4+、CD8+及CD4+/CD8+水平，确定免疫功能低下方可考虑使用。

《关于印发新型冠状病毒肺炎重型、危重型病例诊疗方案（试行第二版）》中指出："对淋巴细胞计数低、细胞免疫功能低下的重型患者，建议使用胸腺肽α_1"。

《传染性非典型肺炎（SARS）诊疗方案》中有提到：在免疫治疗胸腺肽、干扰素、静脉用丙种球蛋白等非特异性免疫增强剂对SARS的疗效尚未肯定，不推荐常规使用。SARS恢复期血清的临床疗效尚未被证实，对诊断明确的高危患者，可在严密观察下试用。

相关临床证据

检索国外的数据库：检索如PubMed、The Cochrane Library数据库，检索到的系统评价或随机双盲对照研究大多是用于治疗研究，如乌司他丁联合胸腺肽治疗脓毒症的潜在免疫调节作用、胸腺肽联合聚乙二醇干扰素治疗对干扰素或干扰素加利巴韦林无应答的丙型肝炎肝硬化患者、胸腺肽 α_1 改善重症急性胰腺炎患者细胞免疫功能和降低感染率等，预防用药方面的研究主要是在儿科呼吸道感染和哮喘病中的应用。目前研究证据有限，其有效性有待进一步的研究。

检索国内数据库：检索如维普、万方、中国知网的数据库，发现国内更多的研究是用于疾病的辅助治疗，部分免疫增强剂在2003年严重急性呼吸综合征（SARS）冠状病毒用药中有相关文献支持，但一些研究的证据强度也有限，国内文献目前尚缺乏大规模的随机对照试验，临床使用中需谨慎。

药师建议

综上所述，通过检索既往的循证数据，免疫增强剂在健康人群的预防方面无确切疗效，不推荐作为健康人群的预防用药。鉴于目前尚无预防新型冠状病毒效果确切的药物，对于高风险暴露人群，如直接接触感染患者的医务人员、诊断明确的免疫功能低下的人群，免疫增强剂可以尝试作为预防用药，但需进一步开展大规模的临床研究，明确其疗效与安全性。

贴心药师

（1）免疫增强剂大多是治疗用药，不推荐作为健康人群的预防用药。

（2）免疫增强剂种类繁多，机制不同，是药三分毒，使用不当会存在不良反应甚至是严重的不良反应，如注射用胸腺肽可致发热和过敏反应，左旋咪唑可致食欲不振、味觉障碍、肝功能异常及过敏反应等，因此不可盲目自行使用，应在医师或药师指导下规范用药。

（3）对于新型冠状病毒，我们应做好自我防护，增强自身免疫力。

益生菌您用对了吗

● 魏娜

随着新冠肺炎疫情的蔓延，各路"神药"都跃跃欲试，企图一显身手扭转乾坤，"益生菌"大家族自然也不会放过这次崭露头角的机会。

■ 微生态制剂包括什么

提到益生菌大家应该并不陌生，酸奶、奶酪、味噌甚至泡菜都常贴上益生菌的标签。可说起益生元，熟悉的人并不多，甚至有人会认为它是益生菌的山寨货，但益生菌和益生元是不一样的，我们一起来看看。

益生菌（probiotics）

益生菌指的是一定数量的、能够对宿主健康产生有益作用的活的微生物。依据菌株的来源和作用机制分为如下三种制剂。

（1）原籍菌制剂：菌株来源于人体肠道原籍菌群，服用后可以直接补充原籍菌，发挥作用，菌株如双歧杆菌、乳杆菌、酪酸梭菌、粪链球菌等。

常见制剂：双歧杆菌三联活菌胶囊、酪酸梭菌二联活菌胶囊。

（2）共生菌制剂：菌株来源于人体肠道以外，与人体原籍菌有共生作用，服用后能够促进原籍菌的生长与繁殖，或直接发挥作用，菌株如芽孢杆菌、枯草杆菌等。

常见制剂：枯草杆菌肠球菌二联活菌胶囊、地衣芽孢杆菌活菌胶囊。

（3）真菌制剂：有独特的药理作用，在消化系统中存活时间长，天然耐酸，耐胃蛋白酶，可与抗细菌药物同时应用，勿与抗真菌药合用，菌株如布拉酵母菌。

常见制剂：布拉酵母菌散剂。

益生元（prebiotics）

益生元指的是能够选择性地刺激宿主肠道内一种或几种有益菌的活性或生长繁殖，又不能被宿主消化和吸收的物质。通俗点说，益生元是益生菌的催化剂，促进益生菌的生长，但它不是活的微生物！

常见益生元：非消化性低聚糖（NDO），包括菊糖、低聚果糖（FOS）、低聚半乳糖（GOS）、大豆低聚糖、乳果糖等。

目前主要应用于功能性食品和保健品，许多配方奶粉中也添加有益生元（如FOS和GOS），作为药物在临床使用的仅有乳果糖。

合生元（synbiotics）

合生元指的是益生菌与益生元制成的复合制剂。既可发挥益生菌的生理性细菌活性，又可选择性地增加这种益生菌的数量，使益生作用更显著持久。

微生态制剂

微生态制剂指的是益生菌、益生元（原）和合生元（原）的总称。其中益生菌是目前临床使用最为广泛的微生态制剂。

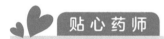

贴心药师

酸奶≠益生菌（活菌+菌种+数量）

益生菌≠益生元≠合生元

益生菌+益生元=合生元

益生菌、益生元、合生元=微生态制剂

■ 微生态制剂是如何发挥作用的

人体胃肠道是一个巨大的细菌库，正常人体的胃肠道栖息着400~500种菌群（细菌、真菌、病毒），它们共同生长，相互依赖和制约，在人体构成微生态平衡。若这种平衡被破坏，出现菌群失调，将会引起许多相关疾病。微生态调节剂能够有效调节肠道微生态失衡，保持微生态平衡，提高宿主（人、动植物）健康水平，增进和改善健康状态。目前市面上常见的微生态制剂可见表5-3。

表5-3　市面上常见的微生态制剂

商品名	通用名	菌种
培菲康	双歧杆菌三联活菌胶囊	长双歧杆菌、嗜酸乳杆菌、粪肠球菌
金双歧	双歧杆菌乳杆菌三联活菌片	长双歧杆菌、保加利亚乳杆菌、嗜热链球菌
丽珠肠乐	双歧杆菌活菌胶囊	青春型双歧杆菌
妈咪爱	枯草杆菌二联活菌颗粒	枯草杆菌、屎肠球菌
美常安	枯草杆菌二联活菌肠溶胶囊	枯草杆菌、屎肠球菌
整肠生	地衣芽孢杆菌活菌胶囊	地衣芽孢杆菌
聚克	复合乳酸菌肠溶胶囊	乳酸乳杆菌、嗜酸乳杆菌、乳酸链球菌
亿活	布拉酵母菌散剂或胶囊	布拉酵母菌

■ 微生态制剂主要用于治疗哪些疾病

根据药品说明书，主要用于治疗肠道菌群失调引起的腹泻、慢性腹泻、抗菌药物治疗无效的腹泻、胀气、消化不良及便秘等。

《中国消化道微生态调节剂临床应用共识（2016版）》提到微生态调节剂用于治疗幽门螺杆菌相关性胃炎、非酒精性脂肪性肝病和代谢性疾病、肝硬化、肝衰竭、肝移植、抗生素相关腹泻、肠易激综合征、炎症性肠病、结直肠癌等。

《肠道微生态制剂老年人临床应用中国专家共识（2019版）》指出微生态制剂可用于肠道疾病、肿瘤放化疗、代谢性疾病及老年危重症等。

《新型冠状病毒肺炎诊疗方案》指出对于氧合指标进行性恶化、影像学进展迅速、机体炎症反应过度激活状态的患者可使用肠道微生态调节剂，维持肠道微生态平衡，预防继发细菌感染。伙伴们注意了！这里的微生态制剂是用于重症患者调节肠道菌群，不是用于预防新冠病毒感染！

■ 微生态制剂应用注意事项有哪些

服用时间及服用方法

大多数微生态制剂不耐热，服用时不宜以热水送服，宜选用低于40 ℃的温开水送服，以免制剂中有效成分遭到破坏。然而不同微生态制剂，服用方法不同（见表5-4）。

表5-4　不同微生态制剂的服用方法

药物特性或剂型	服用时间或方法	代表药物
不耐受胃酸	饭后服用	双歧杆菌三联活菌胶囊（培菲康）
可耐受胃酸	饭前、饭后均可	酪酸梭菌肠球菌三联活菌片（适怡）
肠溶剂型	整片或整粒服用，不宜弄碎或打开胶囊壳	复合乳酸菌胶囊（聚克）

合并用药

益生菌为活的微生物，除布拉酵母菌制剂外应避免与抗菌药物（如阿莫西林、头孢克洛、阿奇霉素等）同时服用，以免影响疗效。

若需同时应用抗菌药物，应加大益生菌剂量或错开服药时间，最好间隔2~3小时以上。胃肠道外使用抗菌药物影响较小。

此外，活菌制剂不宜与吸附收敛剂同服（蒙脱石散、铋剂、氢氧化铝及碱性药物），以免吸附或杀灭活菌而降低疗效。

不良反应

微生态制剂是比较安全的一类药物，迄今为止，在全球范围内没有微生态制剂引起严重毒副反应的报道。因微生态制剂大多数为细菌或蛋白，在服用时应注意过敏反应如皮疹等。

目前对益生菌安全性的担心主要是所使用的菌株能否引起潜在的感染，是否能携带和传递耐药性以及能否产生有害的代谢产物。对免疫功能低下的老年人应用时应注意观察。

益生元安全性高，毒性小，个别患者可出现腹痛、腹泻、腹胀等消化道症状，随着服用时间延长，症状会自动消失。

储存

有些人或许会有疑问：为什么有些益生菌要放冰箱冷藏？为什么有些益生菌只要放室温储存？

这是由于不同种类活菌适宜存活的温度不同，并非所有活菌制剂均需要冷藏保存。地衣芽孢杆菌、酪酸梭菌、凝结芽孢杆菌、枯草杆菌制剂、布拉酵母菌可以常温保存外，其他肠道微生态制剂需低温（2~10℃）保存，注意避光、密封。

由于益生菌是活菌制剂，储存不当活菌易死亡，应注意储存条件及有效期。具体药品储存方式应严格按照说明书操作。

贴心药师

（1）目前微生态制剂的临床应用范围越来越广泛，但要明确该类药物不是包治百病的"万能药"，应明确指征用药，避免不合理使用微生态制剂。

（2）肠道微生物调节剂不用于预防新冠病毒感染。

（3）微生态制剂在储存、服用以及与其他药物合用时有讲究，需规范。

（4）平时注意饮食卫生、合理用药，加强锻炼增强抵抗力，保持肠道菌群平衡，保持健康。

防治新型冠状病毒饮食营养建议

● 庄茜

2019年，一场突如其来的新型冠状病毒疫情牵动了中华大地14亿国人的心，为了打赢这场战争，全国上下群策群力。

临床观察发现，尽管任何年龄段的人群均可能感染，但基础营养状况较差、免疫力低下的老年人和慢病患者感染后病情更加危重、预后更加不良、死亡率更高，这一现象凸显营养治疗的重要性。面对这个强大的敌人，做好防护和消毒的同时，我们也要提高自己的免疫力，保证良好的营养状态，才能抵御得住病毒的肆虐。为此，中华医学会肠外肠内营养学分会（CSPEN）发布了《关于防治新型冠状病毒感染的饮食营养专家建议》，我们一起来看一看吧！

■ 建议1：每天摄入高蛋白类食物，包括鱼、肉、蛋、奶、豆类和坚果，在平时的基础上加量；不吃野生动物

蛋白质是构成机体组织、器官的重要组成部分。参与机体防御功能的抗体、催化代谢反应的酶、调节物质代谢和生理活动的某些激素和神经递质，大多是蛋白质、多肽类物质或氨基酸转变的产物。因此，蛋白质在营养成分中始终占据主要地位。

《中国居民膳食指南（2016）》建议：成年人每天吃水产类40~75g，畜禽肉40~75g，鸡蛋一个不弃蛋黄，鲜牛奶一杯（约300g），常吃豆类。同为优质蛋白来源，不同食物中含有的氨基酸种类和数量各不相同，应当"雨露均沾"才是。疫情期间，可以适当地增加蛋白质的摄入量，才能打好这场免疫之战。

此外，很多人误认为食用野生动物可以提高免疫力，这是非常荒谬

和错误的。2003年的非典我们还记忆犹新，事后科学家调查发现，大量 SARS病毒来源于云南的菊头蝠，再通过中间宿主果子狸传播到人类身上。食用了携带病毒的野生动物最终导致了SARS的大爆发，这是人类进食野生动物的惨痛教训，也是永久的警示！

此次的新冠肺炎，国际权威医学期刊《柳叶刀》刊登了由全球多个国家的知名医学专家联署的一份声明，证明了该冠状病毒和其他很多新发病原一样来源于野生动物。未来仍有可能出现新的类似病毒，在此呼吁大家一定拒绝食用野生动物。这不仅是保护动物维护生态平衡，更是为了自身健康！

■ 建议2：每天吃新鲜蔬菜和水果，在平时的基础上加量

新鲜蔬果富含维生素和矿物质，维生素A、维生素E、维生素C、铁、锌和硒等营养素对免疫系统的发育、维持正常的免疫功能及提高抗感染能力有不可忽视的作用。

以维生素C为例，它能增加中性粒细胞的趋化性和变形能力，提高杀菌能力。它还可以促进淋巴母细胞的生成，提高机体对外来的和恶变细胞的识别和杀灭功能，能够参与免疫球蛋白的合成。水果家族中，酸枣、猕猴桃、柠檬、草莓等榜上有名，蔬菜家族中，柿子椒、掐不齐、白菜、野苋菜等名列前茅。

《中国居民膳食指南》（2016版）建议：每天吃300~500g蔬菜，深色蔬菜应占1/2（其所含的维生素、矿物质、膳食纤维和植物化学物的含量都高于水果），外加200~350g的新鲜水果，每天至少吃6种蔬果，疫情期间进食量也应比平时增加一些。

■ 建议3：适量多饮水，每天不少于1500ml

水是我们的生命之源。有研究表明，喝水能保持呼吸道黏膜滋润，减弱感冒等病毒的繁殖速度，增强免疫力。水很容易被我们人体吸收，是很好的催化剂，能增强身体各器官中的乳酸脱氢酶活力，从而达到增强人体免疫力和抗病能力的作用。

如果不爱喝水，身体缺水会出现细胞水分不足，减慢新陈代谢，导

致血液浓度增高，血流变缓，降低人体免疫力。每天饮不少于1500ml的水，既省钱方便又能保护我们的身体健康，何乐而不为！

■ **建议4：食物种类、来源及色彩丰富多样，每天不少于20种食物；不要偏食，荤素搭配**

食物的种类越多，色彩越丰富，营养越全面，不容易发生由于长期缺乏某种营养素导致的疾病。

除了肉、蛋、蔬菜、水果等食物外，还有几种有利于提高免疫力的食物是我们不可缺少的。

酸奶：人体70%以上的免疫细胞位于肠黏膜内，酸奶中富含的益生菌能帮助调节肠道菌群平衡，减少细菌移位。经常摄入含有益生菌的酸奶，是世界胃肠病学组织提出的关爱肠道健康的十项建议之一。

菌藻类食物：如蘑菇、香菇、木耳、银耳、紫菜等。来自佛罗里达大学的研究人员通过研究表明，连续四周每天吃香菇，可以有效增加机体的免疫力，同时也会降低炎性反应。

燕麦：燕麦含有充足的β-葡聚糖，能提升免疫系统的功能，防止感冒病毒的入侵。

山药：大多数人都知道山药具有补肾的作用，除了补肾之外，山药还可以补肺和脾。脾胃虚弱、免疫力低下时，山药是最好的选择。

■ **建议5：保证充足营养，在平时饮食的基础上加量，既要吃饱，又要吃好**

俗话说吃饭要吃七分饱，怎样算七分饱呢？

六分饱的状态是：如果撤走食物会有一点不满足，而且在下一餐的时候，我们就会明显感觉到饿。

七分饱的状态是：进食速度变得很慢，我们平时习惯性地还想多吃，但转换注意力就会忘掉吃了，在这个时候特别注意要停下来，在下一餐之前不会感觉提前饿。

八分饱的状态：胃里感觉满了，多吃几口也不特别难受，那么这个时候就吃饱了！

除了数量，还要讲究质量，如果偏食挑食，吃的再饱营养也不均衡，吃好讲究的是"五谷为养，五果为助，五畜为益，五菜为充"，食材丰富，营养均衡，只有这样才能"补精益气"。

■ 建议6：老人、饮食不足及慢性消耗性基础疾病患者，建议增加商业化肠内营养剂（特医食品），每天额外补充能量不少于500千卡

对于老人、慢性疾病患者这类特殊人群，饭量小、消化弱、体能差很普遍，如果仅靠饮食获取能量远远不够，这时就可以借助一些肠内营养剂作为补充。

部分肠内营养剂是一种特医食品，即特殊医学用途配方食品（food for special medical purpose，FSMP），是指为满足进食受限、消化吸收障碍、代谢紊乱或者特定疾病状态人群对营养素或者膳食的特殊需要，专门加工配制而成的配方食品。这类产品必须在医生、临床药师或临床营养师指导下，单独食用或与其他食品配合食用。

肠内营养剂通常有粉剂和液体制剂，除了短肽型的制剂口感差不适用于口服外，整蛋白型制剂口感较佳，类似于奶粉和豆奶的味道，平时可以少量多次服用，或加入饮食中同服，每天额外补充能量不少于500千卡（约500ml）。

■ 建议7：新冠肺炎流行期间不要节食，不要减重

爱美是女人的天性，可是面对疫情这个特殊时期，我们不能只要身材不要身体，盲目的节食减重会导致摄入的能量、蛋白质、维生素、矿物质等各种营养元素不足，无法支撑免疫系统正常运转，极易导致免疫力低下，从而引发各种问题。

■ 建议8：规律作息及充足睡眠，每天保证睡眠时间不少于7小时

保持充足良好的睡眠是提高免疫力的不二选择。相关研究显示，缺乏充足的睡眠，人体产生免疫反应细胞因子的数量就会减少，体内对抗

感染和炎症的蛋白质会降低，这些细胞因子会在睡眠期间产生和释放，人体的免疫系统在睡眠中得以修整和加强，从而消灭细菌和病毒，保护我们的健康。

对于成年人来说每天的睡眠时间应该在8小时左右，而60岁以上的人，即使睡眠时间减少了，也要保证7小时左右的睡眠。

■ 建议9：开展个人类型体育锻炼，每天累计时间不少于1小时，不参加群体性体育活动

美国阿帕拉契州立大学的研究发现，每天运动30~45分钟，每周5天。持续12周后，人体的免疫细胞数目会增加，抵抗力也相对增强。运动只要微微出汗、心跳加快即可。疫情期间，建议不要参加群体性的体育活动，减少接触病毒的风险。

■ 建议10：新冠肺炎流行期间，建议适量补充复方维生素、矿物质及深海鱼油等保健食品

深海鱼油中富含ω-3单不饱和脂肪酸等DHA成分，能够有效地增加细胞膜的柔软性，提升免疫细胞的活力。DHA这种成分可以抑制炎症的反应，复方维生素、矿物质也是免疫系统不可或缺的重要营养素，尤其是40岁以上的中老年人，适度补充一些补充剂对改善营养缺乏、提升免疫力还是有效果的，但注意补充应适度，不能过分依赖。

贴心药师

以上是关于新冠疫情的饮食营养建议，而对于医学营养治疗，CSPEN专家认为营养治疗是疾病的基础治疗，是新冠肺炎患者综合治疗措施的核心内容之一。

但是，并非所有的新冠肺炎患者都存在营养风险或营养不良，也不是所有的新冠肺炎患者都需要医学营养治疗，因此，专家建议对所

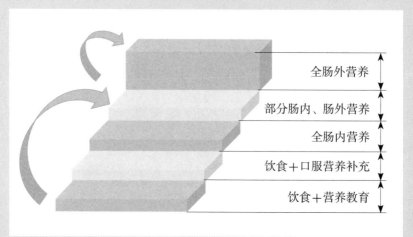

图 5-4 营养不良的 5 阶梯治疗

有新冠肺炎患者要常规接受营养筛查和诊断，找出需要营养治疗的患者，实施精准营养治疗。

中国抗癌协会肿瘤营养专业委员会提出了营养不良的5阶梯治疗方法同样适用于新冠肺炎患者。主要遵循3个优先的原则：饮食优先、口服途径优先、肠内营养优先。当下一阶梯不能满足60%目标需要量时，才晋级选择上一阶梯。

新冠肺炎来袭，营养状况作为我们重要的基本生命体征，希望大家能高度重视，提高自身的免疫力，以最好的状态对抗无情病毒的挑战。

疫情当下，您应该知道的"点滴"

● 林升禄

生病就医"打点滴"，这场景大家应该都觉得再熟悉不过。因为普遍的认识是："打针、输液，见效快、疗效好。"特别是疫情期间，但凡出现点症状，普通大众就医时常会要求医生开输液，希望药到病除。很多老人家甚至会有挂中成药注射液来保健的想法，他们认为中成药注射液疗效好，况且"中成药还没什么副作用"呢。

打点滴：医学上称作静脉输液，是指将大容量灭菌液体制剂由静脉滴注入血，是最常见的静脉给药方式。

静脉输液不经消化系统，没有首关效应，具有吸收快、剂量准确、起效迅速可靠的特点，适用于昏迷、抽搐、肠梗阻等不能口服给药的患者以及胰岛素等没有口服剂型药物的治疗，在临床具有举足轻重的作用。

然而，正如我们药师常开玩笑说的，只谈疗效不谈副作用都是在耍流氓！

静脉输液，药物直接入血，其作用是难以逆转的。这里所说"作用"不仅包括药物的疗效，也包括了药物的副作用。同时，注射给药操作复杂，要求全程严格无菌操作，稍有不慎，都会带来附加伤害。

■ 静脉输液常见不良反应

常见不良反应包括过敏反应、急性肺水肿、静脉炎、渗透损伤以及不溶性微粒长期的蓄积损伤等，这些对人体的伤害有短时的也有长期的，甚至有些可能是致命的。调查显示，2018年国家药品不良反应/事件报告中，静脉注射给药占60.0%；往年数据也显示，严重药品不良反应报告中注射剂占77.6%；其中过敏性休克导致患者死亡的病例中，85%以上为静脉给药。

■ 中药注射剂的"过与功"

中国特有的中药注射剂更是不良反应事件频发，2005年的葛根素注射剂事件，2006年的鱼腥草事件，2008年的刺五加、茵栀黄事件，2011、2012年的脉络宁事件等。2010年到2016年，中药注射剂连续占据中药不良反应/事件排行的首位，且报告数、严重报告占比也逐年上升。2018年，在采取一系列措施以及多地医院主动对中药注射剂品种的停用后，中药注射剂不良反应/事件报告数量才有所下降，但仍然占具半壁江山（49.3%）。

当然，这里并不是要把中药注射液一棍打死，通过中药注射液拓展中药临床用途的出发点是很好的，也有其独特的优点，使中药能应用于临床急危重症。一些中药注射液也做出过很大贡献。

鱼腥草注射液：非典时期被列为卫生部从上万种中药中推荐的8种抗SARS中药之一。由于疗效比较确切，之后又被推荐用于抗击禽流感，功勋卓著。

喜炎平、血必净、参附、生脉等注射液：新型冠状病毒肺炎诊疗方案推荐辨证使用。

中药注射液大多数成分非常复杂，还需要提高生产工艺、明确疗效和副作用，以及更为严格精细的监管来保障安全，这都需要时间来完善，现存的品种也需甄别评估后方可使用。

■ 输液引起的不溶性微粒损伤

有研究报道，凡曾累积接受输液40L以上的患者，肺标本中有5000多个肉芽肿，其中纤维性微粒最易诱发肉芽肿。静脉中7~12 μm的不溶性微粒可致癌性反应。而使用普通输液器（纤维滤膜）一次输注可产生几百个纤维微粒；一次穿刺可产生几千个橡胶微粒；切割一支安瓿可产生一万个左右的玻璃碎屑；一袋100ml的输液不加药，其中大于10 μm的不溶性微粒就可有数千个，加药物混合后则可增加数十倍。

从以上数据分析可见，静脉输液良好疗效背后掩盖着发生率和严重程度双重倍增的不良反应发生风险。因此，不应只看到静脉输液疗效快又好的一面，其不良反应发生的风险不容忽视。这也是为什么世界卫生组织提倡用药应遵循"能口服就不注射，能肌内注射就不静脉注射"的基本原则，通俗讲即："能吃药的就不打针，能打针的绝不输液。"

■ 从中医角度看待输液与新冠肺炎

以上主要以现代医学理论来分析静脉输液，下面换个不一样的角度来了解下静脉输液。

　　我国是全球仅有的两个保留了传统医学体系的国家之一（另一个是韩国）。中医药体系着眼于药物对人体的作用，一般以寒、热、温、凉（"四气"）的经验属性定义药物（含食物）的药性（当然还有五味、归经、升降浮沉、功效、禁忌等，太复杂在此不做深入）。

　　药物的"四气"与疾病的"寒热性"

　　能够减轻或消除热证的药物，一般属于寒性或凉性；

　　能够减轻或消除寒证的药物，一般属于温性或热性。

　　用药原则："热者寒之，寒者热之。"

　　西药和中药都作用于人体，理论上也可以根据其对人体作用的结果定义其中药属性，现在该研究方向称为"西药中药化"。

　　清末民国时期名医张锡纯已在这方面开了先河，其名著《医学衷中参西录》记载应用"石膏阿司匹林汤"治疗寒邪束表的发热患者，也被临床验证具有良效，算下来也有百年历史了。

　　近年来，也有诸多这方面的报道，有学者认为阿托品作为胆碱受体阻断剂，具有辛温之性，有回阳救逆之效，更适合寒证患者使用。

　　金亚诚等研究头孢菌素，其对细菌感染之热证患者具效，寒证者不效，综合归纳为味苦、性寒、归肺、胆、膀胱经，具清热解毒、化痰燥湿功效。

　　贾海忠等研究了大蒜素和硝酸甘油治疗不稳定性心绞痛患者不同证型的疗效，发现大蒜素对偏寒型不稳定性心绞痛有效率为100％，对偏热者有效率仅为45％，提示大蒜素具有温阳益气作用。

　　中医理论认为：静脉输液使大量水液直接入血，水液未经过脾胃及三焦的运化，便布散全身，其本质是水湿借由静脉输液进入人体，往往易出现寒湿之证。简言之，输液应算一剂寒凉药。

　　中医观点，寒凉药伤正气（"正气"与大家熟悉的"免疫力"含义相对贴近），或可形象理解为人体要消耗比所获更多的能量才能对输液成分进行转运、代谢等处置。当然，具体药性的量化还需叠加上输注药品的药性，如再叠加上常用的抗菌药物（中医一般也认其为苦寒药），则寒性更甚。因此，临床应用静脉输液时也应考虑其中药物属性可能对人体及疾病进展产生的影响，尤其是已表现为寒湿证的患者。

再说回新冠肺炎疫情，作为该次疫情国家中医医疗救治专家组组长的仝小林院士带领专家组深入疫区实地诊察患者，结合大量患者证候、环境气候等因素进行分析后认为，新冠肺炎应属"寒湿（瘟）疫"，提醒在治疗上针对寒和湿，慎用苦寒药，饮食也应避免寒凉，否则可能帮了新冠病毒的忙。依据上述分析，新冠肺炎患者应慎用输液，尤其是抗菌药物输液。

其实，这次我们国家多版的诊疗方案均强调要与其他病毒、支原体、衣原体、细菌等感染的肺炎及其他炎症性肺炎鉴别诊断，除必要的支持治疗外，强调避免盲目或不恰当使用抗菌药物，尤其是联合使用广谱抗菌药物。无论从西医角度还是中医角度讲，都是非常正确的。

要强调的是，疫情期间，也不能看到医生给开了抗菌药物输液就瞎紧张，慎用不是不分青红皂白都不用，当有明确抗菌药物应用指征时，当用则用。若从中医角度分析，疾病发生发展在人体上的表现是会出现寒热转化的。对于新冠肺炎也一样，早期多为寒湿之证，若未及时采取对应措施，寒湿入里，可能发展为湿热证，当然具体得因时因地因人分析。理论上二者均最终作用于人体，应该是殊途同归的，当然具体机制很复杂，还是交给专业的医生吧！

综上分析，总结如下。

输液虽好，风险更大，不必要的输液请千万避免！

疫情期间，更应慎重！若必须，别忘了输液也需要防护！

（1）输液是把"双刃剑"，请牢记：能口服就不注射，能肌肉注射就不静脉注射。

（2）必须输液时：应尽量减少输注次数以及联合用药的种类，控制输液总量和输注速度，宜在洁净环境中配制输液，并全程严格执行无菌操作规程。

（3）输液宜使用全封闭的输液系统（如软袋装输液+不带进气孔的输液器或将进气孔关闭）；应避免使用玻璃瓶或硬塑瓶等需要配合带进气孔的输液器使用的开放式输液，否则容器内的负压状态可使空气中的病毒或其他微生物可能通过进气孔进入输液内，继而进入人体引起感染。

（4）尽量使用精密输液器，可避免约90%的不溶性微粒及纤维微粒带来的风险。

（5）输液使用前还应了解所输注药品说明书对输注器具的材质（是否要求非PVC）、输注注意事项（是否需要避光等）等方面的要求，具体可参见说明书"用法用量""注意事项"等栏目。

（6）输液也是一剂寒凉药，应考虑输液可能对人体和疾病进展的影响并采取一定应对措施，如输液期间保持身体、环境温暖，控制滴速，或输注前先将输液预热至35℃左右（有条件的可使用专用的恒温加热器），以减少可能对人体的影响（老年人更应注意）。

第三章

防治新冠病毒常用中成药

双黄连口服液您用对了吗

● 魏娜、阚万才

在2020年新型冠状病毒爆发时期，"双黄连口服液"被曝对新冠病毒有抑制作用，一夜脱销，一药难求，闹得沸沸扬扬，但该项研究结果并未纳入诊疗方案。也就是说目前没有证据证明双黄连口服液可用于预防或治疗新型冠状病毒感染！

■ 双黄连口服液用于哪些患者有效

双黄连口服液说明书上写道：功能主治为疏风解表，清热解毒。用于外感风热所致的感冒，症见发热、咳嗽、咽痛。风寒感冒者不适用。听起来有点拗口，我们先科普下：什么是风热感冒？什么是风寒感冒？中医认为，中医感冒证型中包含风寒感冒与风热感冒两大类。

风寒感冒：是感受寒邪引起的疾病。症状表现：发热轻、恶寒重、无汗、头痛身痛、鼻流清涕、咳嗽、咽部不红肿、舌淡红、脉浮紧等。

风热感冒：是感受风热邪气引起的疾病。症状表现：发热重、恶寒轻、有汗或少汗、头痛鼻塞、咽喉肿痛、舌红、脉数（即脉搏跳动较快）。

二者最大的区别在于以下几点：

（1）风寒感冒患者怕冷、浑身酸痛的症状更明显。

（2）风寒感冒患者多咳稀白的痰，而风热感冒患者咳的是黄痰或是黏稠的痰。

（3）风寒感冒患者流的鼻涕是清鼻涕，而风热感冒患者流的则是比较稠的浓鼻涕。

（4）对镜子看舌苔，风寒感冒患者是白苔，而风热感冒患者则是黄苔。

因此，在治疗感冒时，需先分清是哪种感冒再辨证用药。

■ 为什么风寒感冒者不适用双黄连口服液

这要从双黄连口服液的成分说起，双黄连口服液是由金银花、黄芩、连翘3味中药经现代化工艺制作而成的一种中成药。金银花可宣散升清；黄芩、连翘善清火热；银花、连翘相须为用，发挥协同作用，可明显提高疗效。总之，这3味中药均为清热药，也就是老百姓说的药性偏凉，若风寒感冒再服用凉性药材，易加重疾病症状。

■ 是药三分毒，那么服用它安全吗

很多人对中药有误解，认为中药制剂是安全的。

有权威数据显示，在药品不良反应中中药占16.1%，严重不良反应中中药占10.6%。中药制剂并没有想象中的安全，也是存在风险甚至可能出现严重不良反应。在《国家药品不良反应监测年度报告（2014年）》中指出中成药口服制剂不良反应排名第一位的品种为双黄连合剂（口服液、颗粒、胶囊、片）。因此双黄连口服液的不良反应不容忽视。

双黄连口服液说明书中提到：服用双黄连口服液可能出现全身瘙痒和大小不等的斑丘疹。研究报道双黄连口服液的不良反应包括皮肤过敏反应、过敏性休克、血管神经性水肿、消化系统和神经系统病变。导致不良反应的相关因素可能与制剂成分有关，双黄连中含有绿原酸、黄芩苷，上述成分可能导致过敏反应。药品的有效成分本身或混入制剂中的杂质作为抗原或半抗原，刺激机体产生过敏反应。因此，服用双黄连口服液需谨慎！

■ 双黄连口服液用药注意事项

（1）对于过敏体质和哮喘者应尽量避免使用，或就诊前告知医师。

（2）熟知双黄连口服液引发不良反应的常见症状，用药过程出现不适及时停药就诊。

（3）在药品服用时应严格按规定剂量：一般成人一日3次，一次1支，饭后服用，严禁超剂量服用。

（4）目前没有证据证明双黄连口服液可用于预防或治疗新型冠状病毒感染。它仅用于外感风热所致的感冒。

（5）双黄连口服液存在安全用药风险，不可自行服用，应在医师或药师的指导下服用。

"藿香正气"知多少

● 张宇颖

根据本次新冠肺炎的疫情形势、临床特点及治疗经验，针对出现乏力伴肠胃不适等临床表现的患者，中医药专家组推荐使用的中成药为藿香正气胶囊（丸、水、口服液）。

■ 为什么藿香正气类药物会作为本次疫情中医治疗使用的药物呢

此次的新冠肺炎属于中医学"疫病"的范畴。传统医学认为自然界存在风、寒、暑、湿、燥、火六气，其中暑热和湿气作用于人体会出现头晕、低热、呕吐、腹泻等症状。

中医学讲究因地制宜，福建省位处东南，山水环绕，湿气重，患病常多伴有湿邪，且新冠肺炎本次体现出来的主要病症就是"湿、热、毒、淤、虚"，病位以肺为主，更累及脾胃等脏器，所以治疗当祛寒湿、扶正气。

藿香正气类药物的最原始剂型是藿香正气散，出自宋代《太平惠民和剂局方》，方中阐述藿香正气类的药物具有解表和中、理气化湿的作用，由13味或10味（去生姜、大枣、桔梗）中药组成。

 知识加油站

藿香正气组成成分和功效

藿香：芳香化浊、开胃止呕、发表解暑。

大腹皮：下气宽中、行气消肿。

白芷：散风除湿、通窍止痛。

紫苏：理气、宽中、止痛。

茯苓：利水渗湿、健脾宁心。

半夏曲：化痰止咳、消食宽中。

白术：健气补脾、燥湿利水。

陈皮：理气健脾、燥湿化痰。

桔梗：宣肺、利咽。

炙甘草：补脾益气、清热解毒、去痰止咳、缓急止痛、调和诸药。

生姜：解表散寒、温中止呕。

大枣：补中益气、养血安神。

从各成分所起的作用可以看出，藿香正气类药物属于温热型的制剂，具有解表化湿，宣肺透邪的作用。正好适用于此次新冠肺炎表现出来的寒湿郁肺症状，如恶汗发热或无热、乏力、胸闷、恶心、呕吐、便溏、肠胃不适、苔白腻、脉濡等。

■ 藿香正气类药物的使用

使用时不仅要辨证后方可用药，所选的剂型也相当重要。最早的藿香正气药方来源于宋代的《太平惠民和剂局方》，至今已经演变出多种剂型，如酊剂、口服液、片剂、颗粒剂、散剂等。藿香正气类药物由于剂型的各异，在临床上根据需求，使用也大有不同。

藿香正气类药物该怎么选择剂型呢？

散剂：适用于老人和小孩，易分散，起效快。

合剂：适用于婴幼儿，容易喂药。

胶囊剂：适用于对气味敏感者。

滴剂：适用于急救的情况下，可舌下给药，快速起效。

颗粒剂：出差人士可选用颗粒剂，携带方便。

正气液：驾驶员可使用藿香正气液而慎用酊剂（含酒精），以免酒驾。

蜜丸：便秘者可使用蜜丸，起到一定缓解便秘的作用，但糖尿病患者服用要注意监测血糖或调整饮食。

■ 藿香正气水 ≠ 藿香正气液

藿香正气水属于酊剂，由水煮及酒浸而成，含有乙醇，乙醇浓度高达40%~50%，疗效明显。但因为药效比较峻猛，不适合小儿、孕妇、哺乳期妇女，年老体弱者、糖尿病、肾病等慢性病严重者服用。并且因为藿香正气水含有酒精，也不建议驾驶员、高空作业者和精密仪器测量者等行业人员使用。

藿香正气口服液是藿香正气方药的另一液体制剂，不含酒精，口感好，对胃肠无刺激，不仅适合老人、妇女、儿童、体虚者、酒精过敏者服用，还适合驾驶员使用，规避可能"被酒驾"的风险。

■ **正确认识藿香正气类药物在疫情中的作用**

在《福建省新型冠状病毒肺炎中医药防治的专家建议》中，藿香正气类药物被推荐作为治疗寒湿郁肺并伴有乏力、肠胃不适症状的中成药使用。但中药治疗体内之偏，非偏不可用药，乱吃药只会弊大于利。所以藿香正气类药物只可用于治疗，不可用于预防。

■ **藿香正气类用药注意事项**

（1）使用藿香正气类药物前需进行正规的中医诊断，对症下药。

（2）藿香正气类药物属于温热性的制剂，忌用于内热较盛者，若使用只会加重病情，无异于火上浇油，严重的时候会引起头晕恶心，甚至晕厥休克。

（3）藿香正气类药物不适宜长期使用，并且使用期间忌生冷油腻等不易消化的容易生"湿"的食物，这样会和藿香正气"祛湿"的疗效相互抵消。

（4）服用藿香正气水（酊剂）是不能同时服用头孢类药物的。因为藿香正气水中含有一定量的乙醇，而头孢类抗生素会影响乙醇在体内的代谢过程，出现面部潮红、出汗、眼结膜充血、视觉模糊、头痛、头晕、恶心、呕吐、呼吸困难、惊厥、休克等现象，医学上称为双硫仑样反应。

连花清瘟类中药该怎么用

● 郑丽鋆

我们都有看到，连花清瘟胶囊/颗粒在多版《新型冠状病毒肺炎诊疗方案》中被列为推荐的中成药之一，用于医学观察期临床表现为乏力伴发热的治疗，被全国各地广泛应用于新冠肺炎的联合用药。

■ 连花清瘟类药物的简单说明

组成成分

连翘、金银花、炙麻黄、炒苦杏仁、石膏、板蓝根、绵马贯众、鱼腥草、广藿香、大黄、红景天、薄荷脑、甘草。辅料：淀粉。

适应证

清瘟解毒，宣肺泄热。用于流行性感冒属热毒袭肺证，症见发热或高热，恶寒，肌肉酸痛，鼻塞流涕，咳嗽，头痛，咽干咽痛，舌偏红，苔黄或黄腻等。

临床应用

连花清瘟胶囊/颗粒是2003年SARS期间研发的治疗流感的创新专利中药，具有广谱抗病毒、有效抑菌、退热抗炎、止咳化痰、调节免疫等系统干预作用，特别是对严重急性呼吸综合征（SARS）和中东呼吸综合征（MERS）具有显著的抑制和杀伤作用。

自新冠肺炎疫情爆发以来，武汉市第九医院对收治的新冠肺炎普通型患者，采用中西医结合方法，常规治疗联合连花清瘟胶囊/颗粒收到了良好效果，能够明显缓解发热、咳嗽、咳痰及气促等临床症状，同时该药在改善乏力、肌肉酸痛、鼻塞、头疼症状方面也显示出向好的趋势。

处方解析

连花清瘟为中药复方制剂，全方以汉代张仲景《伤寒论》中的麻杏石甘汤及清代吴鞠通《温病条辨》中的银翘散为基础方，并汲取了明代吴又可《温疫论》中治疫证的大黄用药经验，配伍红景天清肺化瘀、益气养阴、调节免疫。临床用于流行性感冒属热毒袭肺证，症见发热或恶寒，肌肉酸痛，鼻塞流涕，咳嗽，头痛，咽干咽痛，舌偏红，苔黄或黄腻等。

病因解析

中医病因学强调审证求因，本次新冠肺炎属于中医湿邪性质的疫疠范畴，其病因属性为"湿毒之邪"。湿困脾闭肺，气机升降失司，湿毒可化热、传入阳明，形成阳明腑实，湿毒瘀热内闭。在外感邪气下，有热毒壅滞情况出现，如发热或干咳，咽干，咽痛，舌红，苔黄腻等，连花清瘟也适用。简单地说，就是邪气入里化热，出现了热证，表现出喉咙痛、咳嗽、发热等，这种情况患者可以使用连花清瘟。

钟南山院士认为，中药和西药的抗病毒概念不一样，中药有一个全身性的调节作用，这是中药的特色和优势。中药并不是针对某种单一病毒，而是对多种病毒感染引起的如发热、咳嗽、咳痰等一系列证候发挥作用。

目前尚无针对新冠肺炎确认有效的抗病毒药物，临床采用对症支持治疗、综合干预为主。中西医结合方法通过对临床症状的改善，发挥中医整体观念、辨证论治的优势，对疫情防控可发挥重要作用。

■ 连花清瘟类药物禁忌人群

（1）脾胃虚寒者，表现为胃痛隐隐，绵绵不休，冷痛不适，喜温喜按，空腹痛甚，得食则缓，劳累或食冷或受凉后疼痛发作或加重，泛吐清水，食少，神疲乏力，手足不温，大便溏薄，舌淡苔白，脉虚弱。

（2）对鱼腥草、板蓝根、大黄、薄荷、石膏过敏者。

■ 连花清瘟的规格和用法

目前，连花清瘟有3种规格，需注意区别用法用量，具体可见表5-5。

表5-5 不同规格连花清瘟的区别

	胶囊	颗粒	片剂
规格	每粒装 0.35 g	每袋装 6g	每片重 0.35g
用法用量	一次 4 粒，一日 3 次	一次 1 袋，一日 3 次	一次 4 片，一日 3 次
服药时间	饭后温水服用，若与西药合用需间隔一小时		
儿童用药	新生儿用成人量 1/6，婴儿 1/3，幼儿及幼童 2/3，12 岁以上按成人量		
老年用药	老年患者用药时一般按成人剂量，如有不适应调整剂量或者停药		

贴心药师

（1）连花清瘟用药后的不良反应多发生在首次服药后，主要累及胃肠系统（73.9%）和皮肤及其附件（9.6%）等，表现为恶心、呕吐、腹胀、腹泻、皮疹、瘙痒等。上述不良反应均为轻度，停药后可以缓解。

（2）本方以麻杏石甘汤和银翘散为基础方，再加以板蓝根、大黄、鱼腥草等一派偏寒凉的药物，属辛凉方，用于外感邪气，邪热壅肺，有热证候者。对于体质偏寒或风寒咳喘者，禁止使用。

（3）不宜与异烟肼、卡那霉素、新霉素、消化酶类药物（包括胃蛋白酶合剂、淀粉酶、多酶片等）、菌类制剂（如乳酸菌素片、双歧三联活菌片、蜡样芽孢杆菌片）以及磺胺类西药联用。

（4）该中成药为疾病治疗方，不建议作为预防方使用。

说说中药烟熏消毒

● 郑丽銮

空气消毒是预防疾病、防止交叉感染的重要措施，对空气的消毒有化学消毒剂、紫外线辐射、机械通风过滤等现代空气消毒方式，相信有的小伙伴已经开始尝试中药烟熏了。

应大家要求，带大家了解一下艾叶和苍术的烟熏方法。

■ 艾叶烟熏

早期的医药著作中就有艾叶烟熏治病的记载，如春秋战国时期的

《五十二病方》、东晋时期葛洪的《肘后备急方》等。古代民间认为艾叶燃烧产生的烟有防病、避邪（瘟疫）的作用，当时民间用艾叶烟熏治疗和预防疾病的习惯一直延续至今。

有研究表明，艾叶烟熏在室内形成空气药分子膜层，或可悬挂艾叶的挥发性物质，在人体周围空气中也能形成天然消毒气幕。经呼吸系统侵犯人体的细菌、病毒最易蓄积于鼻窦腔与咽喉，艾草中天然杀菌、抗病毒成分可于鼻窦腔、喉头与气管中形成"药膜"，达到灭菌、杀毒、防止染病的效果。

《中药大辞典》中阐明：艾叶烟熏对结核杆菌、金黄色葡萄球菌、大肠杆菌、枯草杆菌及铜绿假单胞菌有显著的灭菌效果，与甲醛相似，而优于紫外线及乳酸的消毒。艾叶挥发油中的桉油精，是艾叶杀菌的主要成分。

在非典流行之际，广州中医药大学第一附属医院在日常清洁消毒之外借助了熏艾的做法。

为了更好地做好全国新冠肺炎的防控工作，一些医疗机构已经用起了艾叶烟熏空气消毒的方法。

艾草空气消毒要怎么做

每20平方米的面积可用500g左右的艾草，置于金属盆内，点燃即可。有条件时，可以关闭门窗，烟熏1小时左右。房间密闭时，人不要留在房内，烟熏结束后注意充分通风半小时。

■ 苍术烟熏

苍术始见于《神农本草经》，列为上品。《本草纲目》有记载，苍术"能除恶气，古今病疫及岁旦，人家往往烧苍术以辟邪气，故时疫之病多用之"。

现代医学对苍术进行了深入研究，发现苍术可抑制多种病原微生物生长，对大肠杆菌、金黄色葡萄球菌、铜绿假单胞菌等均有杀灭作用。

王运利等人进行了"中药苍术熏蒸法对室内空气消毒效果观察"研究，在相同条件下，以紫外灯照射消毒做对比，发现中药苍术烟熏消毒法的消毒效果明显优于紫外线照射消毒法。《中药大辞典》亦记载苍术有显著杀菌效果，常用于空气消毒。苍术根茎挥发油中β-桉醇、苍术醇、茅术醇和桉油精等为其主要成分。

另有研究发现，苍术与艾叶合用熏蒸消毒法的效果显著优于紫外线消毒法，其细菌消亡率亦显著提高。苍术、艾叶点燃后，挥发油和有效杀菌成分可以通过弥漫的烟雾挥发到室内的每个地方，克服紫外线照射范围局限的问题，较好地发挥杀灭细菌的功能，起到空气消毒的作用。

该方法操作简单，经济实惠，对人体刺激小，腐蚀性小，是一种健康有效的空气消毒方式。适用于医院、学校、幼儿园及家庭等地的室内空气消毒。

苍术空气消毒要怎么做

每20平方米的面积可用300g左右的苍术。苍术使用前可用95%乙醇浸泡24小时后使用；或木炭用乙醇点燃后加入苍术和艾叶使其冒烟并慢慢燃尽，烟熏消毒，4~6小时内可保持良好的消毒效果。烟熏结束后注意充分通风半小时。

贴心药师

（1）有哮喘等呼吸系统疾病的患者需谨慎用烟熏，并非艾叶、苍术对此类疾病患者有害，而是很多患者对各种烟熏会过敏而使症状加重。

（2）注意防火，要放在陶瓷或者玻璃等不易燃的物品上燃烧，四周也不要有易燃易爆物。烟熏时，人不要离开烟熏房间太远太久，注意防范火灾。

（3）对烟雾敏感或对艾叶过敏的人群应避免吸入。

跋

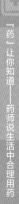

药师的初心与使命

我来自闽东沿海的农村，40年前母亲因罹患癌症而不幸离开人世，从那时起，幼小的我就暗暗下决心立志从医。1986年参加高考时，我从第一志愿的重点大学到最后志愿的中专都填报了临床医学专业，但命运却与我开了个小玩笑，我被第二志愿的华西医科大学药学专业录取。带着无奈，我懵懵懂懂地来到成都开启了大学生涯。30年前的夏天，我怀揣梦想坚决地选择了到医院就业，开启了我不甘愿的药师生涯，每天对着惊为天书的手写处方开始打算盘划价、发药……

自此，家乡的父老乡亲患病时找到在省城大医院工作的刘"医生"，我都竭尽所能地帮助他们，但每当面对他们提出的药品使用问题时，我却只能按药品说明书照本宣科。此时，从前的医师梦重上心头，我报名参加了福建医学院的临床医学专业第二学历学习。毕业后，我在游枫慧主任的支持下尝试开展临床药学工作，走入临床和药师同事们一起努力探索实践，了解患者的用药问题，与医务人员交流学习临床用药知识，运用之前所学的药学基本知识和临床医学思维指导患者用药。杨木英副主任以及其他药师同事们也有着与我相似的人生经历，他们主动到门诊医生诊室参与坐诊，积极设立药学咨询窗口，几个志同道合的同事一起投身临床药学工作，逐渐形成了本书的创作团队——协和药学服务团队。

"不积跬步，无以至千里；不积小流，无以成江海。"在药学管理岗位上耕耘至今，我发现仅凭个人的知识与实践难以覆盖层出不穷的新药，且使用标准不一，合理用药的教育和科普不应该被忽视。于是我带领大家，先后编写出版《安全用药指导手册》一书和制作了《正确用药跟我学》系列视频，并设立了"福建协和药学部"微信公众号，定期发布传递合理用药科普信息。此外我还在福建医科大学开设省级一流本科课程《正确用药与指导》和《药学服务沟通与技能》。在门诊咨询窗口，协和药学团队长期坚持对患者进行一对一的用药指导，从工作中积累普通百姓用药的误区和知识点，并让团队中的年轻药师应用这些知识点创作科普短视频，宣传合理用药知识。

两年前，我组织我们的药师团队一起撰写了本书。在此，特别感谢团队中的每位成员，大家在两年多的编写过程中不辞辛苦，字斟句酌，反复推敲，可以说本书的诞生离不开整个团队的精诚合作和无私奉献。

"但愿世上无疾苦，宁可架上药生尘。"这就是我们作为药师的初心与使命，也希望通过本书能为大众健康贡献我们团队的药学实践知识与智慧。

刘茂柏

福建省药学会理事长

福建医科大学附属协和医院药学部主任

2021年5月

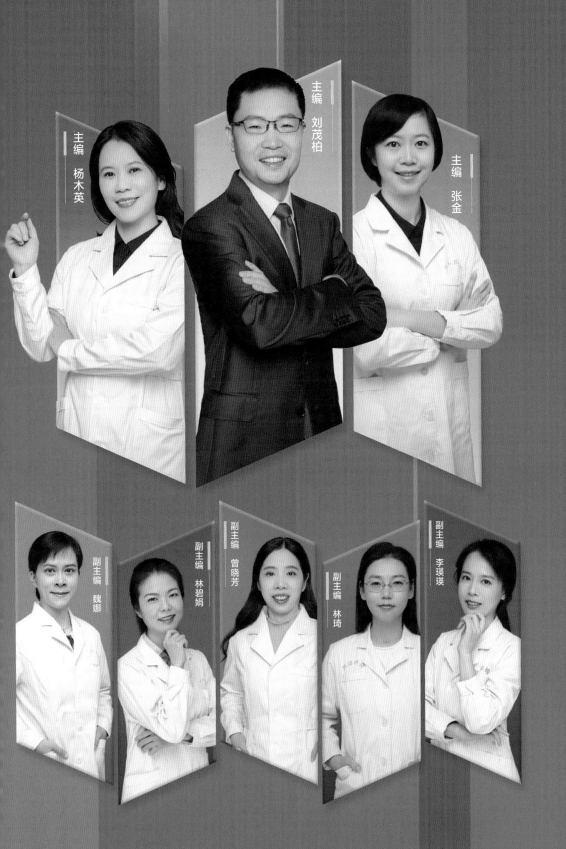

主编 杨木英

主编 刘茂柏

主编 张金

副主编 魏娜

副主编 林碧娟

副主编 曾晓芳

副主编 林琦

副主编 李瑛瑛

17

参 编 者

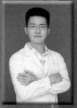

林升禄

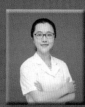

庄茜

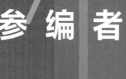

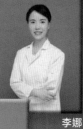

李娜

刘扬俊

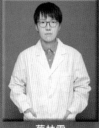

蔡林雪

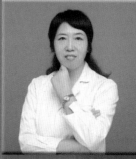

吴雪梅

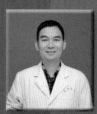

吴朝阳

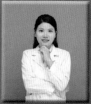

许晨霞

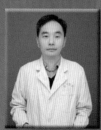

林文强

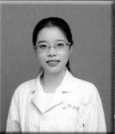

林接玉

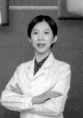

沈洁

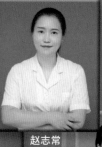

赵志常

陈娟

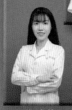

林海玲

谢何琳

郑建蕾

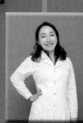

刘宣彤

主编简介

刘茂柏

　　主任药师，硕士研究生导师，福建医科大学附属协和医院药学部主任。主编《家庭安全用药 88 条》《安全用药指导手册》《安全用药指南——正确用药跟我学》DVD 等药学科普作品，负责省级一流本科课程《正确用药与指导》《药学服务与沟通技能》。现为福建省药学会会长、海医会医院药学专委会副主委、福建省科协委员、闽江科学传播学者等。担任《海峡药学》杂志主编，并任《中国现代应用药学》等多家杂志编委，已发表学术 80 余篇。

杨木英

　　就职于福建医科大学附属协和医院药学部，长期在一线与患者密切接触，主编《安全用药指导手册》《安全用药指南——正确用药跟我学》DVD 及《家庭安全用药 88 条》，负责省级一流本科课程《正确用药与指导》，获"中国卓越药师""丁香人才杯药学实践精进奖"。担任福建省药学会基层药学专业委员会副主任委员。

张　金

　　就职于福建医科大学附属协和医院药学部，药学硕士，抗感染专业临床药师。长期在一线从事合理用药的相关工作，为"福建协和药学部"微信公众号科普主力，主编《家庭安全用药 88 条》，参与多项省级药学科研课题。

副主编

魏　娜

福建医科大学附属协和医院药学部

曾晓芳

福建医科大学附属协和医院药学部

李瑛瑛

福建医科大学附属协和医院药学部

林　琦

福建医科大学附属协和医院药学部

林碧娟

福建医科大学附属协和医院药学部

120 个安全用药科普小视频（扫码免费观看）

一、带你认识药与药师　（2 个视频）

二、胃病用药知多少　（6 个视频）

三、哮喘慢阻肺用药有讲究　（7 个视频）

四、癌痛不用忍，药物来帮助　（14 个视频）

五、你关心的疫苗要点都在这　（5 个视频）

六、老人用药常见误区　（6 个视频）

七、不要轻视骨质疏松　（8 个视频）

八、女人避不开的那些药　（13 个视频）

九、不要让药物影响高考成绩　（9个视频）

十、儿童用药跟我学　（9个视频）

十一、你需要了解的药知识　（9个视频）

十二、外用激素不可怕，用好是关键

（9个视频）

十三、家用中药小知识　（10个视频）

十四、学习家庭药箱的点点滴滴　（9个视频）

十五、助你避开海淘药的坑　（7个视频）

扫一扫，药师出镜更精彩！